托幼机构卫生保健实用指南

主编
黄欣欣

副主编
童梅玲　李希翎

编委
（按姓氏笔画排列）

王惠珊　田　野　李希翎　曲红明　池　霞
张佩斌　陆东辉　胡小沙　胡汝基　姚天红
徐亚琴　黄欣欣　童梅玲

江苏凤凰教育出版社
Phoenix Education Publishing, Ltd

感谢您使用本书。您在使用本书时如有建议或发现质量问题,请联系我们。

【内容质量】 电话:4008283622
【印装质量】 电话:4008283610

图书在版编目(CIP)数据

托幼机构卫生保健实用指南/黄欣欣主编. —南京:
江苏凤凰教育出版社,2022.9(2024.3重印)
ISBN 978-7-5743-0128-3

Ⅰ.①托⋯ Ⅱ.①黄⋯ Ⅲ.①托儿所-卫生保健-指南②幼儿园-卫生保健-指南 Ⅳ.①R175-62

中国版本图书馆 CIP 数据核字(2022)第 163875 号

书　　名	托幼机构卫生保健实用指南
主　　编	黄欣欣
责任编辑	马　笑
装帧设计	马海云　林嘉颖
出版发行	江苏凤凰教育出版社(南京市湖南路1号A楼　邮编210009)
苏教网址	http://www.1088.com.cn
照　　排	南京私书坊文化传播有限公司
印　　刷	南京顺和印刷有限责任公司(电话:025-83682876)
厂　　址	南京市江宁区麒麟街道天和路78号
开　　本	890毫米×1240毫米　1/16
印　　张	19.75
版　　次	2022年9月第1版
印　　次	2024年3月第2次印刷
书　　号	ISBN 978-7-5743-0128-3
定　　价	108.00元
网店地址	http://jsfhjycbs.tmall.com
公 众 号	苏教服务(微信号:jsfhjyfw)
邮购电话	025-85406265,025-85400774
盗版举报	025-83658579

苏教版图书若有印装错误可向承印厂调换
提供盗版线索者给予重奖

目录

第一章 托幼机构设施卫生学基本要求

一、**室外环境安全卫生要求** / 001

二、**室内环境安全卫生要求** / 001

  （一）活动室 / 002

  （二）寝室 / 003

  （三）盥洗室 / 003

  （四）厕所 / 004

  （五）贮存室 / 004

  （六）公用走廊、楼梯 / 004

  （七）晨检接待室 / 004

  （八）保健室 / 004

  （九）观察室 / 005

  （十）食堂 / 005

  （十一）门卫室 / 005

  （十二）功能室 / 005

  （十三）教师办公室 / 005

三、**托幼机构设施要求** / 006

  （一）园所建筑设施要求 / 006

  （二）儿童桌、椅、床要求 / 006

  （三）儿童常用物品要求 / 006

  （四）儿童常用卫生用品要求 / 007

  （五）保健室设施要求 / 008

第二章 托幼机构卫生保健制度

一、**卫生保健制度** / 009

  （一）一日生活安排制度 / 009

（二）健康检查制度 / 010

（三）营养与膳食制度 / 011

（四）卫生与消毒制度 / 011

（五）传染病预防与管理制度 / 012

（六）伤害预防与处理制度 / 012

（七）健康教育制度 / 012

（八）体格锻炼制度 / 012

（九）常见疾病预防与管理制度 / 013

（十）保健资料管理制度 / 013

二、卫生保健相关管理要求 / 014

（一）安全卫生检查要求 / 014

（二）家园联系 / 014

（三）门卫管理 / 014

（四）保健室管理 / 015

（五）新生入园 / 015

（六）财务管理 / 016

三、各类人员一日工作安排 / 016

（一）保健人员 / 016

（二）保育人员 / 016

（三）食堂人员 / 017

第三章　人员配置和卫生保健工作职责

一、保健、保育、食堂人员配置 / 019

（一）保健人员 / 019

（二）保育人员 / 019

（三）食堂人员 / 019

二、各类人员卫生保健工作职责 / 019

（一）园长工作职责 / 019

（二）保健人员工作职责 / 020

（三）保育人员工作职责 / 020

（四）食堂人员工作职责 / 020

（五）保教人员职业道德 / 021

第四章 保育工作

一、幼儿园保育工作内容 / 022

    （一）晨间清洁卫生 / 022

    （二）晨间接待 / 023

    （三）户外活动 / 023

    （四）如厕 / 023

    （五）盥洗 / 024

    （六）上午点心 / 025

    （七）进餐 / 025

    （八）睡眠 / 028

    （九）下午点心 / 029

    （十）幼儿个人卫生 / 029

    （十一）离园 / 029

    （十二）物品管理 / 030

    （十三）幼儿衣着 / 030

    （十四）空调开启时间 / 031

二、托育机构保育工作内容 / 031

    （一）晨间清洁卫生 / 031

    （二）晨间接待 / 032

    （三）户外活动 / 032

    （四）排便、盥洗 / 032

    （五）上午点心、配奶、辅食 / 033

    （六）进餐 / 033

    （七）睡眠 / 034

    （八）下午点心 / 034

    （九）离园 / 035

    （十）物品管理 / 035

    （十一）衣着 / 035

三、儿童良好卫生习惯培养 / 035

    （一）培养儿童良好卫生习惯的原则 / 035

    （二）培养儿童良好卫生习惯的方法 / 036

四、0~3岁回应性照护 / 037

    （一）回应性照护的基本概念 / 037

（二）回应性照护的基本原则 / 038

第五章　儿童膳食

一、膳食管理 / 040
　　（一）伙食管理委员会 / 040
　　（二）食堂各项管理要求 / 040

二、膳食费用 / 043
　　（一）管理要求 / 043
　　（二）膳食收费分配标准参考 / 043
　　（三）食堂人员工资及燃料、水电费开支 / 045

三、膳食卫生 / 045
　　（一）食堂人员个人卫生 / 045
　　（二）食具卫生 / 045
　　（三）食品卫生 / 046

四、儿童营养素需要 / 047
　　（一）蛋白质 / 048
　　（二）脂肪 / 048
　　（三）碳水化合物 / 048
　　（四）无机盐和微量元素 / 049
　　（五）维生素 / 050
　　（六）水 / 051
　　（七）热能 / 051

五、膳食管理原则、计划 / 053
　　（一）儿童膳食管理原则 / 053
　　（二）儿童膳食计划 / 053

六、带量食谱编制 / 054
　　（一）食谱编制原则 / 054
　　（二）各餐带量食谱的制订要求 / 054
　　（三）制订带量食谱的注意事项 / 057

七、儿童膳食调查（营养计算）/ 057

八、食物加工烹饪 / 060
　　（一）食物加工对营养成分的影响 / 060
　　（二）常用烹饪方法 / 061

（三）常用菜肴烹饪方法 / 062

（四）常用点心制作方法 / 067

（五）常用食谱（菜谱类）/ 071

（六）常用食谱（点心类）/ 071

（七）常用食谱（主食类）/ 072

（八）食物中矿物质和微量元素来源 / 072

（九）托育机构四季带量食谱 / 073

（十）幼儿园四季带量食谱 / 075

（十一）民族地区幼儿带量食谱 / 086

（十二）患病儿童饮食 / 089

（十三）儿童不宜的食品 / 091

第六章　保健人员专业技能

一、晨间检查 / 092

（一）晨检要求 / 092

（二）晨检方法 / 092

（三）晨检问题处理 / 092

（四）晨检登记 / 092

二、全日观察 / 093

（一）班级全日观察 / 093

（二）保健室全日观察 / 093

（三）临时隔离观察 / 093

三、健康教育 / 094

（一）工作要求 / 094

（二）实施方法 / 094

四、体格测量和评价 / 095

（一）体格测量 / 095

（二）生长水平和匀称度的评价 / 096

五、营养性疾病建案管理 / 096

（一）蛋白质-能量营养不良 / 096

（二）超重/肥胖 / 097

六、健康检查 / 097

（一）定期体检 / 097

（二）入园体检 / 098

（三）视力检查 / 098

　　（四）听力检查 / 098

　　（五）血红蛋白检查 / 099

　　（六）体温测量 / 099

七、接受家长委托喂药 / 099

八、心肺复苏（CPR）/ 099

　　（一）心肺复苏方法 / 100

　　（二）注意事项 / 100

　　（三）心肺复苏有效的体征和终止抢救的指征 / 100

　　（四）提高抢救成功率的主要因素 / 101

　　（五）操作流程 / 101

九、海姆立克急救法 / 101

　　（一）原理 / 102

　　（二）适应症 / 102

　　（三）操作方法 / 102

　　（四）合并症及注意事项 / 102

十、计划免疫（预防接种）/ 103

　　（一）计划免疫的目的 / 103

　　（二）免疫机制 / 103

　　（三）生物制剂种类 / 103

　　（四）预防接种管理 / 103

十一、常见症状鉴别与处理 / 103

　　（一）发热 / 103

　　（二）惊厥 / 104

　　（三）呕吐 / 105

　　（四）腹痛 / 106

第七章　体格锻炼

一、体格锻炼的重要性 / 107

二、体格锻炼的卫生要求 / 107

　　（一）幼儿体格锻炼的原则 / 107

　　（二）幼儿体格锻炼的形式 / 107

　　（三）幼儿体格锻炼的时间 / 108

　　（四）幼儿体格锻炼的效果评估 / 108

（五）幼儿体格锻炼的注意事项 / 108
三、体格锻炼的实施方法 / 108
　　（一）抚触按摩：适用于 0～2 个月婴儿 / 108
　　（二）体操锻炼：适用于 2 个月以上幼儿 / 109
　　（三）皮肤锻炼 / 110
　　（四）户外活动 / 112

第八章　卫生与消毒

一、基本知识 / 113
　　（一）卫生与消毒常用名词的概念 / 113
　　（二）常用消毒方法 / 113
二、工作要求 / 115
　　（一）建立各项卫生消毒制度 / 115
　　（二）制定各级人员工作职责 / 115
　　（三）污染与消毒质量监测 / 116
三、实施方法 / 116
　　（一）环境与空气卫生消毒 / 116
　　（二）物体表面卫生消毒 / 116
　　（三）物品卫生消毒 / 117
　　（四）手清洁 / 118
　　（五）保健室、观察（隔离）室卫生消毒 / 118
　　（六）食堂卫生消毒 / 118
　　（七）发生传染病后的卫生消毒 / 119

第九章　五官保健

一、儿童口腔保健 / 120
　　（一）口腔保健基本知识 / 120
　　（二）儿童常见口腔疾病 / 122
　　（三）儿童口腔保健实施方法 / 124
二、儿童眼保健 / 127
　　（一）眼保健基本知识 / 127
　　（二）儿童常见眼病 / 129
　　（三）儿童眼保健工作要求与实施方法 / 133

三、儿童耳鼻喉、听力保健 / 134

（一）耳鼻喉、听力保健基本知识 / 134

（二）儿童常见耳、鼻腔疾病 / 135

（三）儿童耳、鼻、听力保健工作要求与实施方法 / 137

第十章　患病儿童（体弱儿）管理

一、管理要求 / 140

（一）保健人员工作要求 / 140

（二）保教人员工作要求 / 140

二、管理方法 / 141

（一）营养性缺铁性贫血 / 141

（二）蛋白质-能量缺乏性营养不良 / 141

（三）反复呼吸道感染 / 142

（四）肥胖症 / 142

（五）糖尿病、肾炎、先天性心脏病 / 143

（六）孤独症 / 143

（七）视力、听力问题 / 144

（八）癫痫 / 144

（九）高热/无热惊厥、突发性休克 / 145

（十）注意缺陷多动障碍 / 145

第十一章　儿童心理卫生保健

一、学龄前儿童心理行为发展 / 146

（一）心理发展 / 146

（二）情绪发展 / 148

（三）社会性发展 / 150

二、学龄前各年龄段的能力特点 / 152

（一）0～12月龄婴儿能力发展特点 / 153

（二）1～2岁幼儿能力发展特点 / 153

（三）2～3岁幼儿能力发展特点 / 153

（四）3～4岁幼儿能力发展特点 / 154

（五）4～5岁幼儿能力发展特点 / 156

（六）5～6岁幼儿能力发展特点 / 157

三、常见心理行为问题 / 158

(一) 吮手指、咬指甲 / 158

(二) 屏气发作 / 158

(三) 尿频 / 158

(四) 擦腿综合征 / 159

四、常见神经发育障碍 / 159

(一) 孤独症谱系障碍 / 159

(二) 注意缺陷多动障碍 / 160

(三) 抽动障碍 / 161

(四) 感觉统合失调 / 162

第十二章 儿童常见疾病

一、常见呼吸道疾病 / 164

(一) 扁桃体炎 / 164

(二) 急性上呼吸道感染 / 164

(三) 急性支气管炎 / 165

(四) 支气管哮喘 / 165

二、常见营养性疾病 / 166

(一) 营养性缺铁性贫血 / 166

(二) 蛋白质-能量缺乏性营养不良 / 167

(三) 单纯性肥胖症 / 168

三、其他常见病 / 169

(一) 小儿腹泻 / 169

(二) 厌食症 / 170

(三) 便秘 / 170

(四) 湿疹 / 171

第十三章 儿童常见传染病

一、流行性感冒 / 173

二、流行性腮腺炎 / 173

三、手足口病 / 174

四、水痘 / 175

五、诺如病毒感染 / 175

六、疱疹性咽峡炎 / 176

七、乙型脑炎 / 176

八、百日咳 / 177

九、猩红热 / 177

十、流行性脑脊髓膜炎（流脑）/ 178

十一、麻疹 / 179

十二、脓疱疮 / 180

十三、急性结膜炎 / 181

十四、疥疮 / 181

十五、脊髓灰质炎（小儿麻痹症）/ 182

十六、病毒性肝炎 / 183

十七、结核病 / 184

十八、各类传染病防控措施表 / 184

第十四章　意外伤害预防与处理

一、意外伤害分类 / 189

　（一）一般伤害 / 189

　（二）责任事故 / 189

　（三）重大责任事故 / 189

二、意外伤害预防 / 189

三、常见意外伤害的原因及处理 / 190

　（一）窒息 / 190

　（二）溺水 / 190

　（三）触电 / 191

　（四）创伤 / 191

　（五）骨折 / 191

　（六）脱臼（脱位）/ 191

　（七）烧（烫）伤 / 192

　（八）鼻出血（鼻衄）/ 192

　（九）脑震荡 / 192

　（十）异物 / 193

　（十一）食物中毒 / 194

　（十二）误服药 / 195

　（十三）毒虫蜇（咬）伤 / 195

（十四）颅脑损伤 / 196

（十五）高空坠落 / 196

（十六）煤气中毒 / 197

（十七）紫外线损伤 / 197

（十八）火灾 / 198

（十九）水灾 / 198

（二十）劫持 / 198

（二十一）走失 / 198

四、突发事件应急处理预案流程图 / 199

（一）传染病疫情 / 199

（二）猝死（心、脑猝死）/ 199

（三）窒息 / 199

（四）惊厥 / 199

（五）烧（烫）伤 / 200

（六）煤气中毒 / 200

（七）食物中毒 / 200

（八）火灾 / 200

（九）劫持 / 201

（十）幼儿丢失 / 201

第十五章 卫生保健资料登记统计

一、卫生保健账册建立类别 / 202

二、托幼机构卫生保健常用指标 / 202

（一）发病率 / 202

（二）患病率 / 203

（三）计划免疫率 / 204

（四）入园（托）率 / 204

（五）体检率 / 204

（六）儿童疾病治疗率 / 204

（七）患病儿童管理率 / 204

三、托幼机构常用保健台账（供参考）/ 205

（一）晨间检查记录表 / 205

（二）班级全日观察记录表 / 205

（三）保健室全日观察记录表 / 205

（四）身高体重登记表 / 206

　　（五）视力、血红蛋白检查登记表 / 206

　　（六）身高和体重评价，视力、血红蛋白统计表 / 206

　　（七）预防接种统计表 / 206

　　（八）多发病、传染病、营养性疾病统计表 / 207

　　（九）损伤、差错、事故登记表 / 207

　　（十）体弱儿、肥胖儿管理表 / 207

　　（十一）"六一"体检统计表 / 207

　　（十二）幼儿园食堂卫生管理检查表 / 208

　　（十三）班级卫生检查表 / 208

　　（十四）保健室卫生检查表 / 208

　　（十五）安全检查表 / 208

　　（十六）疾病个案矫治、班级预防措施记录表 / 208

　　（十七）幼儿因病缺勤、传染病早期症状、疑似传染病病人患病及病因排查结果登记日志 / 208

　　（十八）食谱 / 208

　　（十九）食物用量记录表 / 209

　　（二十）食堂记录表 / 209

　　（二十一）食物营养统计表 / 209

　　（二十二）热量、蛋白质、动物脂肪占总摄入量的百分比 / 209

　　（二十三）膳食营养推荐摄入量计算表 / 210

　　（二十四）幼儿园所伙食费（月）结算表 / 210

四、本章各类相关表格 / 211

附　录

3岁以下婴幼儿健康养育照护指南（试行） / 237

幼儿园工作规程 / 251

学校食品安全与营养健康管理规定 / 258

学龄前儿童集体餐营养要求 / 266

托儿所幼儿园卫生保健管理办法（2010） / 270

托儿所幼儿园卫生保健工作规范（2012） / 276

托幼机构卫生保健合格评审细则（供参考） / 298

第一章
托幼机构设施卫生学基本要求

一、室外环境安全卫生要求

1. 为幼儿创设净化、绿化、美化、幼儿化的室外环境场所。
2. 园所应选择安静、安全、远离污染源和危险的地域,室内噪音不超过45~50分贝。
3. 室外活动场地面积,幼儿园人均面积不应小于2平方米,托儿所人均面积不应小于3平方米。
4. 幼儿园应设全园公用活动场地,人均面积不应小于2平方米;公用活动场地应设置游戏器具、沙坑、30米跑道等,宜设戏水池,储水深度不应超过0.30米。游戏器具下地面及周围应设软质铺装。宜设洗手池、洗脚池。
5. 托儿所、幼儿园绿化面积生均不低于2平方米,场地内绿地率不应小于30%,宜设置集中绿化用地。绿地内不应种植有毒、带刺、有飞絮、病虫害多、有刺激性的植物。
6. 室外场地大型玩具、活动器材应安全,与儿童接触部位应无锐角。
7. 场地平整安全,无障碍,无碎石、坑凹,防滑,并宜采用软质地坪,排水通畅。花坛边缘不带棱角,要光滑成弧。
8. 升旗台或观赏水池要有护栏,水泥台阶不带棱角。
9. 室外场地日照充足,应有1/2以上的面积在标准建筑日照阴影线之外。夏天有遮阴场地。
10. 教职员工车辆、后勤运输车辆有专用通道,园内有堆放燃料、垃圾的场所,并有锅炉房、配电房设施。
11. 托儿所、幼儿园的外廊、室内回廊、内天井、阳台、上人屋面、平台、看台及室外楼梯等临空处应设置防护栏杆,栏杆应以坚固、耐久的材料制作。防护栏杆的高度应从可踏部位顶面起算,且净高不应小于1.30米。防护栏杆必须采用防止幼儿攀登和穿过的构造,当采用垂直杆件做栏杆时,其杆件净距离不应大于0.09米。
12. 室外有专门存放户外活动器材的遮雨场所。
13. 食堂排油烟装置严禁朝向幼儿活动区域。

二、室内环境安全卫生要求

1. 托儿所、幼儿园应保证幼儿基本生活用房、服务管理用房和供应用房,如活动室、寝室、盥洗室、厕所、保健室、食堂等。房屋面积根据入园儿童数量确定,房屋要通风、能照射到阳光,幼儿园活动用房应布置在当地最好朝向及在三层以下,托儿所应布置在首层,冬至日底层满窗日照不应小于3小时。需要获得冬季日照的婴幼儿生活用房窗洞开口面积不应小于该房间面积的20%。夏热冬冷、夏热冬暖地区的幼儿生活用房不宜朝西向;当不可避免时,应采取遮阳措施。
2. 设备设施要符合儿童生理、心理发展的特点与要求,无论是桌椅还是大型玩具或教具都应使儿童保持适宜的体位,避免影响儿童正常呼吸、血液循环和骨骼发育。

3. 设备设施的构造应坚固、耐用,无钉、刺及尖锐棱角,不掉色掉漆,便于洗刷、消毒等,对儿童生命和健康没有危害。

4. 托幼园所可配备空调,一般每40平方米的房间配备一台2.5～3匹的冷暖空调,每80平方米的房间配备两台2～3匹的空调。一般冬天在室外温度低于5℃时可开启空调,夏天在室外温度高于30℃时可开启空调,并注意每隔2小时开窗通风30分钟。当采用集中空调系统或集中新风系统时,应设置空气净化消毒装置和供风管系统清洗、消毒用的可开闭窗口;当采用分散空调方式时,应设置保证室内新风量满足国家现行卫生标准的装置。设置非集中空调设备的托儿所、幼儿园建筑,应对空调室外机的位置统一设计。空调设备的冷凝水应有组织排放。空调室外机应安装在室外地面或通道地面2.0米以上,且幼儿无法接触的位置。

5. 电热取暖炉和电风扇是价廉、方便的物品,但使用时一定要注意安全。冬天使用电热取暖炉时,最好固定在教室的一个方位,周围有安全护栏,以免幼儿触摸;当采用散热器供暖时,散热器应暗装。电扇一律使用吊扇或壁扇,不使用台扇,以免幼儿触摸。

6. 幼儿园室内地面要防滑,墙面采用安全装饰材料,墙角要防撞,窗台、门要固定安全,防止幼儿碰撞。幼儿园不宜选用大面积玻璃幕墙。

(一) 活动室

1. 活动室光线要明亮,冬至日底层满窗日照不应小于3小时。如受建筑因素影响日照,则需安装灯源,一般每10平方米配置20瓦灯源。

2. 全日制幼儿园活动室面积不小于105平方米(含午睡室),单独活动室不小于70平方米;寄宿制幼儿园活动室和卧室要分开专用。

3. 活动室的窗户要宽大明亮,便于幼儿眺望。窗台面距地面高度不宜大于0.60米;当窗台面距楼地面高度低于0.90米时,应采取防护措施,防护高度应从可踏部位顶面起算,不应低于0.90米;窗距离楼地面的高度小于或等于1.80米的部分,不应设内悬窗和内平开窗扇;外窗开启扇均应设纱窗。最下面一层玻璃窗距地约0.50～0.60米,为便于幼儿眺望,玻璃可安装成固定的。

活动室的门应设双扇平开门,门净宽宜1.20～1.60厘米,门窗材料一般选择木质的,不宜选择落地玻璃或金属门窗。当使用玻璃材料时,应采用安全玻璃。距离地面0.60米处宜加设幼儿专用拉手。门的双面均应平滑、无棱角。门下不应设门槛;平开门距离楼地面1.20米以下部分应设防夹手设施。不应设置旋转门、弹簧门、推拉门。生活用房开向疏散走道的门均应向人员疏散方向开启,开启的门扇不应妨碍走道疏散通行。门上应设观察窗,观察窗应安装安全玻璃。门把手应高于地面1.20米以上,以防碰伤幼儿。白天幼儿入园,门开启后要固定牢靠。活动室和寝室要安装防蚊蝇纱窗,夏季有遮阳设备。

4. 楼层窗外有阳台的,栏杆高度距地面不小于1.30米,栏间距不大于0.09米,以避免幼儿从间隙中滑落而发生意外;栏杆中间不设横栏,以免幼儿攀登。

5. 供幼儿使用的楼梯不能太狭窄,宽度宜为1.20～1.50米,楼梯踏步上下台阶之间高度宜为0.13米,每层阶面进深要大于幼儿脚的长度,不要小于0.26米;楼梯间应有直接的天然采光和自然通风;楼梯除设成人扶手外,应在梯段两侧设幼儿扶手,其高度宜为0.60米;严寒地区不应设置室外楼梯;幼儿使用的楼梯不应采用扇形、螺旋形踏步楼梯;踏步面应采用防滑材料,踏步踢面不应漏空,踏步面应做明显警示标识;楼梯间在首层应直通室外。

6. 活动室里摆放符合幼儿年龄特点的桌椅。可以4～6人一桌(托儿所4人一桌、幼儿园6人一桌),椅子为靠背椅(每人一张),以幼儿坐在桌前,肘部能弯曲平放在桌面,挺胸抬头,两肩轻松平放为好。桌椅以浅色调为好,形状可多样。椅子数量要比幼儿人数多20%,高矮尺寸按幼儿的年龄班级配备,重量要轻,便于幼儿搬动。幼儿园不适宜给幼儿坐无靠背椅、长条椅或劣质的塑料椅。

7. 活动室里要备有便于幼儿随时拿取玩具的玩具柜,以敞开式为好,无门、无锁扣,高度分别不超过0.60米(托班)、0.70米(小班)、0.80米(中班)、0.90米(大班)。

8. 活动室的地面最好是地板,不适宜用砖地或水泥地,墙面可用安全性好的涂料或油漆。

9. 班级中没有贮存室的,要有存放幼儿衣物的衣柜,内有挂钩,将幼儿早上入园的外衣、帽、书包等挂在里面。活动室小的可将衣柜放在寝室内,衣柜里放有防霉用品。

10. 活动室中不允许随便摆放杂物,如教师的水杯、碗筷、梳子、镜子、化妆用品、伞、包、鞋等,可将杂物放在贮存室内的教师物品存放柜里。

(二)寝室

1. 每个幼儿应有专用的床铺,以一人一床为好。被褥、床单、被套、枕头、枕套等物品要专用。因特殊原因让幼儿睡通铺的园所,盖被要做到一人一被,每人都要有枕头。通铺的大小、长度根据房屋面积决定,要保证幼儿头或脚不露出床铺,床铺长度应超过幼儿的身高。

2. 寝室要有窗帘,不管是午睡还是晚上睡觉,均要将窗帘拉起,窗帘颜色以淡色为好。冬季有保暖设备,夏季有降温设备。

3. 寝室的地面最好是木质地板。如果是水泥地或砖地,在床沿的地面要有地垫,便于幼儿穿脱鞋袜。地垫可以是腈纶化纤的,也可以是泡沫的,便于消毒、清洗、晾晒。

4. 寝室要紧靠卫生间,如离卫生间远,需在寝室内配备痰盂,托班要备有痰盂和尿不湿。

5. 床的大小高度根据幼儿年龄而定,床铺不适宜用软床、帆布床或钢丝床,以免影响幼儿脊柱发育。寝室面积不大的,不适宜辟出一块地方给幼儿游戏。使用重叠床铺的幼儿园要定期翻晒被褥。

6. 寝室的窗户应安装防护栏,特别是在幼儿睡高低铺的园所,以防幼儿跌落。高低铺的高度不超过1.2米,保证幼儿活动安全,以幼儿站在上铺,头不碰到天花板为好。吊扇下面不能放高低床。寝室中要在远离群体睡觉的地方放一张特需床,以供呼吸道感染的幼儿睡觉,便于老师照看。

7. 被褥应轻柔保暖,大小适宜,规格、颜色、尺寸最好以班级为单位进行统一。贮存间或被柜要防止被褥霉变、潮湿、虫咬等,被褥要定期检查、翻晒。

(三)盥洗室

1. 饮水用具一般放在盥洗室,不要放在厕所里。没有盥洗室的可在活动室内靠近厕所门口的地方放置专用的饮水柜,上面放保温桶和茶杯箱。保温桶距地面0.50~0.60米,便于幼儿取水。茶杯箱为敞开式,不安装门,以免夹伤幼儿的手,上罩一块布以防灰尘。茶杯一般用不锈钢材料或搪瓷,直径约7厘米,带把柄。

2. 盥洗室中要配备幼儿洗手池、储物柜、消毒柜、教师洗涤池、擦手毛巾等。洗手池根据幼儿特点,设6个及以上水龙头,水龙头之间间距宜为0.55~0.60米。幼儿洗手肥皂大小为洗衣皂的1/4或香皂的1/2,摆放或挂放在水龙头旁,建议使用洗手液。盥洗池距地面的高度宜为0.50~0.55米,宽度宜为0.40米~0.45米。

3. 盥洗室的面积和卫生间的面积合计一般约15平方米,最低不小于12平方米。盥洗室一般朝北,光线明亮、通风,通往活动室。盥洗室一般为敞开式,可以不装门,如有门,在幼儿入园时全日敞开。盥洗室的地面要防滑,有排水地沟。

4. 盥洗室面积不大的,要配有吊橱,便于保育老师堆放杂物,如水瓶、盆、抹布、消毒用品等,盥洗室应保持整洁、不零乱。配有成人洗涤池,便于洗茶杯、毛巾。

5. 有条件的园所可在盥洗室内安装供幼儿洗手的热水装置。

6. 盥洗室内的消毒柜用来消毒班级茶杯、餐巾、毛巾、点心盘等。消毒柜的摆放应注意安全，避免幼儿触摸。

（四）厕所

1. 有条件的园所，每班应设立厕所。厕所要通风明亮，和盥洗室之间有隔挡。

2. 厕所的大便器宜采用蹲式便器，一般为 0.60 米×0.20 米×0.20 米（长×宽×深），每班应有 6 个以上便坑。大便器或小便槽均应设隔板，隔板处应加设幼儿扶手，距地约 0.35～0.50 米，便于幼儿蹲下抓握。男小便池的宽度要能容纳 3 个男孩同时小便；独立的男小便池一般不少于 4 个。厕位的平面尺寸不应小于 0.70 米×0.80 米（宽×深）。每班配有 1 个坐便器，高度宜为 0.25～0.30 米。坐板上贴隔离膜，每用一名幼儿，更换一次。托班全都用坐便器。

3. 厕所有流动水冲洗设施，地面尽可能不设台阶，如无法避免，厕所台阶高度要适合幼儿，要防滑、便于清洗，便池无异味、无黄垢。

4. 厕所有专用洗拖把池；有小储物间，以堆放拖把、扫帚、簸箕等杂物。

5. 有的园所共用厕所，要安排组织好，以免拥挤发生意外。在室外的厕所要安装自来水洗手设施，最好有遮雨设施，使幼儿在雨天如厕时不淋雨。

（五）贮存室

有条件的园所每班都应有贮存室，便于贮存被褥及班级用品。贮存室要定期打扫消毒，每周用紫外线灯消毒一次，被褥每两周或每月翻晒一次。

（六）公用走廊、楼梯

幼儿园的安全通道要宽大通畅，不要堆放物品或设置过多的活动角，每班都要有 1～2 个通向走廊的门。单向走廊净宽度不小于 1.80 米，双向走廊净宽度不小于 2.10 米。楼梯除成人扶手外，还须有幼儿扶手，幼儿扶手高度距台阶 0.60 米。

（七）晨检接待室

1. 晨检接待室一般用于早上的检查，应设在靠近大门口、走廊或门厅等建筑物的主入口处，并应靠近保健观察室。条件允许可设过道式晨检室，面积约 4～5 平方米，有通风的门窗，有进出门。晨检接待室须有晨检用的桌椅、手推车和晨检物品等。

2. 晨检接待室的物品要专用，每日用消毒液抹洗。传染病流行期间空气消毒每日一次，平时每周一次。晨检接待室要配有固定的消毒灯。专用晨检室要有自来水。

（八）保健室

1. 保健室应与幼儿班级隔开，一般面积不小于 12 平方米，有阳光照射，通风，不潮湿，有窗，有纱门纱窗。保健室一般位于班级来往较方便的地方。

2. 保健室要配置自来水、药品柜、资料柜、写字台、观察床、儿童椅子等，有条件的配置小消毒柜。

3. 幼儿园卫生保健设备按照《托儿所幼儿园卫生保健管理办法》(2010)配置。

4. 托幼机构有医疗许可证或所聘员工有医师（医士）资格的，保健室可配备常用处理症状的药物，如退热药、止咳药、止痛药、止泻药、止喘药、抗过敏药、止吐药等，常用外用药有眼药水、眼药膏、75%酒精、生理盐水、碘伏、烫伤药、创可贴等。还可配备血压计、听诊器、注射器等医疗器械，并配有消毒液和消毒灯。没有医师资质人员的保健室可配备常用的外用药。

5. 保健室须配备杠杆式体重秤、身高计、量床（2 岁以下儿童使用）、对数视力灯等。

(九) 观察室

如果园所条件好、保健人员配备充足,可设专用观察室,便于观察患病儿童。观察室紧靠保健室,有门窗和纱门纱窗、不潮湿,面积一般为10平方米左右。观察室应设有一张幼儿床的空间;应与幼儿生活用房有适当的距离,并应与幼儿活动路线分开;宜设单独出入口;应设给水、排水设施;应设独立的厕所,厕所内应设幼儿专用蹲位和洗手盆。观察室内有小桌子、玩具等。有可疑传染病人时,观察室可以改成临时隔离室,观察隔离后一定要严密消毒。

(十) 食堂

1. 食堂的配置应严格按照食品卫生要求,做好生进熟出的流程,要有效利用房屋来进行分隔。食堂应远离幼儿生活教育区,有条件的幼儿园为厨房设立专用大门,如后门或边门,便于运输燃料和食品。

2. 食堂有更衣间、粗加工间、烹饪间、饭菜存放间、餐具洗消间、面点间、库房等,食堂使用面积宜0.40平方米/每人,且不应小于12平方米。厨房室内墙面、隔断及各种工作台、水池等设施的表面应采用无毒、无污染、光滑和易清洁的材料;墙面阴角宜做弧形;地面应防滑,并应设排水设施。

3. 食堂人员更衣室里配备橱柜,便于食堂人员更换衣物。

4. 食堂加工间设3~4个洗菜池,面积不小于0.80米×0.80米,材料采用不锈钢、大理石、水泥均可,切菜台台面可采用不锈钢或木质品。

5. 烹饪间里有灶台、小水池、操作台,并配有摆放调味品的橱柜或小车,刀和砧板、勺有专门摆放的地方。

6. 饭菜存放间主要摆放烧熟的饭菜和消毒好的餐具,并配有餐台和消毒灯,不宜堆放杂物。

7. 餐具洗消间里有洗涤池,配有热水装置,消毒柜可以放在洗消间里。有条件的园所可配置收残台(回收剩饭剩菜用的)。

8. 食堂仓库用于存放食品或用品,但食品或用品的货架要分开,食品货架要离地离墙;有通风的门窗并有纱门纱窗;防霉变,有防鼠设施。

9. 食堂应为儿童提供安全食品和饮用水,生熟分开。

10. 食堂有灭火设施和措施,有纱门纱窗。

11. 食堂有餐具消毒的设施,并配有消毒灯。

12. 食堂人员有健康证明,工作时穿工作服操作。

(十一) 门卫室

1. 门卫室是托幼机构保障儿童安全的重要场所,应靠近大门口。

2. 门卫室应有对外观望的玻璃窗,能观察到门口的情况。

3. 门卫室的制度健全,并严格执行门卫制度。

4. 门卫室应整洁、不杂乱,有登记制度,做好幼儿进园、离园的观察及报刊和快递物品的收发工作。

(十二) 功能室

1. 托幼机构中设立了各种功能室,如多功能室(大礼堂)、图书馆、美工室、科学发现室、生活室等,功能室内设施要安全,地面防滑,电源插座安装在距地1.80米以上的位置。

2. 建筑材料要防燃,各功能室均应有消防安全通道。

3. 各功能室每天开窗通风,传染病流行期间做好消毒工作。

(十三) 教师办公室

有条件的幼儿园每班设有3~4平方米的教师办公室,便于教师摆放办公用品,凡是可能会影响幼儿安全的物品都要放在教师办公室内。

三、托幼机构设施要求

(一) 园所建筑设施要求

项目	托儿所	幼儿园
占地面积	人均 12 平方米以上	人均 12 平方米以上
建筑面积	人均 6 平方米以上	人均 6 平方米以上
绿化面积	人均 2 平方米以上	人均 2 平方米以上
班级活动室（含午睡室）	不小于 50 平方米	不小于 105 平方米
单设活动室	不小于 35 平方米	不小于 70 平方米
专门操作室和软区室（三个班以上设）	专门操作室和软区室	专门操作室和软区室
户外场地	生均不小于 5 平方米	生均不小于 4 平方米
水泥地面	不超过总面积的 50%	不超过总面积的 50%
图书	不少于每人 2 册	人均 5 册以上
保健室	不小于 12 平方米	不小于 12 平方米
厕所	不小于 6~8 平方米	不小于 8 平方米
盥洗室	不小于 6~8 平方米	不小于 8 平方米

(二) 儿童桌、椅、床要求

单位：厘米

项目	小托班	大托班	小班	中班	大班
	1~2 岁	2~3 岁（身高 91~102）	3~4 岁（身高 91~110）	4~5 岁（身高 110~118）	5~6 岁（身高 118~126）
座椅高度	23	26	27	28	30
座椅深度	22	25	29	30	32
座椅宽度	26	28	29	30	31
椅背宽度	22	25	26	28	31
桌子高度	50	50	51	52	53
桌子宽度	60	60	65	65	65
桌子长度	90	90	95	95	95
睡床高度	20	20	20 以上	20 以上	20 以上
睡床宽度	50	50	55	60	60
睡床长度	125	130	135	138	110
上下铺高度	不设	不设	110	120	130

(三) 儿童常用物品要求

项目	托儿所	幼儿园
被子宽度	100 厘米	120 厘米
被子长度	110 厘米	160 厘米
被子重量	1000 克	1500 克

续　表

项目	托儿所	幼儿园
褥子宽度	根据床大小	根据床大小
褥子长度	根据床大小	根据床大小
褥子厚度	5~6厘米	5~6厘米
幼儿枕头	长30厘米×宽20厘米 厚5~6厘米	长32厘米×宽20厘米 厚5~6厘米
擦手毛巾	20厘米×20厘米	25厘米×25厘米
擦嘴毛巾	长18厘米×宽8厘米 或18厘米×18厘米	长18厘米×宽8厘米 或20厘米×20厘米
幼儿洗手肥皂	洗衣皂的1/4或香皂的1/2	洗衣皂的1/4或香皂的1/2
幼儿便纸	18厘米×18厘米	18厘米×18厘米
幼儿茶杯	直径6~7厘米	直径7~8厘米
幼儿饭碗	直径10~12厘米 重75克	直径10~12厘米 重75克
幼儿筷子长度	托班用小勺	20厘米左右（中班下学期开始使用）

（四）儿童常用卫生用品要求

项目	托儿所	幼儿园
饮水柜 （上置保温桶和茶杯箱）	130厘米×10厘米×10厘米 （长×宽×高）	130厘米×10厘米×50厘米 （长×宽×高）
活动折叠毛巾架	宽80厘米，高100厘米 挂钩间距10厘米 两层间隔25厘米	宽90厘米，高120厘米 挂钩间距10厘米 两层间隔30厘米
厕所蹲厕	50厘米×18厘米×18厘米 （长×宽×深）	60厘米×20厘米×20厘米 （长×宽×深）
男小便池	100厘米×40厘米×30厘米	100厘米×40厘米×30厘米
厕所扶手高度	距地35厘米	距地45厘米
阳台护栏	高不小于130厘米 两栏间距不大于9厘米	高不小于130厘米 两栏间距不大于9厘米
门锁扣、插销高度	距地120厘米	距地130厘米
窗沿高度	不宜大于60厘米	不宜大于60厘米
嬉水池	距池底30厘米	距池底30厘米
洗手池	距地高40~45厘米，宽35~40厘米 槽深15厘米	距地高50~55厘米，宽40~45厘米 槽深15厘米
水龙头	水龙头距墙10厘米 距池底25厘米	水龙头距墙10厘米 距池底26厘米
楼梯扶栏	距楼面高度不低于130厘米 两栏间距9厘米	距楼面高度不低于130厘米 两栏间距9厘米
楼梯台阶	高10~12厘米 进深20~25厘米	高13厘米 进深26厘米
楼梯儿童扶手 （在成人扶手内侧安装）	距台阶面50厘米	距台阶面60厘米

(五)保健室设施要求

1. 保健器材。

对数视力灯、消毒灯(紫外线、臭氧或空气消毒设备)、杠杆秤、身高计、量床(2岁以下儿童用)、消毒柜、药品柜、资料柜、观察床、桌椅、处置台等。

2. 器械、敷料、消毒药品等配置。

(1)器械:医用弯盘2只、大方盘1只、小方盘1只、不锈钢带盖盒1只、敷料杯2只、剪刀1把、压舌板2包、热水袋1只、冰袋1只、血压计1只(儿童袖带)、听诊器1个、体温表4只(口表和肛表各2只)、镊子2把。

(2)敷料:无菌纱布2包、三角巾2条(骨折时固定伤处用)、棉球(酒精浸泡1杯和干棉球1杯)、绷带4卷、橡胶手套2副、口罩1包、棉签10包。

(3)皮肤消毒用药:75%酒精(500毫升)、生理盐水(500毫升)、3%碘酊或碘伏(200毫升)。

(4)外用药:创可贴3包(每包10片)、抗生素消炎软膏2支、金霉素眼膏2支、眼药水2支、清凉油2盒、风油精2瓶。

(5)消毒制剂。

(6)工作服、备用隔离服。

3. 保健台账。

疾病预防、营养膳食管理各项检查,肥胖儿体弱儿管理等各类台账(见第十五章)。

第二章
托幼机构卫生保健制度

一、卫生保健制度

托幼机构卫生保健制度分为一日生活安排制度、健康检查制度、膳食制度、卫生与消毒制度、传染病预防与管理制度、伤害预防处理制度、健康教育制度、体格锻炼制度、常见疾病预防与管理制度、资料管理制度。

(一) 一日生活安排制度

1. 合理安排幼儿一日生活,有利于幼儿神经系统的正常发育,保护幼儿消化系统的功能,培养幼儿良好的生活习惯。

2. 根据园所内幼儿年龄特点、季节变化情况,制订幼儿一日生活安排计划(见表2-1)。

3. 每周应对各班执行的幼儿一日生活安排计划进行有目的的检查、考核,及时发现问题并予以纠正。在执行生活安排计划时,必须岗位职责分工明确,各尽其责。

4. 合理掌握幼儿一日生活安排原则。将幼儿一日生活的主要内容,如睡眠、进餐、活动、游戏和作业等各个生活环节的时间、顺序、次数和间隔给予科学合理的安排,并结合季节变换特点,考虑家长的工作时间和需要。

5. 寓教于一日生活之中,注意动静结合、室内外活动结合。每日户外活动要充分利用阳光和空气,日托不少于2小时,全托不少于3小时,体育活动不少于1小时。

6. 由分管园长、保健人员、保教人员共同制订幼儿一日生活安排计划,严格遵照执行,不得随意变更,以免扰乱幼儿的生物钟。

7. 取得家长的配合,保证幼儿的出勤率。一般情况下,不允许幼儿迟入园、早离园或带食物到园内来吃,以免扰乱班级的生活常规。

8. 安排幼儿上、下午饮水。

表2-1 幼儿园一日生活安排

时间	项目
7:00～8:30	入园晨检
8:00～9:00	户外活动与体格锻炼
9:00～9:10	如厕、洗手
9:10～9:30	上午点心
9:30～10:30	上午课、户外兴趣活动、游戏
10:30～11:00	餐前管理、洗手
11:00～11:40	餐时管理。幼儿进餐时间20～30分钟

续表

时间	项目
11:40～12:00	餐后散步15～20分钟
12:00～12:10	如厕、睡前准备
12:10～14:10	午睡,幼儿园2小时,托班延长半小时
14:10～14:30	起床穿衣
14:30～14:45	如厕、洗手
14:45～15:30	下午点心
15:30～16:30	下午课、兴趣活动、游戏
16:30以后	离园
17:00	餐前准备、如厕、洗手(仅限于在园吃晚餐的幼儿)
17:00～17:40	晚餐
18:00～19:00	晚间活动
19:00～19:30	自由活动、晚餐点心
19:30～20:00	盥洗
20:00	睡眠(幼儿睡眠时间不得早于20:00)

(二) 健康检查制度

1. 入园健康检查。

(1) 儿童在入园所前须到医疗机构进行体格检查,体检结果3个月内有效,体检率达100%。

(2) 体检内容:测量身高、体重,全身健康检查,包括视力、听力、血色素、丙氨酸氨基转移酶等。健康者方可入园。

(3) 幼儿离开园所3个月以上,返回时须重新体检。体检中特别要注意传染病的询问和检查。如转园所,幼儿需开具转园所证明,证明由原所在园所开具。如无转园证明,可让家长提供保健手册,上面有入园健康检查记录也可以。(入园健康检查记录3个月之内有效)

(4) 患有传染病的儿童不得入园所,须治疗痊愈后方可入园所。

2. 定期健康体检。

(1) 1岁以内儿童在42天、3月龄、6月龄、8月龄、12月龄上各体检一次,1～2岁儿童每半年体检一次,3岁以上儿童每年体检一次,体检率须达100%。

(2) 托幼机构为儿童进行身高(身长)测量每年两次,体重测量每年两次。

(3) 4岁以上儿童视力检查每年两次。

(4) 血色素检查每年一次。

(5) 对检查出来的可矫治疾病,制订矫治计划,算出矫治率,直至痊愈。对患病儿童做好专案管理,做好登记、统计工作。

3. 晨检及全日健康观察。

(1) 保健人员应每日做好晨间检查工作。对中午回家吃饭但入园午睡的儿童还需做好午检工作。晨间检查须做到"一问、二看、三摸、四查、五登记"。如遇特殊的疫情,可增加下午午检一次。

(2) 接受家长的喂药委托,收下药品,按药品名称、幼儿姓名、班级、服药时间做好记录,并请家长签字或提供就医病历。一般由保健人员负责喂药。

(3) 做好全日观察工作。全日观察分为班级和保健室全日观察两种。幼儿经过晨检后，保健老师将要观察的幼儿(如晚上在家出鼻血或腹痛的幼儿)名单填入班级全日观察表中，然后将全日观察表交给班上老师。

(4) 保教人员根据观察表上的内容进行观察，对于特殊症状的幼儿根据症状观察，如对咳嗽的幼儿重点观察白天咳嗽情况，对在家发哮喘的幼儿重点观察是否有哮喘症状。一般每日上午、午餐后、下午起床后各填写记录一次。在一日生活中，保教人员要仔细观察这部分幼儿生活饮食、大小便情况。保健老师在上午、中午必须去班上巡视；下午幼儿离园前，保健老师须再去班上巡视，并收回观察表。

(5) 对于在保健室里接受观察的患儿，保健老师要注意观察幼儿一日的精神、食欲、睡眠、活动、大小便等情况。遇有发热的幼儿，上午或下午均要测量体温并及时记录，医务人员要观察幼儿的呼吸，随时给幼儿听心率及肺部情况，如幼儿出现精神差、体温高的情况，应及时通知家长，并随时记录病情(相当于病历)。要安抚幼儿，减少幼儿的恐惧心理。

4. 工作人员健康检查。

(1) 托幼机构工作人员须在上岗前到卫生行政部门指定的医疗机构进行健康检查，并取得合格健康证明方可上岗。

(2) 食堂人员按《学校食品安全与营养健康管理规定》执行，到指定地点体检。

(3) 有精神病史、严重抑郁症者不得在托幼机构工作。患有传染病者须治疗痊愈后方可上岗。

(4) 托幼机构工作人员除上岗体检外，每年还须进行健康检查一次。

(5) 工作人员体检除全身项目检查，须查胸片、血常规、肝功能，女员工须做妇科检查。

(三) 营养与膳食制度

1. 托幼机构要为入园幼儿配备食堂，为幼儿提供在园期间的膳食。
2. 托幼机构食堂必须严格执行国家食品安全的有关规定，食堂必须取得餐饮服务许可证。
3. 食堂人员须有健康证明方可上岗，在上岗前必须经过儿童营养及烹饪知识的专业培训。
4. 根据儿童的营养需要、年龄、季节、膳食费用以及带量食谱的要求选购食物。
5. 餐饮人员应做好食堂卫生工作，养成个人良好卫生习惯，各项操作符合要求。
6. 严格执行园内的生活制度，保证幼儿的餐饮供应。每餐间隔时间3~4小时。
7. 为幼儿提供安全的生活饮用水，保证幼儿每日上下午饮水100~150毫升。
8. 为幼儿提供符合国家膳食指南标准的食物，早餐热量达到每日热量的30%，午餐热量达到40%，晚餐热量达到30%。根据国家《托儿所幼儿园卫生保健工作规范》，制订带量食谱。

(四) 卫生与消毒制度

1. 建立室内外环境清洁检查制度。
2. 清洁消毒工作包括：(1)日常清洁卫生；(2)预防性清洁消毒；(3)传染病发生后清洁消毒。
3. 做好托幼机构消毒工作：(1)空气消毒；(2)物体表面清洁消毒；(3)各类物品清洁消毒；(4)手清洁消毒。并防止二次污染。
4. 培养儿童良好的卫生习惯及工作人员卫生习惯。
5. 发生传染病后要严格按照《中华人民共和国传染病防治法》的要求实施管理措施。
6. 做好每日的清洁卫生消毒工作，开窗通风，使空气流通。
7. 做好各类物品的清洗、消毒、保洁工作，为幼儿提供符合卫生要求的用品。
8. 消灭蚊子、苍蝇、老鼠、蟑螂四害。

(五)传染病预防与管理制度

1. 做好托幼机构传染病防控工作,开展健康教育活动,重视室内外环境卫生打扫、物品清洁消毒。
2. 做好儿童的计划免疫接种工作。
3. 配合当地疾病预防控制机构做好传染病上报,并实施消毒工作。
4. 加强晨检及全日观察工作,如发现疑似症状儿童或工作人员,要设立临时隔离室,并做好患病儿童班级其他儿童的医学观察工作。
5. 医学观察期间,不开展大型集体活动,不办理入园或转园手续。
6. 隔离患传染病儿童或工作人员须达到国家规定的隔离期限,并有医疗机构证明方可让其入园。

(六)伤害预防与处理制度

1. 托幼机构应成立安全检查委员会(以下简称"安委会"),负责督促检查园所内的安全工作。安委会每月召开安全工作会议一次,针对存在的问题进行讨论整改。安委会的工作由园长或分管园长负责,每次会议均要有记录,并有专人督促整改的结果。
2. 为杜绝事故隐患,托幼机构必须做好防范措施,对存在的问题必须加以重视,加强房屋设施、环境场地、家具、玩具、电器用品、药物,以及餐饮、盥洗、睡眠等环节中的安全保护。确保房屋、家具无危险因素存在,除了安全牢固外,还应无毒、无放射源、不掉色、不开裂、不脱钩、无钩刺、不带钉,高度尺寸适宜儿童,如有安全隐患,应有防护措施,有专人定期检查。
3. 集体机构中有时难免会发生突发事件,如幼儿走失、食物中毒等,当事件发生时,当事人或发现人应在第一时间通知园领导,由园领导向上一级主管部门汇报,同时通知家长,不漏报瞒报。发生事故后,首先保持镇定,安排主要人员参与突发事件的处理,保证其他班级和幼儿的正常生活秩序。
4. 保教人员工作时要坚守岗位、全神贯注,不聊天、不串班、不干私活。要态度和蔼、动作轻柔,严禁威胁恐吓、强行拉扯、体罚或变相体罚幼儿,不准用被子蒙盖啼哭幼儿的头部。不留长指甲、不戴可能划伤幼儿皮肤的戒指。
5. 各种物品应放在固定、安全的位置。妥善保管热水瓶、开水壶,放在幼儿拿不到的地方。一般内服药必须有明显标签,外用、消毒药品及可能伤害幼儿的物品进班后要放到安全的地方。
6. 严格执行交接班制度。交接班时要清点幼儿人数。
7. 骑非机动车的工作人员进出大门时要下车推行,将车放在安全的指定位置,汽车一律不得入园。

(七)健康教育制度

1. 托幼机构要开展多种形式的健康教育工作,利用板报、网络、讲座、游戏等向幼儿、教师和家长开展健康教育宣传。
2. 有针对幼儿的形式多样、有趣易懂的健康教育课程,从小培养幼儿良好的心理素质和健康意识。
3. 利用新知识、新理念向家长、教师宣传防病知识、幼儿心理卫生和行为规范知识。
4. 园内及班级内均要配备适合幼儿的健康教育教材,教材应有两种以上并有完整的健康教育资料,如讲课稿、图书、音像制品、玩教具等。幼儿课程中可贯穿有关生活、卫生保健的游戏化课程。
5. 开展家园互动活动,建立家长联系制度。每学期对家长开展讲座一次,对保教人员开展讲座两次。
6. 学期结束有健康教育总结,并有记录。每学期均有健康教育计划,定期评估健康教育效果。

(八)体格锻炼制度

1. 根据园所内儿童年龄分布,结合季节变化,保健人员参与制订儿童体格锻炼计划,并按各年龄组儿童设计不同方式的锻炼内容。

2. 保健人员要根据儿童的生理特点,负责对体格锻炼的内容、运动量、用具、室内外环境条件提出相应的卫生要求。

3. 每班有专人负责督促、检查儿童体格锻炼的执行情况,并进行医学监护。仔细观察儿童对锻炼的反应,及时采取措施,预防运动创伤。

4. 体格锻炼应坚持不懈、循序渐进,由简到繁、由易到难,时间从短到长,逐渐提高锻炼强度,并根据儿童的个体差异情况给予区别对待和照顾。

5. 对不同年龄、性别和不同健康状况的儿童,注意区别对待,选择锻炼的方法应有所不同,活动中注意对患病儿童的特殊照顾(活动量、衣着、持续时间)。

6. 体格锻炼要有充足营养、良好护理、合理生活制度的保证。保证儿童有充足的休息及睡眠以消除疲劳。每日户外活动时间,日托不得少于2小时,全托不得少于3小时。

7. 儿童体格锻炼的效果评估:每学期根据体格锻炼计划评估儿童的体格发育情况,如身高、体重、血色素、心理等情况。观察儿童体格锻炼后饮食、睡眠、精神状态的改变状况。

(九)常见疾病预防与管理制度

1. 托幼机构应按管理要求,落实各项措施,积累正确资料,掌握每个患病儿童的情况,提高管理的工作质量。

2. 常见疾病包括:营养性缺铁性贫血、生长迟缓、轻度营养不良、反复感染性疾病(呼吸道和消化道感染)、哮喘、先天性心脏病、肥胖病等。

3. 患病儿童的班级教室要空气流通、阳光充足、环境整洁,便于开展室内活动。患病儿童的活动应轻松愉快,避免剧烈活动,保证一定的户外活动时间,以增强患病儿童的抵抗力。

4. 保教、保健人员要全面关心患病儿童的生活、保健、护理、治疗和教养工作,按要求定期学习有关业务知识,做好患病儿童的全日观察工作。

5. 建立并认真做好患病儿童个案记录,每月至少记录一次,发现症状及时记录,每月统计分析一次;对营养不良和肥胖儿童每月测量身高、体重各一次;对贫血儿童每月查血色素一次。

6. 定期开展儿童眼、耳、口腔保健及心理卫生保健工作。

(十)保健资料管理制度

1. 托幼机构的保健资料是反映卫生保健工作的重要指标,保健人员应对各种保健项目分类管理,做好详细记录。卫生保健资料包括常规记录和健康档案。

2. 常规记录包括:儿童出勤、儿童膳食、晨检及全日观察、卫生消毒、儿童常见疾病预防矫治、儿童传染病、儿童意外伤害、健康教育等。

3. 健康档案包括:儿童入园健康检查表、儿童定期体检手册、工作人员健康证明、疾病专案管理等。

4. 做好台账记录,每日、每周、每月记录,记录规范,不错记、漏记、随意涂改,字迹清晰。

5. 做好各种率的统计换算工作,及时上报上一级卫生管理部门,以获取有用的信息。

6. 除保健台账外,还可建立有关各种保健信息的记录,如幼儿出勤记录、消毒措施记录、药品出入记录、器械消毒记录、特殊幼儿情况记录(过敏史、惊厥史、癫痫史)等。

7. 使用计算机管理,会操作卫生保健体格发育、营养计算等卫生保健软件。

8. 做好患病儿童的专案管理,如肥胖、贫血、营养不良、反复呼吸道感染、孤独症、多动症、癫痫等幼儿的管理。

二、卫生保健相关管理要求

（一）安全卫生检查要求

1. 园内安全要有专人负责,加强保教人员的责任心。为防止幼儿丢失,防止生人接走幼儿,每日晨检结束即关闭大门,离园时开大门。

2. 每月定期检查园内设施是否有油漆剥脱现象,桌椅是否带钉,是否有木刺、棱角、裂缝,是否绊脚,地面是否过滑,台阶是否过高,大型玩具连接处是否松动等。

3. 定期检查园内和班级内有无安全隐患,如开水瓶、过烫的饭菜、刀剪、图钉、锁扣、消毒液、电源插座、暖气、药品等。

4. 园内要成立安全委员会,每月召开安全卫生会议一次,定期向家长、保教人员和幼儿进行安全知识教育,取得家长配合。

5. 注意室内外环境卫生,每天小扫一次,每周大扫一次。每日入园前、离园后,要进行卫生打扫,湿扫、湿抹。消灭四害,保持园内无蚊蝇、蟑螂、老鼠,厕所无异味、无污水、无黄垢。

6. 不让幼儿搬运过大、过重的物品。不随便支派幼儿去操作有危险的物品。

7. 严格执行国家规定的相关食品法规,严防食物中毒。食堂、库房防止闲人进入,不带幼儿进食堂、锅炉房、开水间。

8. 园内要有安全通道。每日下班后,要有专人检查门窗、电源、火源、水源是否关闭。

9. 工作时间注意力集中,不干私活,不会亲访友,防止幼儿发生意外事故。

（二）家园联系

1. 园所、班级要与家长建立联系制度。每年接收新生前,必须进行家访,了解幼儿的生活习惯、爱好、个性、家庭情况等,并认真做好家访记录。

2. 每学期召开家长会1~2次,有计划、有目的地向家长介绍幼儿在园情况,如生长发育、智力发育、动作语言的完善、生活护理、卫生保健防病等内容,并有笔记及会议记录。

3. 园内设立"家长信箱""家长园地"专栏,向家长宣传科学育儿、防病、教养等方面的科普知识。每学期向家长讲授科学育儿知识一次。

4. 每日各班教师在迎送幼儿家长时,简单向家长了解幼儿在家的情形,并汇报幼儿在园的情况。

5. 对一些习惯尚未养成的幼儿,要不断地与家长联系,以便家长在家庭中配合训练。

6. 每学期开展一天面向家长的开放日活动,使家长全面了解幼儿在园的一日生活,增加透明度。

7. 建立患病幼儿的家庭联系册,对一些患病儿童、肥胖儿童、特殊行为障碍儿童,要经常与其家长联系,并取得家长的配合。

8. 聘请2~3名优秀家长担任幼儿园家长委员会的代表,定期与园所共同决策幼儿的有关问题。

（三）门卫管理

1. 根据园内规章制度,安排门卫人员和专业保安,年龄不超过60岁。做好门卫工作,按时开关大门,做到人不离岗,有事离开时须有人代班。

2. 注意园内的动静,防止幼儿走失或外人进入。遇有家长或生人要入园,须问明情况,核实后方可准入。

3. 保证园内的安全,教工的摩托车或非机动车进出大门时,一律下车推行。汽车、推销人员一律不得进入园内。

4. 晨间接待时,配合保健老师做好晨检工作,做到不漏检幼儿、不丢失幼儿物品。遇雨雪、刮风天气,做好防护工作。

5. 夜间值班时,注意防火、防窃,检查门窗是否关好,如遇可疑情况,及时通知园长或公安机关。

6. 注意园门前的清洁卫生,每日清晨打扫大门内外的卫生并进行绿化养护,使幼儿入园时感受到环境的优美整洁。

7. 下午个别家长晚接幼儿时,班级将这些幼儿托付给门卫,必须要有值班老师陪护,必须加强责任心,照顾好晚离园幼儿的情绪,直至家长来接。

8. 门卫及保安人员衣着整洁,保安人员须着工作服上岗。上班不抽烟,态度和蔼,语言文明。传达室内要整洁,并有记事簿或留言板。

(四)保健室管理

1. 托幼机构要设置幼儿专用保健室。

2. 保健室要阳光充足,不阴暗潮湿,光线明亮,通风,室内有防暑保暖设施,有流水洗手设施。

3. 保健室由保健老师负责管理,要建立相应的管理制度和一日工作常规。保健室远离大门口时,要在大门口设置晨间接待室。

4. 严格按照卫生部门的要求配备专职保健老师。

5. 保健室按照卫生保健要求配备药柜、观察床、桌椅、视力灯、消毒灯、体重秤、身高测量器、消毒液等物品,由保健老师负责管理,有出入库登记记录。

6. 保健室临时设为隔离室时,须有标志。保健老师进隔离室时,须穿隔离衣,出来时脱下放在隔离室门口专用橱柜内。

7. 保健室内须有专用观察小床和被褥,平时不得随便挪用。每200名幼儿配一张观察床,并有小桌椅、玩具柜、痰盂等,有条件的配备专用厕所。

8. 非保健人员、健康幼儿和保教人员不得随便进入保健室。保健人员上班时不得在保健室内会客、干私活,中午休息时不得睡在幼儿观察床上。

9. 做好保健室的清洁卫生和消毒隔离工作。保管好保健室的财产物品、药品、台账,下班前检查门窗、水电是否关好。

(五)新生入园

1. 根据托幼机构管理要求,一般每年九月为新生入园时间,托育可有春季和秋季两季入园。在新生入园前要做好准备工作,即环境设施准备、卫生保健准备和教育课程准备等。

2. 招收符合规定年龄的幼儿,以利于按照不同年龄特点来保育护理。同班年龄段中的幼儿,年龄之间不要相差太大,一般不超过一岁。在混龄班教育中,可以让大幼儿知道怎样呵护小幼儿,而小幼儿也可以学到大幼儿的一些行为习惯。

3. 充分了解幼儿家庭情况、生活习惯、饮食要求、个性行为、健康状况,并取得家长的配合。保健老师对有特殊行为或健康问题的幼儿要备案记录,如有容易过敏、容易高热惊厥、患糖尿病等的幼儿,要告知班上老师。

4. 对新生要进行入园前的体格检查,健康者方可入园。幼儿在托幼机构中过的是集体生活,容易感染疾病,对健康达不到要求的幼儿,要耐心地劝退。

5. 新生入园的第一天是关键的一天,由于离开了父母,进入到一个陌生的环境,幼儿会情绪低落、哭闹,园内要给予特别的关照,必要时派专人护理。

6. 幼儿年龄越小,适应新环境的能力就越差,身体状况和食欲等都会受环境因素的影响。保健老师要加强对新生的巡视,给予特别护理。

7. 刚到新环境,对于幼儿在家中养成的一些不良习惯,不要立刻纠正,要循序渐进地引导教育。老师态度要和蔼可亲,动作要轻柔。

8. 在最初几个月的下午,允许家长早点接新生,以缓解幼儿的情绪。

(六) 财务管理

1. 财务人员每月须向领导汇报伙食费的收支情况。各项收支均要入园内财务账,并以规定的凭据为准。

2. 各项支出单据均要有经手人、验收人、负责人三人签字。每月发票当月结算,一切开支必须符合预算,不得有过多的结余或亏损。

3. 每月的保育费、管理费、伙食费均要有明细账,并定期向家长公布。特殊经费的使用要经主管领导批准。

4. 伙食费要专款专用,师生伙食严格分开,每学期盈亏不超过±2%。伙食账要有单独的明细账,每月由出纳或会计填写伙食费收支情况表(月结算表)。伙委会每月召开会议一次,对伙食费收支情况予以公布。

5. 园内成立膳食管理小组,由园长、保健老师、会计、教师、炊事员代表组成。

6. 财会人员要以身作则,严格执行财会制度,不谋私情,对不符合财会制度的要求要予以劝阻或坚决抵制。不得故意截留幼儿的伙食费以留作他用或充抵其他开支。

三、各类人员一日工作安排

(一) 保健人员

时间	工作内容
7:15～7:30	打扫保健室及周边环境卫生。
7:30～8:30	晨间检查。
9:00～9:30	填写晨间检查记录表及全日观察表;检查体格锻炼情况;去各班探望、询问晨检中不适或异常的幼儿,并将班级全日观察表送至各班。
9:30～10:30	检查食堂人员是否按量制作,工作程序是否规范,食品是否新鲜;检查各班常规卫生消毒工作完成情况;检查各班开水准备情况;检查幼儿卫生习惯。
10:30～10:45	进厨房检查饭、菜准备情况及分发情况。
10:45～11:45	巡视各班午餐情况,检查幼儿进食量及饮食卫生习惯。
12:30～14:00	保健人员就餐、巡视幼儿午睡情况。
14:30～15:30	检查各班空气消毒情况;检查幼儿起床后的情况。
15:30～16:30	做保健台账,进行业务学习;检查药品和器械情况。
16:30～17:30	检查班上洗手毛巾、杯子的清洗情况;检查各班寝室地面的清扫情况;检查保育老师一日工作操作程序的落实情况;检查园内的安全情况;收回班级全日观察表。

注:寄宿制幼儿园的保健老师要值班到 21:00,早上 7:00 入园或参加值夜班。

(二) 保育人员

1. 日间工作安排。

时间	工作内容
7:30～7:45	开窗通风,准备幼儿喝的开水,给茶杯消毒。
7:45～8:00	打扫室内外卫生,湿扫湿抹,准备盥洗室用品。
8:00～8:15	将消毒好的茶杯放入茶杯箱,检查保温桶水温是否适宜,准备户外活动。

时间	内容
8:15~9:00	协助教师带幼儿到户外活动和进行体格锻炼,帮助拿锻炼和活动用教具,帮助户外幼儿进班、喝水、如厕,帮助幼儿穿脱衣,检查户外有无不安全因素存在。
9:00~9:30	给幼儿开早点,负责餐桌消毒、早点发放,给幼儿倒牛奶或豆浆。
9:30~10:00	若当日上体育课、活动课、美工课,协助教师上课,其他课(如语言、音乐、常识课等)可不参加;进行餐巾、擦手毛巾、早点后茶杯的清洗消毒及环境打扫等。
10:00~10:30	打扫并消毒盥洗室、厕所、寝室;准备常用物品,如便纸、肥皂等。
10:30~10:40	午餐前准备,配制消毒液,为餐车或餐前准备桌消毒。
10:40~10:50	去厨房拿消毒好的餐具,或取出班上消毒柜内消毒过的餐具。
10:50~11:00	送饭菜汤进班,幼儿开始洗手;清洁消毒桌子,摆放幼儿餐具。
11:00~11:20	给幼儿打饭菜,准备擦嘴餐巾。
11:20~11:50	给幼儿添饭菜,给托班幼儿喂饭。
11:50~12:20	餐后教室的整理打扫。
12:20~12:30	协助教师安排幼儿午睡。
12:30~14:00	保教人员就餐、休息或值班。
14:00~14:30	餐后清洗消毒,准备下午的开水,给活动室空气消毒。
14:30~15:00	协助教师帮幼儿起床,并进行床铺整理。
15:00~15:30	准备下午的点心,给幼儿分发点心和倒开水。
15:30~16:30	进行常规清洁卫生保育工作。
16:30~17:30	做好幼儿离园前准备工作,如检查幼儿衣物等。湿拖走廊、楼道地面,关好门窗、电器,倾倒垃圾,清洗茶杯、清洁保温桶,准备第二天早上的消毒。

2. 寄宿制幼儿园晚间及早晨工作安排。

时间	内容
17:30~18:30	负责幼儿晚餐。
18:30~18:50	进行晚餐后的清洁工作;协助教师带幼儿散步。
18:50~19:00	整理幼儿卧室,铺床、拉窗帘、开空调等,并清洁厕所。
19:00~19:30	照顾幼儿晚间活动,给幼儿提供水果。
19:30~20:00	照顾幼儿睡觉前的盥洗。
20:00~20:30	照顾幼儿上床,进行盥洗后的整理、清洗工作。
次日 7:00~7:30	照顾幼儿起床、刷牙、盥洗。
7:30~8:00	负责幼儿早餐。
8:00~8:30	进行早餐后的清洁整理。

(三) 食堂人员

时间	内容
7:00~7:30	采购,烧开水,清洁卫生。
7:30~8:00	食品验收入库,再按清单签字领出。
8:00~8:30	餐具的清洗消毒(饭桶、菜盆、大勺等),生菜的加工。
8:30~9:00	早点的准备,早点的发放,午餐淘米蒸煮、生菜加工,给配餐间消毒。
9:00~10:30	午餐生菜加工烹饪、碗筷消毒;饭菜烹饪后送配餐间分配,碗筷消毒后入配餐间。
10:30~10:45	碗筷分发进班,准备教师饭菜。

10:45～11:00	饭菜汤送班或分发。
11:00～11:30	清理锅灶,去各班巡视幼儿进餐情况。
11:30～11:45	给老师打饭菜,食堂人员吃饭。
11:45～12:00	去各班收拾餐具。
12:00～12:30	清洗消毒餐具。
12:30～13:00	准备幼儿下午的点心和开水。
14:30～15:00	发放幼儿下午的点心,准备第二天的食谱。
15:00～15:30	记录当天食堂的用量,收拾午餐后的餐具。
15:30～16:30	卫生清扫、维修、采购燃料、食品等。

注:寄宿制幼儿园的食堂人员早上6:00上班烹饪早餐,7:15开早餐,8:00结束早餐工作;15:00烹饪晚餐,17:30开晚餐,18:30结束晚餐工作。

第三章
人员配置和卫生保健工作职责

一、保健、保育、食堂人员配置

(一) 保健人员

1. 专业医学院校医护师(士)毕业,有执业医师、护士资格。上岗前必须经过保健专业培训,并有合格上岗证。专业人员上岗培训不少于两周,每年进行复训。

2. 非专业人员做保健员,须有高中以上文化水平,培训不少于一个月,每年必须接受复训。

3. 日托150名儿童以上必须设专职保健人员。全托50名儿童以上设专职保健人员,以后每增加150名儿童增设保健人员一名。

(二) 保育人员

1. 具有幼师学历或高中以上学历。农村幼儿园保育员须有初中以上学历,年龄不超过45岁。上岗前必须经过保育护理知识的专业培训,有合格证书,每年进行复训。

2. 人员配置。

托育机构:二教一保。保教人员与婴幼儿数的比例:婴儿班1∶3;托小班1∶5;托大班1∶7。

幼儿园:小、中、大班二教一保。小班幼儿25人,中班30人,大班35人。

(三) 食堂人员

1. 具有营养烹饪学校学历或初中以上毕业经过专业培训。上岗前必须经过儿童营养烹饪专业培训和保健培训,并取得合格证,每年进行复训。

2. 人员配置。

托育机构:每80名幼儿配备炊事员一名。

全日制幼儿园:每80名幼儿配备炊事员一名。

寄宿制幼儿园:每50～60名幼儿配备炊事员一名。

二、各类人员卫生保健工作职责

(一) 园长工作职责
1. 认真执行《托儿所、幼儿园卫生保健制度》,负责管理园所内的卫生保健工作。
2. 负责审核园所全年的卫生保健工作计划和总结园所全年的卫生保健工作。
3. 主持召开园所的各种卫生保健会议,检查各班级的保健保育工作落实情况。
4. 参与制定人员编制,明确岗位分工及人事的聘任、调离、晋升考核,合理安排保健、保育、食堂人员的工作。
5. 组织园所保教人员参加保健知识业务学习,提高保教人员的保健知识水平。负责抓好园所内的卫生保健、保育、托育、早教工作。定期参加卫生保健知识的培训,提高自身的管理水平。

6. 保证伙食费的专款专用,指定专人负责物品的采购验收。把好食品采购、验收、报销关。掌握幼儿每日需要营养的平均供给量标准,以及每学期伙食费的盈亏情况。

7. 重点抓好园所内的疾病预防、膳食管理,做好清洁、消毒、隔离工作的管理。

8. 协调好园所与社会各方面的关系,争取社会和家长的配合。向家长宣传科学育儿知识和保健知识,使园所内教育、社会教育和家庭教育有机结合起来。

9. 检查卫生保健制度及园所内安全保卫工作的落实情况,杜绝意外事故的发生。负责管理后勤人员的工作和学习,硬件设施的改造、维修。负责每周一次的卫生检查等工作。

(二)保健人员工作职责

1. 在园长领导下,按保健业务部门要求,做好全园的医疗卫生保健工作,制订全年卫生保健计划和总结全年卫生保健工作。

2. 管理好医务室药品及医疗器械,有出入库登记、使用记录及消毒保质期记录。

3. 做好幼儿及教师的健康检查,认真做好晨检及全日观察,做好患病儿童的管理工作,负责幼儿的计划免疫工作。

4. 负责幼儿园的营养膳食管理,制订带量食谱,进行营养计算。指导食堂人员做好饮食卫生。

5. 负责指导园内的卫生消毒工作,杜绝传染病的发生。发生传染病后能配合防疫部门做好消毒隔离检疫。对在园观察的幼儿做好护理工作,并认真填写观察记录。

6. 负责幼儿常见症状的处理,对患病儿童进行留园观察,并及时通知家长。

7. 做好园内的健康教育工作,定期给保教人员、食堂人员、家长讲课,宣传科学育儿知识。负责保教人员的卫生保健知识考核。

8. 督促检查园内的安全卫生。

9. 开展好园内的体格锻炼,参与制订体格锻炼计划,负责幼儿的体格发育测量、评估、视力检查,以及患病儿童的建案管理。

10. 负责保健台账的填写管理及信息反馈、统计分析。

(三)保育人员工作职责

1. 在园长的领导、保健老师的指导下,做好本班保育工作。严格遵守园内的生活作息制度。

2. 认真做好本班房舍、设施、环境的清洁卫生工作。早上在幼儿入园前做好一切清洁工作,保持环境整洁。

3. 管理幼儿生活、饮食、大小便、睡觉、穿衣、户外活动等。对患病儿童做好特殊护理和全日观察。

4. 在保健老师的指导下,严格执行园所制定的各项安全制度,杜绝或及时排除各种事故隐患。掌握事故应急处理方法。

5. 严格执行卫生保健制度中规定的消毒要求,掌握消毒液的配比方法,熟知园所内常用物品的清洗、消毒时间和方法,并防止消毒后的再污染。

6. 妥善保管好本班使用的各种物品,负责班级幼儿的餐饮工作。

7. 对幼儿态度和蔼,动作轻柔,注意个人卫生,仪容仪表整洁,不随便使用幼儿物品。

8. 努力钻研业务、总结经验,不断提高保育工作质量。学习儿童心理学,以培养儿童良好习惯。

(四)食堂人员工作职责

1. 按照幼儿生活制度的要求,负责幼儿餐饮、点心的供给。

2. 认真按照带量食谱选择食物的种类和数量,不得随意更改。准确掌握儿童出勤人数,做到每天按量供给食物,有食物出入账目。杜绝腐烂变质食品入园。由专人负责验收食品,并建立验收账目,认真填写每日食品用量记录表。

3. 讲究烹饪技术,保持食物的营养,菜要先洗后切,急火快炒。食品的色、香、味、形要适合幼儿需要。

4. 做好食堂、用具、餐具的清洁消毒工作,做到无灰尘、无油腻。

5. 注意安全,防止食物中毒。不给幼儿吃隔夜剩饭、剩菜,不提供凉拌菜。外购点心、熟菜要加工消毒后方可供幼儿食用。冬季要注意饭菜的保温。

6. 精打细算,做好伙食费的核算,保证收支平衡,避免浪费。每月派代表参与园所内伙食委员会的讨论,定期研究幼儿膳食情况,提高幼儿膳食质量。

7. 注意个人卫生,操作时穿工作服、戴帽子,如厕时脱工作服,操作食品前洗手,尝菜时应备有尝菜勺,取熟食有专用食品夹子或筷子。

8. 做好食堂、库房各种用品及食品的保管工作。库房由专人负责,储存食品要有标签,建立出入库账目。库房保持整洁,防止物品霉变、过期、丢失或鼠咬。

9. 幼儿进餐时,可去班上观察幼儿的进食状况,以便合理改进。

(五)保教人员职业道德

1. 热爱幼教事业,热爱本职工作,爱护幼儿,对幼儿做到关心、耐心,不歧视、不偏爱、不体罚。

2. 工作踏实,吃苦耐劳,对幼儿高度负责,完成任务一丝不苟,不敷衍了事,不弄虚作假。

3. 工作时不随便与其他老师聊天,不议论幼儿或家长,不随便使用幼儿的物品,不接受、索取家长的礼品,不变相利用幼儿过生日、节假日等索取礼物和食物。

4. 努力学习,掌握规律,按幼儿生理、心理特点开展符合幼儿年龄的教育活动。对幼儿的教育不强求一致,不生搬硬套,不成人化、小学化。

5. 为人师表,以身作则,举止文雅,动作轻柔,语言文明规范,不大声喧哗,不呵斥幼儿。

6. 保持教室清洁整洁,不乱放成人物品,工作时不吃零食、修指甲、梳头化妆,不随意亲吻幼儿,不吃幼儿的点心饭菜和用幼儿的东西。

7. 作风正派,遵纪守法,有组织,有纪律,遵守社会公德。衣着大方,不穿奇装异服,如超短的裙子、低胸的衣服等,不留怪异发型,不佩戴某些饰品,如大耳环和容易损伤幼儿皮肤的戒指等,不留长指甲,不涂指甲油,上班时不穿高跟鞋。

8. 同事之间团结友爱,相互协作,不在背后议论别人。尊重上级领导,不与家长发生争吵,不以自己班级为中心。

第四章
保 育 工 作

提高保教人员的素质水平是一项很重要的工作,因为托幼园所的保教人员直接担负着保育和教育幼儿的责任。保教人员是幼儿除父母以外的第一位老师,他们的一言一行都对幼儿有着潜移默化的影响,所以,良好的素质是每一位保教人员都必须具备的,只有热爱孩子、热爱保育工作,有良好的思想品德和生活习惯,遵守劳动纪律,认真执行生活规章制度,熟练掌握科学育儿知识,全心全意做好家长的后勤保障工作,才能成为一名称职的保教人员。

一、幼儿园保育工作内容

保育是教育工作中不可缺少的组成部分,《幼儿园工作规程》中明确规定了托幼机构的性质是"对三周岁以上学龄前幼儿实施保育和教育的机构,是基础教育的有机组成部分,是学校教育制度的基础阶段"。在《幼儿园工作规程》中还明确规定了保育工作的目标:"实行教育和保育相结合的原则,对幼儿实施体、智、德、美诸方面全面发展的教育,促进其身心和谐发展。"

(一)晨间清洁卫生

1. 晨间清洁卫生工作分为日托和寄宿制两种,由保育员负责。日托幼儿园所每天早晨 7:30 开窗通风,冬季开窗 15 分钟。一般冬季室温不低于 18℃~20℃,夏季室温不超过 28℃。

2. 将前一天下班后清洗好的茶杯放入消毒柜里消毒半小时。如果班级没有消毒柜,则在前一天下班前交由食堂蒸煮或在消毒间的大消毒柜消毒,早上由保育老师取回(当天消毒来不及)。取消毒后的茶杯时必须有容器,上面要盖上消毒巾或盖子,防止再污染。茶杯消毒后放入茶杯箱时,要先用带消毒液的抹布将茶杯箱的格子擦拭一遍,再放入;放茶杯时,手抓杯把,不能用手指伸入杯内抓茶杯;要检查茶杯箱上的幼儿姓名标签是否脱落或模糊不清,茶杯放好后用清洁布帘将茶杯箱罩起来(布帘不要钉图钉或拉铁丝,只要布长一些,前后罩住即可)。杯箱尽量不要装门,方便幼儿取茶杯,也可避免门夹住幼儿的手。

3. 准备幼儿饮用水:对沉淀物多的保温桶要随时倾倒、清洗,保温桶的水温要适中,以滴在成人手背上不烫为好,如过烫的开水要开盖降温。

4. 湿式清扫:先用清水将窗沿、桌面、玩具柜等物体表面擦一遍,然后用消毒液再擦一遍。非传染病流行季节,只需要清水擦两遍。地面清扫后用带消毒液的拖把将地面、走廊、楼梯拖一遍。中、大班幼儿可以协助擦小椅子。最后整理,做到室内不零乱,杂物不乱放。

5. 准备盥洗室用品:备好幼儿洗手的肥皂,检查毛巾架上的擦手毛巾是否齐全挂好,消毒制剂、水瓶等是否放在安全的地方。

6. 厕所的清洁卫生:厕所先用清水冲洗一遍,然后用去污液刷一遍,做到无臭味、无黄垢。托班用的痰盂每日下班后用水洗干净,腹泻幼儿用过的痰盂用消毒液浸泡 15 分钟,用清水冲洗干净备用。

7. 冬季有电热水器的班级要烧好热水,以备洗手用,水温在 30℃ 左右。检查幼儿如厕时所需要的手纸是否准备好,最后整理干净,拖干地面水渍。

8. 室外环境清扫:清扫落叶,拔除杂草,注意消灭蚊蝇、蟑螂、臭虫等害虫。

(二) 晨间接待

1. 晨间幼儿进班,中、大班幼儿进园后可以自己进班;小班、托班或患病、情绪不好的幼儿需家长送进班。接待工作由教师负责,保育员配合。

2. 保教人员接待幼儿和家长,服装穿戴整齐,做到职业化、端庄大方、和蔼可亲、热情愉快。主动与家长和幼儿说话,说几句夸奖幼儿的话,拉拉幼儿的小手,摸摸他的头,或抱一抱,让幼儿的情绪受到感染,高兴地入园。与家长简短交谈,了解幼儿在家的情况。

3. 放好幼儿带进园的书包和脱下的外衣、帽子、手套、围巾等。冬季室内外温差较大,要脱去幼儿过厚的衣裤。衣物要放在专用橱柜里,如没有橱柜,可将衣物挂放在活动室的专设位置,或放在寝室中。特殊物品要妥善保管,如钱款、首饰、玩具、危险品等。

4. 对患病或情绪不好的幼儿要特别关照。对没有吃完早点的幼儿让其坐下吃完,并照顾幼儿喝水。对托班、小班哭闹的幼儿要安慰爱抚,稳定其情绪,可以抱抱他或分散他的注意力。

(三) 户外活动

充分利用阳光、空气、水等自然因素,让幼儿参加户外活动和锻炼,每日不少于两小时,提高他们对外界气候变化的适应能力,增强对疾病的抵抗能力。在户外活动中,保育工作尤为重要,要进行适合幼儿生理条件的体育活动。

1. 开展晨间户外活动,保教人员必须全部到户外,注意观察每一位幼儿,可让幼儿自己选择玩具,找伙伴嬉戏、玩耍、跑跳,只要不妨碍幼儿安全的活动都可以进行。

2. 户外活动时,衣着不宜过多。冬季室内外温差大时,可给幼儿穿两件毛衣,外加一件薄棉袄参加户外活动。活动前要检查幼儿的裤子和鞋带是否系好。

3. 玩户外大型玩具必须在保教人员的照顾和帮助下进行,玩前要先检查大型玩具是否潮湿、脱漆、松动,是否有裂口、翘刺、翘钉,提醒幼儿按顺序玩,不要拥挤和推打。

4. 保教人员要科学掌握幼儿的活动密度和负荷量,让幼儿动静结合;对运动量大的幼儿,要让其休息片刻。尤其是炎热的夏季,要避免幼儿过多地跑跳,使体力过度消耗;要防止大量出汗而造成中暑虚脱。

5. 幼儿在户外活动时,保教人员要全神贯注,不得随意离开幼儿;如遇特殊情况需要暂时离开,也要交代给其他在岗人员,切勿匆匆离岗,如接电话、上厕所等,要很快返回。保教人员不要聚在一起聊天。

6. 注意户外场地的安全,注意有无凹坑、玻璃、碎砖,如有戏水池或带棱角的花坛,要让幼儿避开;不要让幼儿去触弄带刺的植物或采摘小果子,以免误入呼吸道发生意外;不要让幼儿搬运过重或影响视线的桌子、器材、玩具等,以免发生意外。

7. 做操时由教师带领,并注意幼儿的动作是否到位。保育员要观察幼儿的情绪、衣着等。对患病儿童不可强求,应减低锻炼强度或让其休息。

8. 保教人员在户外或做操时,冬天不宜穿大衣、滑雪衫、风衣、紧身裤等;夏天不宜穿裙子和高跟鞋。

9. 户外活动的内容安排、器具准备由教师负责,保育员负责善后整理和安全防护工作。遇到幼儿要喝水或大小便,须由保育员护送去班上,完成后送回。

10. 户外活动中,掌握好播放音乐的音量,不宜用高音喇叭,音量一般控制在 50~60 分贝。

(四) 如厕

1. 为幼儿准备敞开式、清洁卫生、安全、符合幼儿特点的盥洗和如厕设备。进餐前和如厕后必须用肥皂洗手。

2. 保育员负责做好盥洗前的准备工作,如准备肥皂、擦手毛巾、便纸等,将一切物品摆放在每天固定的位置,方便取用。幼儿洗手的肥皂可放在皂盒里,也可套在专用网袋里。

3. 组织幼儿盥洗时,要维持好幼儿的秩序。对新入园的幼儿要教给他们怎样上厕所、怎样洗手。每次进盥洗室的人数以两组幼儿10~12人为好,一组先上厕所,上完厕所洗手时,第二组接着上厕所。幼儿在露天场所盥洗和上公共厕所时要安排多人照顾,让幼儿不拥挤,雨天不淋雨。

4. 对于3~7岁的幼儿,可以让其自己上厕所,但要教他们如何解系裤子,如裤脚太长,可卷起一道。男孩子可站着小便,女孩子小完便后要用便纸擦干再拉上裤子。

5. 大便后由老师给幼儿擦屁股,擦时动作要轻柔,从前往后擦,让幼儿扶住老师的腿,手不要触地。对于有肛裂、出血、肛门口疼痛的幼儿,在大便后,老师要给幼儿用温水清洗一下。

6. 3岁以内的幼儿可坐痰盂大小便,痰盂准备充足一些,约为4~5个幼儿一个痰盂。大小便后的痰盂要及时倒掉,一般由保育老师负责。幼儿坐痰盂的时间不能太久。

7. 注意上厕所的安全。厕所周围最好有扶手,台阶不能过高,地面不能潮湿,通风要好。几个班合用厕所时,要分时段安排,并安排老师照顾。

8. 注意观察幼儿大小便情况,如有异常要及时记录或向保健老师汇报,如血尿、血便、大小便痛或便秘、腹泻、尿频等。

9. 保教人员在处理完幼儿的大小便或倒痰盂后,要用肥皂洗手。对一些硬件设施达不到要求的,如只有户外公共厕所的园所,幼儿如厕时一定要有老师送接。雨雪天或冬天0℃以下天气时,可在教室里准备痰盂。

(五) 盥洗

1. 养成幼儿手脏时、进食前、大小便后、户外活动后用肥皂洗手的习惯。洗手时教幼儿学会卷袖子或往上拉袖子,冬季穿着过多或小班、托班的幼儿由老师帮着卷袖子。

2. 教导幼儿洗手时手心、手背、手指缝及手腕关节活动处都要洗。先用流水淋湿手心、手背等处,然后抹上肥皂,双手必须搓出肥皂泡后再用流水冲洗干净,洗完双手后小手在水池内甩三下,防止水滴在地上,最后用自己的毛巾擦干双手。保教人员要帮助小幼儿拉袖子。

3. 对没有盥洗室或3岁以内的托班幼儿不会洗手的,由老师帮助洗,没有自来水可用保温桶蓄水冲洗,不要用脸盆装水给幼儿洗。小幼儿共用一条毛巾擦手的,每次用后要清洗、消毒,毛巾要大,可用小浴巾代替。

4. 幼儿园中要设置洗澡设施。夏天可每天给幼儿洗澡,时间安排在午餐后。洗澡采用淋浴方式,洗澡前,要准备好幼儿用的物品,如肥皂、毛巾、浴巾、拖鞋等。洗澡时老师先调节好水温,先放冷水再放热水。由一名老师帮助,每个淋浴头2~3个幼儿为好。洗澡的毛巾使用前统一消毒,洗时用完一块换下一块,不要共用一块毛巾。

5. 洗澡间外的老师负责组织幼儿脱下衣裤,备好换洗衣裤(日托夏天洗澡,衣裤可以不换),换好拖鞋(拖鞋可由家长带来专用)。对洗完澡出来的幼儿要立即用大毛巾包裹,迅速擦干穿衣。小幼儿由老师负责穿脱衣裤。

6. 洗澡时先让幼儿淋湿身体,然后由老师擦肥皂(一般选用碱性、刺激性小的肥皂),主要在颈部、腋下、大腿腹股沟、腋窝、脚踝等处打上肥皂,让幼儿搓一搓,再全身搓一搓,幼儿的背部或小幼儿由老师帮着洗,搓完肥皂后用清水冲洗干净。日托幼儿在夏天冲澡可以不擦肥皂,主要用温水淋去汗液。

7. 幼儿大便拉在身上的,应先换下弄脏的衣裤,然后用便纸擦干净,再用温水给幼儿清洗屁股。洗屁股的盆要专用,每次用后消毒备用。洗屁股时由前往后洗,也可用水壶冲洗,有条件的直接洗澡。对臀部皮肤发红的幼儿,在清洗后可涂上一点油脂或软膏。

8. 给幼儿盥洗时,老师动作要轻柔,语言要和蔼可亲,不要留长指甲或戴容易损伤幼儿皮肤的戒指。患有灰指甲或皮肤病的老师不能参加盥洗。对大便拉在身上的幼儿,老师不能训斥或埋怨,以免增加幼儿的心理负担。

9. 盥洗结束后,由保育员负责清理,清洗消毒,拖干净地面的水渍,摆放齐各类物品,清点盥洗时用的毛巾、浴巾、拖鞋等物。教养员老师要负责检查幼儿盥洗的情况并清点人数。

10. 患病儿童参加盥洗时,要给予特殊的帮助和照顾。如洗澡时可以让其坐着洗,可以等别的孩子都洗完后再给患病儿童洗,也可单独洗;洗时注意观察其情绪、面色及嘴唇的颜色。

11. 盥洗室中的老师要职责到人,在幼儿盥洗过程中不得随意离开,必须等最后一个幼儿洗完后才能离开。对一些盥洗设施在户外的,要求有遮雨棚。冬天0℃以下天气,不宜在户外洗手,可用保温桶或水壶洗手。对几个班合用盥洗室的,在不影响进餐的情况下,分时段进行盥洗。

12. 寄宿制的幼儿园晨间洗漱工作量很大,保教人员要一起参与。幼儿起床后,分组上厕所、刷牙、洗脸。幼儿从茶杯箱里取出自己的茶杯,老师给幼儿挤上牙膏,观察幼儿刷牙,教幼儿竖着刷,先刷上牙,再刷下牙,刷3分钟,然后吐去泡沫,漱漱口,最后用自来水冲洗牙刷和杯子。刷牙后茶杯不再放入茶杯箱,放在桶里,以便清洗消毒。牙刷要专用。牙刷每三个月换一次。小班幼儿刷牙不到位的要督促其漱口。

13. 早上洗脸,先由老师调好电热水器的水温,再让幼儿湿洗,让幼儿用毛巾沾水洗两遍,特别要洗眼睛,然后擦干。洗脸后由老师给幼儿脸上、手上涂上油脂,让幼儿自己抹开。大班幼儿可自己取油脂擦,老师只要打开油脂盖,将油脂放在班里的桌上,告诉幼儿取指甲大小的油脂即可。没有电热水器的,要准备一只大保温桶,保育员兑好冷热水后,再让幼儿洗。

14. 寄宿制幼儿晚上睡觉前,先洗屁股后洗脚,脚巾脚盆专用,每周消一次毒。

(六) 上午点心

上午点心是针对早上在家吃早餐的幼儿开设的,因在家吃早餐较早,或有的幼儿早餐吃得不好,故在上午9:00~9:30给幼儿增加上午点心。

户外锻炼回来洗完手后,幼儿自己去茶杯箱拿茶杯,再拿饼干或糕点,坐上位以后由保育员上位倒牛奶或豆浆,吃完早点后,让幼儿将用过的茶杯放入容器中,由保育员去清洗消毒。必须用流水清洗,不要全部倒在水池中洗。消毒后的茶杯尽快放入茶杯箱,以便幼儿喝水。如幼儿吃上午点心时喝开水,则喝完的茶杯不需要清洗消毒。

如在寄宿幼儿园集体吃早餐可保证热量供给,上午则可不吃点心。

(七) 进餐

正确组织幼儿进餐,保证按时按量供应幼儿饭菜,有利于儿童的生长发育。

1. 餐前。

(1) 保育员在每日进餐前30分钟开始餐前准备,首先配制好抹桌子的消毒液,将餐前准备桌(原则上不允许在玩具柜、茶杯箱上等处摆饭菜)或手推车擦好备用,最后检查餐巾、餐盘是否消好毒,如餐具在班上消毒,要检查消毒情况。

(2) 如保育员去食堂取回消好毒的餐具,途中餐具上必须盖上消毒布或盖,防止灰尘、苍蝇进入。保育员将取回的餐具放在餐前准备的桌上或手推车的下层。

(3) 由教师负责幼儿纪律,在幼儿进餐前30分钟,可以安排幼儿安静地听音乐或听故事等,避免幼儿过度兴奋或出汗。教室宽大或有封闭走廊的,可让幼儿坐在活动室的一边、四周或走廊里。桌子不要挤放在一边,要宽松地摆放,以便幼儿进餐。

(4) 食堂人员将各班的饭、菜送到班上,装饭菜的容器上必须加盖,如果食堂工作人手紧,可由各班保育员去厨房饭菜存放间窗口领取。饭菜取回后由保育员在进餐前10分钟开始抹桌子。

(5) 教师在盥洗室负责组织幼儿洗手,洗手前先检查一下肥皂和擦手毛巾是否放好。幼儿园要求每班应有两教一保。如果部分托幼机构每班一教一保,餐前管理就要由保育员一边抹桌子一边维持幼儿纪律。洗手后与饭菜入口时间间隔在10分钟以内。

(6) 盥洗室里的老师必须等最后一个幼儿洗完手,收拾好毛巾,拖干地上的水渍,整理好盥洗用具,才能从盥洗室出来。如果是两教一保的人员编制,其中一个老师可先去吃饭,以便照顾幼儿午睡;如果是一教一保,必须两个人同时照顾幼儿进餐。

(7) 吃饭前,组织幼儿放椅子时要告诉幼儿,椅子不要放到桌子底下去,要轻轻摆放,吃饭前将小椅子调整到与桌子间留有一双腿的空间,洗完手后是不能用小手去拉椅子或者随便乱摸的。

(8) 保育员擦桌子时,第一遍用清水,第二遍用消毒液,抹完消毒液后停5~10分钟,再用清水擦第三遍。保育员擦完桌子后,可在每张餐桌上放一个消好毒的餐盘,里面放上本桌就餐幼儿的筷子或小勺,以便幼儿自己从餐盘中取用。幼儿在中班下学期开始使用筷子。

(9) 擦桌子原则上和洗手同步进行,如幼儿围着桌子坐,必须让幼儿离开一桌擦一桌,如幼儿不围桌子坐,保育员可将几张桌子一起擦好。每擦一张桌子,抹布要搓洗一下。

2. 餐中。

(1) 保育员分发饭菜。原则上要求小班、托班幼儿饭菜放在一只碗内,碗要比中、大班的大一点;中、大班幼儿饭菜分开放,用两只碗,一只装饭,一只装菜。幼儿吃饭最好不要用盘子,因为盘子太浅,盘底较烫,不好端。

(2) 保育员必须站在餐前准备桌前面对着幼儿打饭菜。用手推车时,则可将车推至幼儿桌前。不要让幼儿等所有幼儿都坐好后再吃,饭菜打好一个吃一个。吃饭慢的幼儿可以先洗手吃饭。

(3) 幼儿饭菜是一荤、一素、一汤。荤素菜可和饭一起吃,要求一口饭一口菜,等饭菜全部吃完后才能喝汤。

(4) 给幼儿盛饭菜时要注意量和质的分配。盛菜时要注意荤素搭配,荤菜的量要均匀,如肉圆、鸡翅、鸡腿、大排等应按个数分配。鱼头和骨头不能当作荤菜给幼儿吃。如果吃鸡腿、大排、有汤汁的包子等,要给每张餐桌放一块餐巾,让幼儿擦手。

(5) 中、大班幼儿可自己端饭菜,但不能端汤。小班、托班幼儿的饭、菜、汤都不能自己端,由老师用托盘或手推车送到餐桌上。

(6) 饭菜全部打完后,保育员负责照顾幼儿添饭;若用手推车,则将车推放在讲台的位置添饭。此时,老师巡回观察指导幼儿正确进餐。

(7) 给幼儿添饭菜时,可根据幼儿的个体差异而定,但要争取让每个幼儿都添到饭菜。在指导幼儿进餐时,不要催促幼儿"快吃",这是让幼儿最紧张的。可以鼓励幼儿细嚼慢咽,等吃完一口再吃第二口,告诉他"时间很多,别急,慢慢吃",或者说"瞧,今天×××小朋友吃饭有进步",或者说一些鼓励的话和刺激食欲的话,如"今天的菜烧得真香,连老师都想吃了"等等。给幼儿添饭时不要问他:"你要不要添饭?"大多数幼儿会说:"不要。"一旦说不要,要硬性强迫就会伤了幼儿的情绪。可以问幼儿:"你添过饭了吗?"幼儿摇头或回答:"没有。"那么这时就可以自然地给幼儿添一点饭菜。要尽量把饭菜分配完,不要剩余。

（8）给幼儿添汤，必须将汤桶拎至幼儿桌边去盛。若汤桶很大、很烫，则需在幼儿桌边放一张小椅子，将汤桶放在上面。汤不要盛得太满，汤碗不要从幼儿的头顶上端过去，以免发生意外。冬天汤要热一点，夏天要温凉一些。

（9）幼儿进餐时，保教人员不要大声喧哗，不要讨论饭菜的好坏，不要随便尝幼儿饭菜。在冬天或有大风的天气进餐时，不要开窗，以防对流。冬季饭菜要保温，简易的做法是在饭菜的容器外面做一个棉套。

3. 餐后。

（1）保育员要事先准备好餐后擦嘴的餐巾，可将餐巾放在茶杯箱上或餐前准备桌上。幼儿吃完饭菜后让其将餐具放到餐前准备的盆里或桶里。幼儿放餐具时告诉他要轻轻摆放，然后拿一块餐巾擦干净嘴巴和小手，将擦过的餐巾放在指定容器里待洗。

（2）饭后用保温桶里的温开水漱口，以防幼儿用自来水漱口而饮下去。幼儿在盥洗室漱完口后一定要告诉他不要用自来水冲杯子，如果用自来水冲洗了，必须让老师重新消毒，不能放回茶杯箱内。

（3）餐后的卫生打扫由保育员负责，但必须等最后一个幼儿吃完后再进行。先用清水抹干净桌面，油腻餐桌可先用洗涤剂抹一遍，再用清水抹一遍。

（4）幼儿吃完饭后，擦漱完毕，搬着自己的小椅子坐到活动室一边或到封闭的走廊里，春秋天可坐到户外，最好不坐在活动室里，以免影响未吃完饭幼儿的情绪。等所有幼儿都到齐后，由教师组织幼儿饭后散步20分钟。饭后不宜剧烈活动或过度兴奋。

（5）饭后的餐具一般由食堂人员取走清洗、消毒。

4. 各餐注意事项。

（1）晚餐的管理与午餐相同，但在食物上要清淡一些，谷类、荤菜量要少一点，少5～10克为宜。

（2）早餐主要是为寄宿制幼儿安排的，一般安排在起床30分钟后。对不在幼儿园寄宿而来园吃早餐的幼儿，必须与家长规定好入园的时间，尽量安排班级在统一时间吃早餐。

（3）早餐最好由炊事员送进班，因为保育员要做晨间清扫或组织幼儿起床、穿衣，时间较为紧张。早餐的牛奶、豆浆或稀饭不能太烫，冬天要热一些。吃完早餐后，由老师组织幼儿到户外做晨间活动。

（4）寄宿制的幼儿园，在晚饭后安排幼儿吃水果，一般安排在晚餐后1小时。吃水果前先让幼儿洗手，吃完水果后让幼儿漱口，然后组织幼儿进行一些比较安静的活动，准备晚间盥洗。

（5）有些园所是在大餐厅用餐，餐前必须由专人对餐桌进行消毒。幼儿洗完手后，由老师组织进餐厅，然后由各班级保教人员安排自己班幼儿进餐。原则上不要求幼儿在大餐厅进餐，一是容易分散幼儿的注意力，二是各年龄段对饭菜及进餐时间要求不一样，三是吃饭环境较嘈杂，四是容易交叉传染疾病，因此最好在班级内用餐。

（6）有些园所为提高幼儿兴趣，开设自助餐，这作为教学活动每学期进行1～2次是可以的，但如果作为常规，从儿童保健上来讲是不符合要求的。自助餐一是不容易掌握幼儿的进食量，无法计算营养；二是容易养成幼儿挑食的习惯；三是延长了幼儿进餐时间；四是幼儿自己选食物，动作上不如成人协调，容易将食物掉在地上或桌上，幼儿往往将弄脏的食物抓起又放入碗中，很不卫生。

（7）幼儿胃容量小，一般食物在胃里消化3～4小时才排出，因此进餐要定时定量，两餐间隔3.5～4小时。同时，幼儿的食道比成人短且狭窄，黏膜娇嫩，胃肠蠕动能力较差，加上胃的消化量比成人低，消化能力较弱，因而必须给幼儿易消化的食物，不宜给他们吃油炸、辛辣刺激、添加人工色素或香精的食物。

（8）合理搭配，保证幼儿膳食平衡，如米面搭配、干稀搭配、荤素搭配、甜咸搭配。对食欲不好的幼儿要耐心鼓励,不要强迫,并与家长探讨分析幼儿不爱吃饭的原因。

(9) 对于食欲旺盛、狼吞虎咽的幼儿要给予纠正,对肥胖儿童要控制其米面食物、动物脂肪食物的摄入。

(八) 睡眠

睡眠是大脑皮层的一种保护抑制,可以使大脑得到充分休息。睡觉的场所要空气流通、宽松、不阴暗潮湿、安静无噪音,并有保暖降温设备。幼儿大脑发育尚未成熟,每天应保证11～13小时的睡眠。如果睡眠不足,就会引起生理功能紊乱、神经系统失调、抵抗力下降,严重的会影响幼儿生长发育。

1. 睡觉前,保教人员首先调节好室温,冬天气温低于5℃时要提早使卧室升温,夏天气温超过30℃时要提早开启电扇或空调。睡觉时拉好窗帘,光线要暗,托班和离厕所远的班级,卧室中要备2～3个痰盂。

2. 为幼儿安排合适的睡床,一人一床一被一枕。如房屋紧张,日托可以睡重叠床铺,寄宿制园所必须有专用卧室,一人一铺。卧室中必须装有窗帘,没有地板的卧室要在床沿前面铺上地垫。寄宿制园所可以安排幼儿穿拖鞋,但必须有标志,专人专用。

3. 午睡一般安排在饭后30分钟。午餐后20分钟散步,10分钟上厕所,然后脱去外衣裤午睡。不要用外衣裤做枕头,不卫生,可把外衣裤叠好放在床脚。保温设施好且与卧室相连的活动室,可将外衣裤脱放在小椅子上叠放好。小幼儿必须由老师帮助脱叠外衣裤。

4. 中、大班幼儿上床后自己摊好被子,小幼儿由老师事先摊好被子。幼儿睡觉只要不用被子蒙头,各种姿势都可以。幼儿睡下后,可闭眼睛,也可不闭眼睛,要求保持安静,对难以入睡的幼儿要多陪他一会儿,让其尽快入睡。

5. 对于睡通铺的园所,可以让幼儿头对脚、脚对头分隔睡觉,以减少呼吸道疾病的传染。幼儿一人一枕一被,床铺不要拥挤。

6. 对睡高低床的幼儿,要十分注意其安全,要注意脚蹬架是否牢固、床沿是否安全,靠近窗户的床头尤其要注意安装栏杆,防止幼儿坠落。要注意吊扇下不能摆放高低床。靠墙的床附近不能有电源插座或开关。

7. 幼儿的被褥不要太大太重,冬天睡觉要增加一条盖被;夏天要为幼儿准备一条毛巾被,或用被套作盖被,还要配备席子。卧室要宽大、有壁柜,以便换季时存放被褥。

8. 寄宿制幼儿园安排幼儿睡觉不宜太早,一般在21:00以前。针对胆小怕黑或想家的幼儿,卧室中要留有一盏小台灯,老师应多陪伴他一会儿。对有尿床习惯的幼儿一定要定时叫尿,一般在22:00～23:00或清晨3:00～4:00各叫一次。对夜间起来小便的幼儿要给他披一件衣服,以免其受凉。对不舒服的幼儿要通知保健老师。保教人员与夜间老师交接班时一定要交代好幼儿人数和幼儿情况。

9. 冬季午睡时间可短一些,要求幼儿迅速起床穿衣,要保证室温18℃～20℃。大班幼儿可以自己穿衣。小班、中班幼儿由老师帮助穿衣。秋冬季节指导幼儿先套上毛衣,再穿袜子、套毛裤,然后坐在床沿套上外裤,下床穿好鞋,最后穿上外套。套头衣服应指导幼儿先套进头,再套袖子。要注意随气温变化给幼儿增减衣服。冬季先穿上衣再穿裤子。穿裤子时指导幼儿分清前后,先套左腿,再套右腿,然后往上提。

10. 幼儿起床后,保教人员要观察幼儿的精神、情绪、面色等是否异常,指导幼儿分清鞋子的左右,检查幼儿是否穿戴整齐,鞋带、纽扣是否系好扣好。再检查床上是否异常,如是否有尿床、流鼻血的痕迹等,并组织幼儿上厕所、洗漱。

11. 午睡后,由教师组织幼儿上厕所、洗手,保育员负责整理床铺、卷好窗帘、开窗通风。寄宿制幼儿园幼儿早上起床后,保教人员要组织幼儿共同洗漱、吃早餐,等幼儿做操时,保育员可整理床铺。

12. 对睡觉中幼儿发生的异常情况,如发热、哮喘、剧烈咳嗽、流鼻血、腹痛、腹泻、呕吐等,要迅速通知保健老师。夜间如有幼儿患病应尽量通知家长,并及时送患儿去医院,因此,寄宿制幼儿园夜间要备有电话。另外,夏天要有防蚊设备,值班人员要不停地巡视,要有交接班记录。

13. 保教人员在幼儿睡觉时不要大声说话、吵闹,不要在幼儿的床上睡觉。不干私活,如打毛线、看小说、缝补衣服或洗衣洗头等,更不要将自己的孩子带进班里吃午餐、睡觉等。不要大声训斥不入睡的幼儿,越训他,他越紧张,越睡不着。对睡不着的幼儿,只要他不妨碍别人,可随他去,不要强迫他睡觉。

14. 保教人员要抱小托班幼儿上床,睡好后拉好围栏。若个别幼儿有吮手指、咬被头的习惯,教师要纠正。

15. 部分园所的卧室远离活动室,睡觉时要有保教人员两人护送,雨雪天要打伞分批护送。没有卧室的园所在活动室中搭简易床或拼桌子睡午觉,这一定要在幼儿散步时准备好。睡桌子或铺板的,垫被要厚一些,要防止幼儿从桌上跌下。起床后立即收拾好被褥,被褥要放在库房或专用的位置,不能放在班上。

16. 对不在幼儿园吃午餐但入园午睡的幼儿,要和家长规定好时间,统一入园午睡时间。

(九) 下午点心

1. 下午的点心一般安排在午睡起床 30 分钟后,让幼儿缓解一下睡觉情绪再吃点心。保育员负责午点的准备,餐具中午消好毒,以备下午吃点心时用。午点由食堂人员送进班或让保育员去取。

2. 如午餐后餐桌已用消毒液擦好,下午吃点心时桌子可以不用擦。

3. 吃汁水较多的水果,以及汤汤水水的点心,如赤豆汤、山芋稀饭、烂面条等时,必须准备餐巾给幼儿擦嘴。吃饼干或其他干点心、喝开水时,用餐巾纸擦嘴即可。

(十) 幼儿个人卫生

儿童良好的卫生习惯不仅仅表现在大小便、盥洗、睡觉、进餐等方面,还表现在一些日常的卫生习惯及行为习惯养成上,在幼儿园时期对这些习惯的培养是至关重要的。

1. 教育幼儿养成不吃掉在地上的食物,不将玩具、铅笔、图书等物放在嘴里,不吮手指、不咬指甲的习惯。幼儿手指甲每两周剪一次,脚指甲每月剪一次。

2. 教会幼儿使用手绢或餐巾纸,手绢要每日更换。寄宿制幼儿要有两条手绢更换清洗。手绢要放在口袋里,不要用别针别在身上,一是不安全,二是不卫生。班级里要备有餐巾纸,随时为幼儿提供,并教会中、大班幼儿自己拿餐巾纸使用。

3. 培养幼儿良好的卫生习惯,不用衣袖揩鼻涕,不用唇、舌头去舔鼻涕,不用手揉眼睛,不用手指挖鼻孔,不随地大小便,不随便咬人、抓人等。

4. 教室采光要好,保证幼儿的用眼卫生。幼儿看电视,中、大班 30 分钟,小班 20 分钟,托班 15 分钟,距离电视 2 米以上,电视机高度距地 1 米左右。

5. 教育幼儿不乱用别人的茶杯、毛巾、餐具,不吃别人剩下的食物。

(十一) 离园

1. 幼儿准备离园时,教师要稳定幼儿情绪,检查幼儿回家的物品是否放好。

2. 来接幼儿的家长一定是教师见过面的家长,对生人来接幼儿原则上不放行。对父母离异的幼儿,一方来接一定要征求另一方的同意,以免闹矛盾。

3. 家长接幼儿时,教师可简单告知家长幼儿在园情况,有特殊情况的幼儿须仔细向家长交代。

4. 过了幼儿离园时间家长还未到的,要一方面与家长联系,另一方面派人留守,安慰幼儿,并及时通知园领导。

5. 老师下班时要与留守老师交代幼儿情况及人数,并有书面交接记录。

6. 当幼儿离园时,老师要亲切地和他说"再见"或表扬他一下,说他今天表现很好,如吃饭好、画画好等。

7. 等幼儿离园后,保育员可做清洁、消毒工作,如清洗茶杯、毛巾,打扫房屋等,最后检查水电、门窗是否关好,贵重物品是否放在安全地方,然后锁好门下班。

8. 寄宿制幼儿一周回家时东西较多,要用专用包带好一周的换洗衣物。

(十二)物品管理

在日常保育工作中,生活用品必不可少,它是保证幼儿正常生活的必需用品,必须妥善保管、精心维护、保证使用。生活物品主要由保育员负责保管。

1. 班级盥洗室里的生活用品主要有:水壶1只、小塑料桶2只、大塑料桶1只、盆2个、水瓶2个、毛巾架1个、消毒柜1个、茶杯箱1个、保温桶1个,另有肥皂、肥皂粉、抹布、多角夹、毛巾、餐巾、茶杯、点心盘若干。

2. 厕所里的物品主要有:拖把2个、扫帚1把、簸箕1个、垃圾桶1个、厕所刷1个、痰盂。

3. 卧室里的物品有:窗帘、床单、垫褥、被子、被套、枕头、枕头套、床垫、拖鞋、席子、毛巾被、风扇、痰盂等。

4. 保育员对所保管的物品必须经常清点登记,不得借给私人使用,其他班级借用要及时归还,如时间过长,要有借条。进出物品要登记,经常予以核对。

5. 对损坏的物品要及时报修或更换,并说明损坏的原因,因失责造成的损坏或丢失,要求责任人照价赔偿。

6. 班级中最好有存放物品的仓库或保管室,一半存放保育用品,另一半存放教学用品。如没有多余的房屋,可在盥洗室中安装吊柜和在卧室中安装壁柜存放。

7. 小托班的物品还包括围嘴、奶瓶等。

(十三)幼儿衣着

托幼机构的工作重点是保育护理,保育工作的好坏直接关系到幼儿园的生源及儿童的生长发育,热了给幼儿脱衣,冷了给幼儿加衣,这也是家长较为关心的问题。合理安排幼儿在园衣着,当中有很多科学道理,保教人员应该掌握。

1. 幼儿和成人穿得差不多,只要手脚暖和就好。如果穿得多,反而手脚冰凉,那是因为穿多了的孩子活动不便,血液循环不畅。

2. 冬季0℃左右,幼儿穿棉毛衫裤、1~2件毛衣、小棉袄,外出时加一件大衣或棉外套,入园后一定要脱去外套、帽子、手套,下身穿一条厚毛裤加罩裤或一条棉裤。冬季外裤要厚一些,如牛仔裤等。不要在棉裤里加毛裤,以防幼儿活动不便。

3. 早春、深秋穿贴身衣裤加一件毛衣、一件棉袄,下身穿一条厚实一点的罩裤,进班时如有空调或保暖设施,可脱去外套。

4. 春秋季可穿衬衫、衬裤、一件毛衣,加外衣,下身穿一条罩裤。活动时可脱去一件外衣。

5. 随时给幼儿增减衣服,主要是在户外活动、锻炼、进餐时,要保证幼儿的手脚活动自如。天气很冷时,让幼儿活动一会儿,手脚暖和了再减衣。午睡起床时,如果天气变化了,要及时给幼儿加衣。

6. 幼儿的衣着要科学,如鞋子最好没有鞋带、要跟脚。衣服、裤子最好不用拉链,尤其是男幼儿的裤子,小便的档口不宜装拉链。衣服最好是开襟的,便于幼儿穿脱,套头的衣服幼儿不太会穿。幼儿的脖子较短，衣领不宜过高，尤其是毛衣领子。裤子最好是带松紧带的，但不宜过松，吊带裤较好。幼儿不适宜用皮带。男幼儿从里到外的裤子都要留小便洞，小幼儿的裤子除外面罩裤要满裆外，里面裤子可以是开裆的，便于上厕所。罩衣和罩裤不要太小太紧身，尤其是裤子，小裤脚或喇叭裤都不适宜。服装要合身，不要为了让幼儿多穿几年，而让衣物过大或成人化。

7. 儿童的衣物尽量不要用化纤类的，棉织品、全毛的较好。颜色深淡无所谓，只要清洗干净就行。不要给幼儿的衣服上佩戴饰品，尤其是小圆珠饰品，容易发生意外，又不宜清洗。

8. 儿童的衣物要保管好，尤其是寄宿制的幼儿，一周回家时，带的物品较多，在入园时，保教人员要有一本入园物品登记本，如登记衬衣几件、袜子几双、手绢几条等，离园时按照物品种类放入幼儿的书包内。幼儿的衣物要家长写上名字，以防混用或遗失。

9. 儿童的衣着要合体，保教人员需告诉家长幼儿的行为习惯与成人不同，因为顽皮，衣着容易脏或损坏，因此每次入园要按幼儿园的要求配备幼儿衣着。

10. 冬天，幼儿入园时喜欢戴帽子，进班后应脱下帽子放好，不要戴着帽子参加一日活动。

(十四) 空调开启时间

冬季气温在 5℃ 以下开启空调，夏季气温超过 30℃ 开启空调，可每隔 2 小时关闭空调一次。冬季空调温度设在 18℃~22℃，夏季设在 26℃~27℃。上午 10 点半活动室可开启空调，为幼儿午餐保证适宜的室温。卧室 12 点开启空调。

二、托育机构保育工作内容

3 岁以内婴幼儿发育机能不完善，需要成人给予更精细的保育护理，这是托育机构重要的一项工作。

(一) 晨间清洁卫生

1. 晨间清洁卫生工作由保育员负责，包括开窗通风，保持空气流通，保证冬季室温一般不低于 18℃，夏季室温不超过 28℃。

2. 将前一天下班后清洗好的茶杯放入消毒柜里消毒半小时。如果班级没有消毒柜，则在前一天下班前交由食堂在消毒间的大消毒柜消毒，早上由保育员取回来(当天消毒来不及)。取消好毒的茶杯必须有容器，上面要盖上消毒巾或盖子，防止再污染。茶杯消毒好放入茶杯箱时，要先用带消毒液和清水的抹布将茶杯箱的格子擦拭两遍再放入。放茶杯时，手抓杯把，杯口朝上放。

3. 准备幼儿饮用水。对沉淀物多的保温桶要随时倾倒、清洗，保温桶的水温要适中，以滴在成人手背上不烫为好，开水如过烫要开盖降温，或加入凉开水。

4. 湿式清扫。传染病流行季节，先用清水将窗沿、桌面、玩具柜、围栏、婴幼儿小床等物体表面抹一遍，然后用消毒液抹一遍，最后再用清水抹一遍。不是传染病流行季节，只需用清水抹两遍。拖地尽量在下午幼儿离开后进行，用带消毒液的拖把将教室、走廊、楼梯拖一遍。

5. 准备盥洗室用品。备好幼儿洗手的肥皂，检查毛巾架上的擦手毛巾是否齐全、挂好，标识是否清楚，消毒制剂、水瓶等是否放在安全的地方。

6. 有婴儿的班需清洁婴儿配奶间，消毒奶具，准备配奶的用具。

7. 厕所先用清水冲洗一遍，然后用去污液刷一遍，做到无臭味、无黄垢。婴幼儿用的痰盂每日用水洗干净；腹泻婴幼儿用过的痰盂清洗后用消毒液浸泡 15 分钟，再用清水冲洗干净。电热水器要调好水温，保持在 30℃ 左右，避免烫手。

8. 室外环境清扫。清扫落叶、枯树枝、小杂果，拔除杂草，注意消灭蚊蝇、蟑螂、臭虫等害虫。

（二）晨间接待

1. 做好晨间检查：一问、二看、三摸、四查、五登记。
2. 保教人员接待婴幼儿和家长时，服装穿戴整齐，要端庄大方、和蔼可亲、热情愉快，主动与家长和幼儿说话，说几句夸奖幼儿的话，拉拉幼儿的小手，摸摸他的头，或抱一抱他，让幼儿的情绪受到感染，高兴地入园。与家长简短交谈，了解幼儿在家的情况。
3. 放好婴幼儿带进园的书包和脱下的外衣、帽子、手套、围巾等。冬季室内外温差较大，要脱去婴幼儿过厚的衣裤。衣物要放在专用橱柜里，如没有橱柜，可将衣物挂放在活动室的专设位置，或放在寝室中。
4. 1岁以内婴儿入园时，老师要仔细询问婴儿的喂奶和睡眠情况，把婴儿放入婴儿坐车；1～1.5岁幼儿走路不太稳，可将幼儿放在地毯上，或让他坐在有扶手的小椅子上；1.5～2岁幼儿可坐带扶手的小椅子。

（三）户外活动

1. 开展晨间户外活动时，保教人员必须全部到户外，注意观察每一个幼儿，可让幼儿自己选择玩具，找伙伴嬉戏、玩耍、跑跳，只要不妨碍幼儿安全的活动都可以进行。
2. 户外活动时，衣着不宜过多。冬季室内外温差大时，可给婴幼儿穿两件毛衣，外加一件薄羽绒服。活动前要检查幼儿的裤子和鞋的绳带是否系好。
3. 玩户外玩具时必须在保教人员的照顾和帮助下进行，玩前要先检查玩具是否潮湿、脱漆、松动，是否有裂口、翘刺、翘钉，提醒幼儿按顺序玩，不要拥挤和推打。
4. 幼儿在户外活动时，保教人员要全神贯注，不得随意离开幼儿，如遇特殊情况需要暂时离开，也要交代给其他在岗人员。等保教人员照护一位幼儿活动后，再照护下一位。1岁半以下幼儿户外散步可牵绳拉好，清点人数。
5. 注意户外场地的安全，注意有无凹坑、玻璃、碎砖，如有戏水池或带棱角的花坛，要设立护栏；不要让幼儿去触弄带刺的植物或采摘小果子，以免误入呼吸道发生意外。
6. 婴儿的户外活动主要是晒太阳，不要让阳光直射婴儿眼睛。在无风的天气，给婴儿摘去帽子，露出手腕、脚踝，每次日晒30～60分钟。炎热季节可适当减少户外时间，可在早晚树荫下活动。

（四）排便、盥洗

1. 保育员负责做好盥洗前的准备工作，如准备痰盂、肥皂、擦手毛巾、便纸等，将一切物品摆放在每天固定的位置，方便取用。幼儿洗手可用肥皂，也可用洗手液。便纸可用抽纸，悬挂高度让幼儿能拿到。2岁以下幼儿由保教人员帮助洗手。
2. 每次进盥洗室的人数以每组6人为好，一组先上厕所，上完厕所洗手时，下一组接着上厕所。
3. 可以指导2～3岁幼儿自己上厕所，但要帮他们解系裤子，男孩子可站着小便，女孩子小便后老师要用便纸帮其擦干，再拉上裤子。大便后由老师给幼儿擦屁股，擦时动作要轻柔，从前往后擦，让幼儿扶住老师的腿，手不要触地。对于有肛裂、出血、肛门口疼痛的幼儿，在大便后，老师要给幼儿用温水清洗一下。对于将大便拉在裤子上的幼儿，老师不要责备，换下裤子清洗屁股。
4. 2岁以内的婴幼儿可坐坐便器大小便，坐便器数量应准备充足，约6～8个幼儿一个坐便器。大小便后要及时冲洗。坐便器的坐板可贴隔膜，每坐过一个孩子，换一张膜。2～3岁幼儿使用坐便器较安全。
5. 注意上厕所的安全。厕所周围最好有扶手，台阶不能过高，地面不能潮湿，通风要好。几个班合用厕所时，要分时段安排，并专门有老师照顾。

6. 幼儿手脏时、进食前、大小便后、户外活动后都要用肥皂洗手。洗手时老师帮助幼儿往上推袖子，冬季穿着过多时由老师帮着洗手。教导幼儿洗手时手心、手背、手指缝及手腕关节活动处都要洗。先用流水淋湿手心、手背等处，然后抹上肥皂，双手必须搓出肥皂泡后再用流水冲洗干净，最后用自己的毛巾擦干双手（婴儿由老师帮助擦洗）。

7. 婴儿要用专用的换尿片台，上面铺一次性垫纸，随时更换。婴儿大便后，要用流动温水清洗屁股，擦干，涂上润臀霜。婴儿的尿不湿由家长提供，因为每个孩子用的尺寸不同。

8. 给婴儿洗澡除冲淋外，也可用专用澡盆，让婴儿仰面先洗头，打湿头发后抹上婴儿专用洗发液，轻轻揉搓，然后用温水冲干净。洗完头，将婴儿放入澡盆，抹上婴儿专用沐浴液。可让婴儿坐在澡盆中，成人用一只手托住婴儿，还可用婴儿洗澡专用托架，让婴儿斜仰躺在上面洗，洗完后用毛巾迅速包裹，给婴儿皮肤抹上婴儿专用润肤乳，并迅速穿衣。

（五）上午点心、配奶、辅食

1. 上午点心是针对早上在家吃早餐的1~3岁婴幼儿准备的，因在家吃早餐较早，或有的早餐吃得不好，故在上午9:00~9:30给幼儿增加点心。到园里来吃早餐的幼儿，则可不吃上午点心。

2. 户外锻炼回来洗完手后，让幼儿自己去茶杯箱拿茶杯，坐好后由保育员上位倒牛奶或豆浆，一次不要倒多，可以再添。吃完早点后，让幼儿将喝过牛奶、豆浆的茶杯放入容器中，由保育员去清洗消毒。消毒后的茶杯尽快放入茶杯箱，以便幼儿喝水。如幼儿吃上午点心时喝开水，则用完的茶杯不需要清洗消毒，按个人标识，直接放回茶杯箱。

3. 婴儿的上午配奶需保育员在配奶间完成，奶具应先高温消毒，注意奶温不要过烫，以滴到手臂上感觉不烫为宜。喂完奶后，奶具立即清洗、消毒、保洁，以备下一次使用。

4. 婴儿如在园需喂一次辅食，则由家长提供，由保育员加温后喂给婴儿。

5. 需母乳哺喂的婴儿，园内设有母乳哺喂室，每日清洁消毒。哺乳室内要有舒适的座椅，有翘腿的小椅子，有摆放哺乳用品的桌子或小推车。

（六）进餐

1. 餐前。

（1）对于2~3岁的幼儿，保育员在每日进餐前30分钟开始餐前准备，首先配制好抹桌子的消毒液，将餐前准备桌或手推车擦好备用。保育员抹桌子时，第一遍用清水，第二遍用消毒液，抹完消毒液后停5~10分钟，第三遍用清水抹干净。

（2）食堂人员将各班的饭、菜送到班上，装饭菜的容器上必须加盖。如果食堂人手紧，可由各班保育员去厨房饭菜存放间窗口领取。饭菜取回后由保育员给幼儿分配。

2. 餐中。

（1）保育员分发饭菜。给幼儿的饭和菜可以放在一只碗内。保育员必须站在餐前准备桌前，面对着幼儿打饭菜。用手推车时，则可将车推至幼儿桌前。打好饭菜的幼儿即可开始吃，吃饭慢的幼儿可以先洗手吃饭。

（2）幼儿饭菜是一荤、一素、一汤。荤素菜可和饭一起吃，要求一口饭一口菜，等饭菜全部吃完后才能喝汤。

（3）1~1.5岁的婴幼儿，老师需帮助喂饭，每次送入口中的饭菜不要多，以免造成幼儿"嘴包饭"。每个保育员辅喂两名幼儿。幼儿洗手后要固定在有围挡的餐椅中坐好，由保育员负责喂饭，先给幼儿戴上围嘴。

3. 餐后。

（1）保育员要事先准备好餐后擦嘴的消毒餐巾，可将餐巾放在餐前准备桌上或小椅子上。幼儿吃完饭菜后让其将餐具放到盆里或桶里，然后拿餐巾擦干净嘴巴和小手，将擦过的餐巾放在指定容器里待洗。1~1.5岁婴幼儿由保教人员帮忙收餐具、擦嘴。

（2）饭后用保温桶里的温开水漱口，防止幼儿用自来水漱口而吞下去。

（3）餐后的卫生打扫由保育员负责，但必须等最后一名幼儿吃完后再进行。先用清水抹干净桌面，油腻餐桌可先用洗涤剂抹一遍，再用清水抹一遍。地面等幼儿去午睡后清洁干净。

4. 注意事项。

有些园所是在大餐厅用餐，餐前必须由专人对餐桌进行消毒。幼儿在洗完手后，由老师组织进餐厅，然后由各班级保教人员安排自己班的幼儿进餐。原则上不要求幼儿在大餐厅进餐，一是容易分散婴幼儿的注意力，二是各年龄段对饭菜及进餐时间的要求不一样，三是吃饭环境较嘈杂，四是人多容易交叉传染疾病。

（七）睡眠

1. 1.5岁以内的婴儿在托育机构每天上下午各睡眠一次；1.5~2岁的幼儿每天睡眠1~2次；2~3岁幼儿每日中午餐后睡眠。夏季或冬季，保教人员要调节好室温，冬天气温低于5℃时要提早使卧室升温，夏天气温超过30℃时要提早开启电扇或空调降温。冬季室温控制在18℃~20℃为宜，夏季室温控制在26℃~27℃为宜。睡觉时拉好窗帘，光线不要太暗，以免妨碍观察幼儿。

2. 为婴幼儿安排合适的睡床，一人一床一被一枕。卧室中最好为木质地板。用睡垫的要保证一人一垫。

3. 午睡一般安排在饭后20分钟左右。午餐后安排散步15分钟，留5分钟时间上厕所，然后脱去外衣裤午睡。不要用外衣裤做枕头，不卫生，可把外衣裤叠好放在床脚小凳子上。婴幼儿必须由老师帮助脱叠外衣裤。

4. 婴幼儿由老师事先铺好被子。婴幼儿睡觉只要不用被子蒙头，各种姿势都可以。婴幼儿睡下后，可闭眼睛，也可不闭眼睛，但要求保持安静，对难以入睡的婴幼儿要多陪他一会儿，让其尽快入睡。

5. 睡通铺的园所，可以让婴幼儿头对脚、脚对头分隔睡觉，以减少呼吸道疾病的传染。

6. 婴幼儿起床后，保教人员要观察婴幼儿的精神、情绪、面色等是否异常，指导婴幼儿分清鞋子的左右，检查是否穿戴整齐，鞋带、纽扣是否分别系好、扣好；再检查床上是否异常，如是否有尿床、流鼻血的痕迹等；然后组织婴幼儿上厕所、洗漱。

7. 对睡觉中婴幼儿发生的异常情况，如发热、哮喘、剧烈咳嗽、流鼻血、腹痛、腹泻、呕吐等，要迅速通知保健老师。

8. 小婴儿的睡床要有围栏，婴儿睡好后要拉好围栏。若个别婴幼儿有含奶嘴睡眠的习惯，可在婴幼儿睡着后拿下。需要摇睡的婴幼儿，老师帮助其摇睡。

9. 对不在托育机构吃午餐但入园午睡的婴幼儿，要和家长约定好时间，统一入园午睡时间，并做午检。

（八）下午点心

1. 下午的点心一般安排在午睡起床30分钟后，让婴幼儿缓解一下睡觉情绪再吃点心。保育员负责下午点心的准备，餐具在中午时消毒，以备下午吃点心时用。下午点心由食堂人员送进班或让保育员去取。

2. 吃汁水较多的水果，以及汤汤水水的点心如赤豆汤、山芋稀饭、烂面条等时，必须准备餐巾给婴幼儿擦嘴。托育机构的点心应尽量自制，以汤水、面食点心为主，经常变换花样。

(九) 离园

1. 婴幼儿离园的时间较为机动，婴儿可半日接，大一点的幼儿下午3～4点接。根据家长需求，也可晚点接。

2. 婴幼儿准备离园时，检查婴幼儿回家的物品是否放好。来接婴幼儿的家长一定要是教师见过面的，对生人来接婴幼儿原则上不放行。对父母离异的婴幼儿，一方来接一定要征求另一方的同意，以免闹矛盾。

3. 家长接婴幼儿时，教师可简单告知家长婴幼儿在园情况，有特殊情况的婴幼儿须仔细向家长交代。过了幼儿离园时间家长还未到的，一方面要与家长联系，另一方面派人留守，安慰照顾婴幼儿，并及时报告领导。

(十) 物品管理

1. 生活物品主要由保育员负责保管。班级盥洗室里的生活用品主要有：水壶1只、小塑料桶2只、大塑料桶1只、盆2个、水瓶2个、毛巾架1个、消毒柜1个、茶杯箱1个、保温桶1个，另有肥皂、肥皂粉、抹布、多角夹、毛巾、餐巾、茶杯、点心盘、奶具消毒器、温奶器、保洁柜、冰箱等。

2. 厕所里的物品主要有：拖把2个、扫帚1把、簸箕1个、垃圾桶1个、厕所刷1个、婴幼儿坐便器若干、痰盂若干。

3. 卧室里的物品有：窗帘、床单、垫褥、被子、被套、枕头、枕头套、床垫、拖鞋、席子、毛巾被、风扇、痰盂等。

4. 保育员对所保管的物品必须经常清点登记，不得借给私人使用，其他班级借用要及时归还，如时间过长，要有借条。进出物品要登记，并经常核对。

5. 对损坏的物品要及时报修或更换，并说明损坏的原因，因失责造成的损坏或丢失，要求责任人照价赔偿。

(十一) 衣着

1. 冬季0℃左右，婴幼儿穿棉毛衫、1～2件毛衣、小棉袄，外出时加一件大衣或棉外套，入园后一定要脱去外套、帽子、手套，下身穿一条棉毛裤加厚毛裤加罩裤或一条棉毛裤加棉裤。冬季外裤要厚一些，如牛仔裤等。不要在棉裤里加毛线裤，以免幼儿活动不便。

2. 早春、深秋穿棉毛衫裤、毛衣或绒衣、棉袄，下身穿一条毛裤加罩裤，进班时如有空调或保暖设施，可脱去棉袄、毛裤。

3. 春秋季可穿衬衫、衬裤、1～2件毛衣，加薄外衣，下身穿一条棉毛裤加罩裤。幼儿活动时可脱去一件毛衣，随时增减衣服。

三、儿童良好卫生习惯培养

良好卫生习惯表现在饮食、睡眠、盥洗、大小便及生活自理与互助等方面，它是培养良好行为、独立生活能力及发展幼儿智力的有力措施，也是培养其热爱劳动、团结友爱良好品德的需要。

(一) 培养儿童良好卫生习惯的原则

1. 根据幼儿各年龄段神经、精神发育的特点，适当提前进行。

2. 托幼机构的保教人员和家庭成员对幼儿的要求和教育方法必须一致，以免引起幼儿的心理紊乱。

3. 对幼儿的尝试成功或失败都应正确对待。尝试成功了，要给予肯定、表扬、鼓励，并提出新的希望和更高的要求；尝试失败了，不要批评、惩罚或埋怨，应帮助其找出失败的原因，克服困难，鼓励再次尝试。

4. 对幼儿的抵抗性心理，应正面引导，不要强迫命令。可采取分散注意力或不理睬的方式予以暂时缓解。

5. 良好卫生习惯应从小开始培养，它需要经过成人长时期的培养与教育才能养成，一定要持之以恒，避免急于求成。应按照幼儿年龄的特点培养，从成人辅助开始，让幼儿从部分参与到能独立完成各种生活自理。

(二) 培养儿童良好卫生习惯的方法

1. 榜样示范法：幼儿好模仿成人习惯，成人的良好行为是培养幼儿良好卫生习惯具体、形象而又直观的示范，如准备睡觉时成人铺被、拉窗帘、洗脸、洗脚，吃饭前摆放碗筷、桌椅等，都是给孩子一种示范和暗示。也可让行为习惯好的幼儿做典型榜样示范。

2. 渗透教育法：利用看图片、讲故事、教儿歌、做游戏等形式进行渗透教育来达到培养目的，如有一部分幼儿不爱走路，老是要大人抱，成人可以说："小鸟自己飞，小兔自己跑，小鱼自己游，它们都没有叫妈妈抱啊！"一是给孩子形象教育，二是无形之中还教会了孩子"飞、跑、游"等词语，寓教于乐。

3. 反复练习法：条件反射的形成需要反复练习，良好卫生习惯的形成更是如此。为提高幼儿反复练习的兴趣，可采取带有竞赛性质的游戏，如问小朋友在吃饭前应该先做什么，让孩子回答，有的孩子会说"洗手"，有的会完整地说"应该用肥皂洗手"，可以对完整说出的孩子予以鼓励。或者通过让孩子比赛穿衣、铺被等来达到练习的目的。

4. 物品定位法：将幼儿常用的物品、玩具摆放在规定的位置，并严格要求按规定的位置摆放，使其对常用物品的位置形成固定的印象。每天午睡前，让中、大班幼儿自己脱外衣裤、鞋袜，叠放整齐，摆放在老师指定的固定位置上；每天吃完饭后，知道碗筷应该放在哪里，餐巾用后放在哪里；等等。定位法是指导幼儿养成良好习惯的坐标，使幼儿在养成这些习惯时不会手忙脚乱、没有头绪。

5. 督促检查法：幼儿的自觉性、坚持性和自制力都较差，需要不断地督促提醒和检查，这样可使其良好的习惯不断强化，逐步形成自觉行动。对思想注意力不集中或者粗心的幼儿，应不断地督促，但不宜包办代替，如孩子在某个环节上没有养成良好习惯，可以说："刚才你还差一样事没有完成，想想看，是什么事？"当他想起来后，可以说："很好，现在请你去完成它。"这样的督促检查可以使幼儿容易记住，下次不太会忘。

6. 家园共育法：利用多种渠道和家长定期沟通，如家长开放日、家长园地、家长日记等，请家长参与、共同配合，培养幼儿良好的行为习惯。

7. 自理互助法：生活上的自理是幼儿独立性发展的第一步，是保证今后全面发展的基础之一，因此应重视幼儿自理能力的培养。培养幼儿自理能力可从一点一滴开始，并应在各方面为其创造条件，如培养幼儿自己穿脱衣服、扣纽扣；培养幼儿自己穿鞋（鞋子不用系带式的）；培养幼儿自己收拾玩具，玩具要放在固定的位置。初学如遇困难或失败，可适当降低任务难度，以免幼儿因急躁而失去兴趣，当其有信心克服困难时要积极鼓励。对在劳动中闯了小祸的幼儿，不要责怪，也不要由成人包办代替，轻易剥夺其自理生活的机会。

托幼园所要教育幼儿互相帮助，如让幼儿帮助其他小朋友解开衣服背后的纽扣，收拾餐桌、餐具，简单地打扫卫生等，以培养其关心集体、互助友爱的良好品德。

在自理互助中，老师可以循序渐进地培养幼儿。让能力强的幼儿先行一步，但不能事事都叫能力强的孩子做，这样容易伤能力弱的孩子的自尊心，或养成能力弱的孩子对他人的依赖性。能力弱、胆子小的幼儿,可以给他们一些简单、易操作的任务,使其慢慢适应。

同时要培养幼儿的抗挫折能力。不要老是批评占上风的孩子,袒护哭泣的孩子,要问明原因,鼓励受委屈的幼儿树立自信心,找出失败的原因,并且耐心地告诉占上风的孩子不要欺弱;也可以根据实际情况表扬,因为占上风的孩子不一定就是错的。

在时间、场合允许的情况下,不要替孩子完成任何事,如幼儿吃饭吃得慢、撒得多,应尽量让其自己吃完;穿衣如果穿错,家长、老师可以纠正,但不要包办。

四、0~3岁回应性照护

(一)回应性照护的基本概念

0~3岁婴幼儿需要在父母和照护人恰当的养育照护中成长,回应性照护就是一种可以满足婴幼儿生理与心理需要并促进其早期发展的良好、积极的照护方式,是促进儿童早期发展的一种重要措施。

回应性照护核心是对婴幼儿生理与心理的需求要能敏感地识别和积极恰当地回应。敏感性意味着照护人能关注孩子,观察孩子通过眼神、表情、动作、声音表达的意愿并能正确解读其需求,回应性则要求照护人在解读孩子需求后做出及时而恰当的回应。回应性照护作为一种积极的、发展支持性的育儿方式,可以保护婴幼儿免受伤害、识别和抵抗疾病,同时帮助婴幼儿早期学习建立信任和亲密的亲子关系。通过回应性照护,婴幼儿在生理、心理上的需求可以得到满足,通过获得愉悦的回应,婴幼儿就可逐渐认识和了解到自己的行为对他人、对世界有所影响,自己用表情、动作、声音等发出的需求信号可以得到像哭声信号一样的回应,从而能逐步在照护人的引导下学习以合理及可预测的方式来调节自己,适应环境和他人,而不需要通过一味的哭闹来获取满足。

在世界卫生组织、联合国儿童基金会等多个国际组织和机构提出的婴幼儿养育照护框架的五大内容——良好的健康、充足的营养、安全与保障、回应性照护和早期学习机会中,回应性照护不仅是其中的一个方面,而且需要贯穿在其他内容的实施中。在健康照护中,照护人首先要能理解"健康"是一个综合的概念,包括没有疾病和伤残、良好的身体和心理状态以及发育潜能的充分发展这三个层面。实现健康照护的目标需要照护人能敏感地察觉婴幼儿的身理需要和心理需要,及时捕捉其生理或心理不适的信号,提供关爱和适合婴幼儿需求的生活照护,包括对睡眠、进餐、如厕等各项日常活动进行合理安排;引导其身体活动,帮助其建立良好的规律的生活;提供合适的生活环境、保证个人卫生并采取积极有效的预防保健和医疗措施,预防和及时治疗疾病;进行生长发育监测和定期健康检查,及时发现影响孩子早期发展的不利因素并予以纠正。

充足的营养和回应性喂养实践可以满足婴幼儿体格生长及脑发育快速增长的需要,被认为是促进儿童健康、保障潜能发展的最有效措施。在营养照护中,照护人不仅需要全面了解婴幼儿营养需求特点并根据不同月龄提供合适、充足的食物保证其生长发育,还需观察其进食行为发展的需要,提供恰当的食物、餐具帮助婴幼儿发展进食技能,并通过回应性喂养让孩子了解健康饮食,为其一生良好饮食行为的建立打下基础。安全照护强调照护人为婴幼儿提供没有危害的照护环境,这既包括了干净、安全、对身体健康没有损害的物理环境,也包括了温暖而具有发展支持性的心理环境。环境的设置应具有预见性,对婴幼儿会出现的场所、活动的空间、可能接触的物品应提前观察、分析并做好安排,保证居家、外出环境的安全,也要保证喂养、睡眠、游戏等活动的安全,更要避免忽视、虐待、暴力等对孩子的心理打击,以保证其心理的舒适和安全感。早期学习机会的提供可以充分展现回应性照护的发展支持性,婴幼儿早期的各种技能主要通过与照护人的互动习得,通过提供敏感、恰当的回应,照护人与婴幼儿在日常生活中保持交流与互动,进行适合孩子的游戏和玩耍,予以关爱与引导,提供丰富的资源与机会,使婴幼儿能够不断探索、尝试、反复练习、迎接挑战、体验乐趣,从而在运动、认知、语言、社会交往、情绪调节等各方面得到发展。

婴幼儿大部分时间是在家庭中度过的,鉴于回应性照护给婴幼儿的早期发展带来的诸多好处,父母及其他家庭成员作为主要照护人要认识、了解回应性照护的概念,掌握回应性照护的方式,渗透在婴幼儿喂养、睡眠、活动、游戏等日常生活的方方面面。这对于良好家庭环境的创设、形成亲密的养育关系、促进婴幼儿全面健康成长、实现其发展潜能十分重要。

(二)回应性照护的基本原则

1. 尊重孩子,与孩子建立良好的亲子关系。

亲子关系是指儿童与其主要照护人(主要是父母)之间的交往关系,是婴幼儿生活中最基本、最主要的社会关系。照护人与孩子之间安全、良好的依恋及亲子关系可以为孩子提供强大的心理基石和安全基地,为孩子带来信任与安全感,支持其保持对外界的好奇心和探索欲,并在其探索、学习时提供丰富的物质和心理环境,从而促进其在认知、社交、情感等方面的良好发展。

良好关系的建立是亲子互动质量的前提和保证,对于家庭之外的照护人而言,与其照护的孩子之间形成良好的照护关系同建立亲子关系一样重要,婴幼儿在托育机构中能感受到爱与安全关键在于能与照护人之间建立起亲密、良好的照护关系。

2. 陪伴孩子,观察并理解孩子的需求。

对孩子的需求具有敏感性是回应性照护的核心之一,这种敏感性对于照护人而言往往不是与生俱来的,照护人需要关注、观察孩子才能敏感发觉孩子表示需求的信号,也才有可能理解孩子的需求。陪伴孩子,并保证有高质量的陪伴时间可使照护人逐渐习得这种能力,同时优质的陪伴时间更有助于孩子与照护人之间建立良好的亲子关系。陪伴,不是简单地同处于一个空间或是坐在一起,有质量的陪伴应该是一种心理上的投入,其本质是照护人将注意力放在孩子身上,关注孩子所关注的事物,这就需要照护人离开手机、关掉电视电脑,在陪伴过程中将目光停留在孩子及其活动上,观察他/她的行为,倾听他/她的声音。高质量的陪伴应是身心愉悦的,陪伴的事件既可以是日常的吃、喝、拉、撒、睡的平淡生活,也可以是特别设置的亲子互动时光,无论是哪一种,照护人均应在陪伴中注意观察孩子的行为,结合当时的环境、行为表现之前发生的事件,对孩子的行为进行解读,正确理解孩子的需求。

3. 了解孩子,及时恰当地回应孩子。

通过注意、观察,照护人会逐渐对孩子产生全面了解。照护人可以自孩子出生开始为其建立成长档案,记录其行为,从行动中发现、认识、了解孩子,了解其气质类型、个性特征,了解其生活习惯,了解其各种情绪反应。了解孩子可以帮助照护人更好地解读其需求,也才能保证对其需求的回应可以做到及时而恰当。"及时"是指照护人的回应须在婴幼儿表达信号后的当下做出,而不是"事后诸葛亮"。"恰当"是指照护人对孩子需求的反馈应符合其年龄、心理发展特点及环境需求,而不是简单的满足或一味的满足。

4. 适应孩子,积极与孩子互动与沟通。

互动与沟通是人与人、人与环境的交互作用过程,积极的互动不仅促使婴幼儿学习理解他人,而且也使他们学会观察他人,模仿和学习符合社会规范的适宜的表达方式,因此互动在回应性照护中起着至关重要的作用。互动是一种双向的交流,具有互惠性质,而沟通强调的是个体与他人之间思想与感情的传递和反馈,其目的是获得思想和情感上的一致。良好、持续、有效的互动需要双方的共同参与,在过程中保持有来有往的双向性,这需要双方都能懂得对方的信息并根据对方传递的信息调整自己的回应方式,就像跳交谊舞的双方,舞伴需要互相配合才能保证舞蹈的完成。作为已经掌握各种表达方式的照护人在互动时需要考虑对手,也就是孩子的能力,以他/她可以解读、理解的方式进行沟通,即在互动中适应孩子的方式。当照护人的沟通行为被婴幼儿所理解时,他/她可以继续予以回应,从而双方维持互动。人与人的互动及沟通具有很大的灵活性,沟通的方式和节奏在一次互动中也是多变的,照护人在互动中除了需要适应孩子的方式外,还需适应孩子的互动节奏,有时需要活泼富有激情,有时需要温和放缓步伐,有时需要即刻回应,有时需要等待孩子做出反应后再予以回馈,节奏的变化和调整依旧来源于互动中照护人对孩子行为的观察与解读。

第五章
儿童膳食

一、膳食管理

托幼机构须成立伙食管理委员会（以下简称"伙委会"），对科学合理地管理幼儿营养和膳食起到监督作用。同时，为了更好地对幼儿的膳食费分配精打细算，既保证幼儿的营养，又能保证每学期的盈亏在正常范围内，伙委会可以发现问题、解决问题，对保健人员做的每月膳食调查，及时分析其中的问题，提出改进意见。

（一）伙食管理委员会

伙委会由园长或分管园长、保健人员、保教人员代表、食堂人员代表、财务人员等组成，每月召开一次会议，必要时随时召开，有专门的记录、到会代表名单和讨论的议题等。

1. 伙委会成员能简单地懂得儿童营养的基础知识，掌握每月膳食的收支情况，并能深入班级、厨房，了解幼儿的进餐情况和食堂人员的实际操作能力。
2. 监督幼儿园的饮食卫生安全工作，做好防止食物中毒，以及食物的防盗、防腐工作。
3. 师生膳食严格分开，饭、菜、汤均分开烹饪、分开核算，并有明细的教师膳食账目。由膳委会负责监督。
4. 每月定期向家长公布膳食账目。
5. 保证幼儿食谱多样化、不单调、不重复，要求平衡膳食、荤素搭配、粗细搭配、软硬搭配，不能忽多忽少。
6. 对伙委会会议前一次提出的问题是否得到解决要进行追踪，直至问题得到解决。

（二）食堂各项管理要求

1. 食堂仓库。

（1）园内要设专用的食堂仓库，面积不小于6～8平方米，并有专人负责。仓库不阴暗潮湿，要光线明亮，通风良好。

（2）食堂仓库要设在食堂旁，物品出入库有登记账目，并有发货人和领货人及两人以上签字，库房随时锁门。

（3）食堂仓库内的食品和用品要分不同货架存放，物品要有标签，食品要加盖，防止潮湿、霉变、挥发。所有物品均要有采购时间、保质期记录。

（4）食堂要配备冰箱或冰柜，可以放在仓库内，如放在仓库外，则必须上锁。

（5）食堂仓库内的粮食要放入专用储具，防鼠、防潮。库房要安装纱门纱窗，定时开窗通风。

（6）非食堂仓库人员不得随意入内。库房人员可每年轮换，做到定期盘点、核算，物品丢失或账目有错时，要仔细查找原因，做到账、物相符。

（7）注意食堂仓库的清洁卫生，每日一小扫，每周一大扫，使库房无霉味、食品不变质、无虫蛀。

(8) 对采购来的物品,由管库人员或分管园长等验收过秤、过数后入库。

(9) 管库人员要有计划,使物品不积压、不浪费、不重复,做到价廉物美,勤俭办园。

(10) 食堂仓库不得为食堂人员储放私人物品,不得作更衣、休息间。

2. 食堂采购。

(1) 采购人员必须身体健康,思想作风正派,不以公谋私,能吃苦耐劳,每日清晨在幼儿入园前采购好一日食物。也可由食品供销机构送货上门。

(2) 有计划地采购食品,选择食品质量好、价格公道、信誉高的商店、菜场和超市。

(3) 采购物品一定要向卖方索要正规发票或收据,如个别物品无正规发票,一定要有两人证明,收据须经园领导签字后方可生效。

(4) 外出采购物品要注意安全,如货款的安全,以及骑车、过马路等交通安全。

(5) 采购中不得接受对方的贿赂和回扣,如有正常经营中的让利等,须向园领导汇报,由其妥善处理。

(6) 严格按照带量食谱和幼儿就餐人数选购食品,不得自作主张,随意更换或改量;遇有误差,应及时与保健老师联系,经同意后更改。

(7) 采购食品时注意食品应新鲜。鱼类眼珠透明,不混浊、凹陷,肉质有弹性;肉类食品色泽明亮、无滑黏感、富有弹性;蔬菜新鲜、不萎枯脱水。不买腐烂变质食品和假冒伪劣商品。

(8) 为集体采购物品时,不得为私人代购物品,公私分明,严格区分。遇有生病或有事要请假,尽早通知园领导或班组长,以便及时做出安排。

(9) 对不容易保存的食品最好当日采购,如牛奶、豆浆、活鱼、黄鳝、虾、新鲜蔬菜等。对损耗量大的食品,采购人员可在带量食谱的基础上放宽一些量,对损耗量小的食品则要减一些量。

损耗量大的荤菜有:鸡腿、鸡翅、黄鳝、牛蛙、虾、排骨、鱼、肝、牛肉等;损耗量大的蔬菜有:韭菜、绿豆芽、西红柿、笋瓜、黄瓜、茄子、冬瓜、洋葱、苋菜等;损耗量小的蔬菜有:毛豆、土豆、茭白、芹菜、萝卜、蚕豆、四季豆、豇豆、蒜苗等。

3. 饭菜存放间。

(1) 食堂必须有饭菜存放间。存放间面积要大于5平方米,设有开放式存放台,有能够开关的发饭菜窗口。存放间内不设水池及下水道,以减少污染途径。

(2) 饭菜存放间必须配备专用空气消毒设施,严格进行空气消毒。要有专人负责存放间的消毒工作,并有每日消毒记录及责任人的签字。

(3) 饭菜存放间可摆放消好毒的各班幼儿餐具、当天烹饪好的食品或各班已分装好的食品。带外包装的食品箱、筐不得进入存放间。

(4) 分装好的饭菜放置在存放间中,必须加盖后才能分发到各班。发饭菜窗口如果朝户外,必须有遮雨设施。

(5) 在饭菜存放间分饭菜的工作人员,必须穿戴存放间工作衣、帽,洗净双手,方可在存放间分发各班已消好毒的餐具及分装好的饭菜。

(6) 严格执行存放间的每日清洁工作,做到餐台无油腻、无浮尘,玻璃光亮,环境整洁。

(7) 饭菜存放间不得摆放食堂内炊具及食堂人员的私人物品,不得摆放冰箱。

4. 饭菜运输。

(1) 食堂烧好的饭菜,必须按各班实到人数,按带量食谱的数量分装到各班的容器内。有些荤菜尽量按个数、块数分装,以保证每人摄入量,如虾、鸡腿、鸡翅、排骨、鱼块等。

（2）分好的饭菜及时送入饭菜存放间待发，不能放在烹调间。分饭菜的勺子要摆放在消好毒的容器内，不能随意放在餐台上。

（3）消好毒的餐具及送饭菜、点心进班的容器要加盖加罩。用送饭车送饭菜，每天使用前有专人用消毒液清洗擦拭，有消毒记录及责任人签字。

（4）冬天送饭菜途中要注意容器保暖。夏天要防止过烫。

5. 食品加工烹饪。

（1）食品加工前应检查食品原料的卫生质量，不合格原料不选用。

（2）食品粗加工必须做到荤素食品分池清洗，荤食品不能放在洗蔬菜的水池中。洗涤拖把的水池必须与清洗食品池分开。蔬菜要先洗后切，不得将切好的菜长时间泡在水里。

（3）严格执行生熟分开，刀板、抹布、容器、餐具均有生熟标记，不得混用。切配菜应有专门案板，荤素砧板必须分开，每天用前消毒，使用后洗刷干净。

（4）灶台保持清洁，做到无油腻、无浮尘、无食物残渣，排气罩不滴油。工作结束后做好地面、灶台的清洁工作。

（5）饭菜烹饪时，尽可能保留食品的营养素，加热食品必须充分加热，使食品每个部位均匀受热。

（6）为防止有害物质的产生，幼儿尽量少吃油炸食品、烧烤食品、添加色素食品。

（7）食堂人员尝菜时，不能用大勺或手指，必须用小匙尝菜，尝剩下的汤菜不能倒回锅内。

（8）隔顿、隔夜食品，不得回锅烧给孩子吃。外购熟食，要回烧后再给幼儿吃。

（9）不得制作凉菜。卤菜要现做现吃，用砧板切过的卤菜要用卤汁再回烧一下。

6. 食堂安全。

（1）非食堂工作人员一律不得进入食堂。

（2）食堂要安装纱门、纱窗，做到防蝇、防鼠、防蟑螂，食堂地沟要安装防鼠网。泔水桶、垃圾桶要加盖，密封存放，日产日清。

（3）食堂内禁放有毒、有害物品，消毒药品要专人保管，专柜存放，专人配比使用。

（4）采购有包装食品，必须有品名、产地、厂名、生产日期、批号、规格、保质期及产品检验合格证。严格索证制度。

（5）食品应分类保管存放，应在安全期内使用。

（6）幼儿每日食用的熟食品，必须在冰箱内留样48小时，每种食物留样品125克（可留至200克，保证检测量）。

（7）冰箱、冰柜有专人保管使用，生熟食品分开存放，定期清理食品。每周清洁消毒一次。

（8）食堂远离幼儿活动区，严防幼儿进入。蒸饭箱不能放在食堂外，电热开水器不能放在食堂内，以免影响老师打开水。

（9）下班前检查食堂门窗、水电、煤气是否关好，防止失窃、失火、投毒等事故发生。

（10）食堂内的机械设备、电器设备定期检查维修，操作人员应熟悉操作规范，确保安全使用。

7. 食品验收。

1. 对采购回来的食品，园内要设专人负责验收，如后勤园长或会计及其他人员，应对每样食品仔细检查验收过秤，并将食品名称、用量、单价、总价分别记入食堂用量表。食品按当日幼儿就餐人数采购，如果遇有幼儿缺勤，在10人以内则不用去除食品量，分给集体幼儿食用即可；如缺勤人数在10人以上，则要带量扣除，将扣除下来的食品放入冰箱。

2. 验收到不合格食品须立即通知商家调换。

二、膳食费用

(一) 管理要求

1. 伙食管理委员会监督园内的营养膳食管理，要求膳食费专款专用。幼儿膳食费只能用于幼儿膳食，计划开支，保证幼儿每天食品的实际供给量，以满足儿童生长发育的需要。如果发现幼儿某天的菜肴不足或剩余太多，均可提出讨论。

2. 监督幼儿膳食费的使用，不得挪作他用，要求师生膳食严格分开，包括粮食。不得刻意将膳食费节省下来用于园内节日庆典或给园内人员发福利。不准用幼儿膳食费购买与幼儿无关的食品或其他物品。不准故意将膳食费结余到一定的程度用于添置厨房用品或进行食堂改造。

3. 每学期膳食费盈亏不超过±2%左右。

4. 园长要监督幼儿膳食费的合理使用，专款专用，把好发票签字关，每次签字须审核每日购买食品的明细，采购人员、验收人员签字后，园长方可签字。

5. 在采购食品中容易出现漏洞环节，每日对采购或定购配送来的食品把好验收关，原则上食堂人员负责采购，食堂采购人员不能承担验收工作，对食品采购人员、保管人员要加强管理，这些特殊岗位人员要定期轮换。

6. 长期在关系户如配菜公司处订购食物，要确保食物质量，不得接受回扣、贿赂，要求开具正式发票。要索取《食品生产许可证》《食品流通许可证》。

7. 本年度在园内结余的膳食费如太多，园长有权决定本学期最后或下学期开始酌情减少收取幼儿膳食费，但不得买礼品发给幼儿。

8. 对历年结余的膳食费可暂行封存，以后由行政主管部门决定处置方法。

9. 要求财务人员做好每月幼儿和教师膳食费的收入支出及幼儿退伙的明细账，教师膳食费的来源要有出处。

10. 要求财务人员单独做一本膳食财务明细账，每天的送货凭据及购买幼儿食品的明细，要求按月日与凭据相对应做好明细账的记录。对报销的幼儿膳食费一个月开一张大发票，要求供货商提供购物明细，每月购物明细凭据必须附在发票后，要装订成册。

11. 财务人员要把好发票签字关，每一张购物单据要求采购人员、验收人员、园长签字后方可结款。发票不得简单开具"食品"，每一张发票要注明蔬菜、荤菜和食品名称及多少钱，与后面凭据一周加起来的数据吻合。

12. 做好园内幼儿的退伙工作，幼儿一天以上未入园才能退伙。如果没有请假当天没有入园，而菜肴已买，原则上不退伙。

(二) 膳食收费分配标准参考

各个地区的市场物价标准有所不同，因此托幼机构膳食费用的标准很难统一制定。但是要让幼儿得到正常生长发育所需要的营养素，这一点是必须统一的。在制定膳食收费标准时，应以保证幼儿正常生长发育为基本原则，不管物价如何，幼儿膳食营养供给量不能改变，必须以科学的、合理的要求配制膳食，这就是膳食收费标准的原则与依据。

做到精打细算、量入为出、杜绝浪费，力求做到少花钱而得到高质量的营养，这就要求搞好膳食的经济核算，根据膳食计划管理好幼儿膳食，做到既不结余太多，也不超支过多。

根据上述托幼园所膳食费用标准要求，计算出每人每天伙食费。列举3～6岁幼儿膳食费的计算方法，见下表。

表 5-1　三餐一点幼儿膳食费分配标准（16～18 元标准）

餐　别	食品名称	进食量（克）	支出小计（元）	合计（元）
早　餐	大米或面粉 鸡蛋或咸蛋、肉松 牛奶、酱菜或其他	50 10～50 10	0.50 1.50 1.00	3.00
午　餐	大米或面粉 荤菜 蔬菜	60 60～80 100～150	0.50 4.00 1.50	6.00
午　点	面粉、点心 水果	25 70	1.50 1.00	2.50
晚　餐	大米或面粉 豆制品或荤菜 蔬菜	60 50～70 100	0.50 2.50 1.00	4.00
调　料	油 糖 调味品	15 20	0.15 0.20 0.10	0.45
燃料、水电	燃料、水电		0.60	0.60

备注：本膳食费标准为 16～18 元/日，全天膳食可获蛋白质约 50 克，热能 1 448 千卡，费用合计 16.55 元左右。如晚点吃水果，晚餐控制在 2.00 元。

表 5-2　一餐两点幼儿膳食费分配标准（12～14 元标准）

餐　别	食品名称	进食量（克）	支出小计（元）	合计（元）
早　点	豆浆或牛奶 点心	120～150 10～15	1.50～1.80 0.50	2.00～2.30
午　餐	大米或面粉 荤菜 蔬菜	60 60～80（净） 100～150	0.50 4.50～5.00 1.50	6.50～7.00
午　点	面粉、点心 水果	25 70	1.50 1.50～2.00	3.00～3.50
调　料	油 糖 其他	8 10	0.20 0.10 0.20	0.50
燃料、水电	燃料、水电		0.40	0.50

备注：本膳食费标准为 12～14 元/日。全天膳食可获蛋白质约 26.5 克，热量 750 千卡，费用合计约 12.5～13.8 元。

表 5-3　两餐两点幼儿膳食费分配标准（14～16 元标准）

餐　别	食品名称	进食量（克）	支出小计（元）	合计（元）
上午点心	饼干 豆浆或牛奶	10～15 120	0.50 1.50	2.00
午　餐	大米或面粉 荤菜 蔬菜	60 60～80（净） 100	0.50 4.00 1.50	6.00

续 表

餐 别	食品名称	进食量(克)	支出小计(元)	合计(元)
下午点心	面粉、点心 水果或其他	25 70	1.00 1.00	2.00
晚 餐	大米或面粉 豆制品或荤菜 蔬菜	60 50～70 100	0.50 2.50 1.00	4.00
调 料	油 糖 调味品	适量	0.40	0.40
燃料、水电	燃料、水电		0.60	0.60

备注：本膳食标准为 14～16 元/日。以上价格仅供参考，应以当地市场行情为准。

(三) 食堂人员工资及燃料、水电费开支

幼儿园的膳食费收费标准仅核准了幼儿每天食品开支的费用。因此，目前幼儿膳食费只能用于幼儿的食品费用支出，燃气和水电在伙食费中的开支需食堂单独装燃气表、水表、电表，按实际缴纳的费用算。

三、膳食卫生

(一) 食堂人员个人卫生

1. 选派身体健康、作风正派、年富力强的人员从事炊事工作，一般男性不超过 60 岁，女性不超过 55 岁。

2. 一些等级园所应选择专业学校或相关专业毕业的食堂人员，如营养学校、烹饪学校或宾馆管理培训、厨师培训等专业毕业的，有专业技能和理论知识，且已获专业证书的人员。

3. 上岗前须进行食品行业的专用健康检查，一般在地区疾控部门或保健部门检查。检查项目包括心肺、肝脾、肝功能、大便培养，还有辅助检查，如性病、霉菌感染等检查，合格后方可上岗，以后每年体检一次。

4. 做好个人卫生，勤洗头、洗澡、剪指甲，夏天每天洗头、洗澡。上班时要穿工作服、戴帽子，操作时不抽烟，分熟饭菜时不大声讲话，尝菜用小碗、小勺，不使用幼儿餐具。

5. 有条件的园所要给食堂人员配备更衣室，配有衣柜、桌椅。更衣室应保持整洁，个人物品放入专柜存放，换下的衣裤、鞋子不乱丢，工作服每周清洗消毒一次，夏天每日清洗。

6. 食堂人员上厕所时必须脱去工作服，上完厕所用肥皂洗手后再穿上工作服。

7. 食堂人员患病时，不要坚持上岗。遇有人手不足时，临时帮忙人员必须要有健康证，包括分管园长和保健人员。

(二) 食具卫生

1. 择菜、洗菜、切菜区域要分开，菜要先洗后切，不能把案板放在地上切菜。洗菜时，要洗三遍，盛放洗好、切好的菜的盛菜筐不能放在地上，应直接送到烹调间的案桌上待炒。盛菜筐每日用后要刷洗干净。

2. 餐具在清洗时，有专门摆放的餐台或货架，不能放在地上，尤其是汤桶、水壶、锅、盆。清洗时先用洗涤剂，然后用清水洗净后送往消毒柜消毒。

(1) 餐具清洗消毒有专人负责，有消毒记录。

(2) 餐具、菜具、熟食容器餐后应立即消毒，做到使用一次，清洗消毒一次。

(3) 餐具清洁消毒必须做到一刮、二洗、三冲、四消毒、五保洁。

(4) 餐具使用前消毒，要求分班消毒。煮沸：餐具浸没水中，水开后煮沸20分钟；蒸汽：流动蒸汽持续蒸15～20分钟；消毒柜：严格按各消毒柜使用说明消毒。不得将消好毒的餐具分装到各班容器内，防止消毒后再污染。对饭桶、菜具、汤桶，每日使用后必须高温消毒。

(5) 幼儿餐具、饮具不得用消毒液浸泡。

(6) 消好毒的餐具放置在消毒柜中备用，用前放入饭菜存放间分发到各班。

3. 厨房的环境卫生，要有定期的清扫制度，每日一小扫，每周一大扫，每月一检查。要求炉灶台面、案板、地面、门窗及炊事用具清洁、整齐，无污染物，无油腻。

4. 要严格执行幼儿食具清洗及消毒制度，保证餐具每餐消毒，一般用消毒柜消毒或蒸煮消毒。消毒除常规操作要求外，还需注意餐具间隔、温度和时间，以达到消毒目的。不能采用开水烫的方法。

5. 严格执行生熟分开。切熟菜的案板专用，炊事用具（如刀、板），盛食物的盆、桶、筐及抹布等，均应有显著的生、熟标记。盛生食品与熟食品的容器不能混用。

6. 饭菜存放间是临时摆放烧好的饭菜和消过毒的碗筷的场所。要制定消毒制度，每天定时定人。每天上午餐前餐后用消毒液擦洗一遍餐台和门窗，使餐台无浮灰、无油腻。带外包装箱的食品、箱和筐不得进入饭菜存放间。食堂人员不要在饭菜存放间里更衣。

7. 食堂人员按职责分工保管好自己的炊具，按指定位置摆放，做到炊具整洁、不油腻，刀不生锈，擀面棍上无面渍，案板上无霉点，抹布干净。

8. 机械设备用后随时清洗消毒，如绞肉机、和面机等。在专用面点间内不得堆放生菜或带血水的食品。

(三) 食品卫生

1. 食品生产经营的卫生要求。

(1) 经营或生产食品单位须向卫生监督部门申请餐饮服务许可证，未取证前不得开展工作，每年必须要审验贴花。食品应当无毒、无害，符合应有的营养要求，具有相应的色、香、味等感官性状。

(2) 专供幼儿的主、辅食品，必须符合国务院卫生行政部门制定的营养、卫生标准。

(3) 保持内外环境整洁，采取消除苍蝇、老鼠、蟑螂和其他有害昆虫及其滋生环境的措施，与有害场所保持规定的距离。

(4) 食品生产经营企业应当有与产品品种、数量相适应的食品原料处理、加工、包装、贮存等的厂房或者场所(应当有更衣室、库房、粗加工间、切配间、烹调间、饭菜存放间、餐具洗涤消毒间等)。

(5) 应当有相应的消毒、更衣、盥洗、采光、照明、通风、防腐、防尘、防蝇、防鼠、洗涤、污水排放、存放垃圾和废弃物的设施(主要是垃圾存放容器、纱门、纱窗、软门帘、灭蝇网、防鼠网和泔水缸)。

(6) 设备布局和工艺流程应当合理，防止待加工食品与直接入口食品、原料与成品交叉污染，食品不得接触有毒物、不洁物，食品从脏到净、从生到熟、从原料到成品，不交叉、不回流。

(7) 为防止农药污染蔬菜，蔬菜买来后即用自来水浸泡10～20分钟，如绿叶菜、花菜、四季豆等，浸泡后再反复清洗。

2. 禁止生产经营的食品。

(1) 腐败变质、酸败、霉变、生虫、污秽不洁、混有异物或者其他性状异常，可能对人体健康有害的。

(2) 含有毒、有害物质或者被有毒、有害物质污染，可能对人体健康有害的。

(3) 含有致病性寄生虫、微生物的，或者微生物毒素含量超过国家限定标准的。

(4) 未经兽医卫生检验或者经检验不合格的肉类及其制品。

(5) 病死、毒死或者死因不明的禽、畜、兽、水产动物及其制品。

(6) 容器包装污秽不洁、严重破损或者运输工具不洁造成污染的。

(7) 掺假、掺杂、伪造,影响营养、卫生的。

(8) 用非食品原料加工的,加入非食品化学物质的或者将非食品当作食品的,以及超过保质期限的。

(9) 为防病等特殊需要,国务院卫生行政部门或者省、自治区、直辖市人民政府专门规定禁止出售的。

(10) 含有未经国务院卫生行政部门批准使用的添加剂的或者农药残留超过国家规定容许量的。

(11) 其他不符合食品卫生标准和卫生要求的。

3. 食品污染。

食品的细菌污染:自然环境中几乎处处存在着细菌,人在各种场合的各种活动中也都会沾染上细菌。细菌的繁殖是二分裂方式,条件适合时,约20分钟就会增长一倍,1个细菌在7个小时后就会变成1 700万个,繁殖速度非常快。因此,为了保证食品的卫生,必须要树立"无菌操作"的观念,食品从脏到净、从生到熟、从原料到成品这样一个过程中,包括人员、容器、工具、用具和操作场所均应做到不回流、不交叉,不让脏的、生的原料或半成品中可能沾染的细菌污染到干净的、熟的成品。此外还应当注意保管成品的时间和存放场所的卫生条件,使少量已在食品上的细菌受到条件控制,不致很快繁殖,从而达到相应的卫生要求。

4. 食物中毒。

(1) 食物中毒的定义:我国食品卫生国家标准(GB14938－94)中明确规定了食物中毒的定义,即指"摄入了含有生物性、化学性有毒有害物质后或把有毒有害物质当作食物摄入后所出现的非传染性(不属于传染病)的急性或亚急性疾病"。

(2) 食物中毒的特点:中毒病人在相近的时间内均食用过某种共同的食品,未食者不中毒,停止食用该食品后,发病很快停止。潜伏期较短,发病急促,发病很快停止。所有中毒病人的临床表现基本相似,一般无人与人之间的直接传染。

(3) 微生物性食物中毒:常见的细菌性中毒包括十几种,基本上都有恶心、呕吐、腹痛、腹泻、头痛、发热等常规细菌感染的类似病状,但不同的细菌性食物中毒在上述现象中又有不同的典型症状,熟悉这些症状有助于进行区别。

(4) 有毒动植物性食物中毒。

① 动物性食物中常引起中毒的有以下几种:河豚中毒,青皮红肉的海鱼开始腐败时产生的组胺中毒,死的甲鱼、螃蟹、黄鳝中的细菌及其分解产物中毒,牲畜甲状腺中毒等。

② 植物性食物中常引起中毒的有以下几种:发芽马铃薯、黄豆、扁豆、四季豆和豆浆、杏仁、鲜黄花菜、野生蘑菇等。

四、儿童营养素需要

合理的儿童膳食不仅直接影响到儿童的正常生长发育健康,也为儿童成年后的健康打下良好的基础。营养是人体为了维持正常生理、生化、免疫功能以及生长发育、代谢修补等生命现象,而摄取和利用食物的综合过程。对儿童来说,膳食营养质量的好坏就更为重要。儿童生长快,代谢旺盛,需要的营养物质比成人多。一个成人所需的营养物质只要维持他的消耗量就够了,而幼儿除了日常的消耗量外,还必须在体内有所贮存,以供生长发育的需要,因此,在营养物质方面的要求也相对比成人高。对儿童来讲,轻度营养不良就足以使其生长发育受到阻碍,所以生长情况常被认为是儿童最好的营养状况评价指标。儿童的营养状况与健康状况是分不开的,要保持身体健康就必须注意膳食营养。

食物由六大营养素组成,即蛋白质、脂肪、碳水化合物、维生素、矿物质和水。营养素的主要功能为供给热能、调节生理机能、构成身体组织。

(一)蛋白质

1. 生理功能。

(1)蛋白质是构成一切细胞和组织的基本物质,是体液的主要成分。人体各组织和细胞不断更新,需要蛋白质来维持平衡,旧的组织修补需要蛋白质,其修补作用是其他营养所不能代替的。

(2)蛋白质是构成人体内的各类重要生命活性的物质组织,其中包括人类赖以生存的各种酶、激素,酶和激素等是催化和调节代谢的重要物质。

(3)蛋白质有防御机能,是人体内免疫类物质的重要组成部分。

(4)蛋白质是供给热能的营养素之一。

(5)神经细胞内蛋白质成分最多,还组成人体的神经传递介质,调节人体正常的渗透压。

2. 来源:食物所含的蛋白质在消化道中经胃液、胰液和肠液的蛋白酶作用分解成氨基酸后被吸收,机体利用这些被吸收的氨基酸再合成自身的蛋白质。

氨基酸可分为三类:一类是非必需氨基酸,即体内可以合成的;一类是必需氨基酸,即体内不能合成,必须靠食物供给,如赖氨酸、蛋氨酸、色氨酸等;还有一类是半必需氨基酸,即部分可在体内合成。幼儿生长尤其需要必需氨基酸。

食物中奶、蛋、肉、鱼、鸡、鸭等动物蛋白质所含的必需氨基酸约有90%能被吸收,所以,动物蛋白质的营养价值比植物蛋白质高。儿童处在生长发育旺盛时期,动物蛋白和豆类蛋白(也称优质蛋白)的量应占蛋白总量的50%~60%。

3. 儿童蛋白质的需要量:1岁以内为20克/日,1~2岁为25克/日,3~6岁为30~35克/日。(见表5-4)

蛋白质供给不足时,会出现生长迟缓、体重减轻、抵抗力下降等现象,严重不足时,会产生浮肿。

(二)脂肪

脂肪是一类具有重要生物功能的化合物,包括中性脂肪和类脂两大类。

1. 生理功能。

(1)脂肪是供给身体热能的主要物质。

(2)脂肪有保暖及保护功能,保护内脏组织,不致因受外界震动而受伤。

(3)脂肪是构成细胞膜、细胞浆、脂类和组成脑、神经系统、心、肝、肾的重要物质。脑组织是含脂肪最多的物质。

(4)脂肪能促进脂溶性维生素A、D的吸收。

(5)脂肪有延迟胃的排空、增进饱腹感和改善食物滋味、促进食欲的作用。

2. 来源:儿童膳食中的脂肪主要来源于动物油、植物油、乳类、蛋类、肉、肝等。

3. 儿童脂肪的需要量:2~6岁儿童膳食中,脂肪供热应占总热量的20%~35%。

长期缺乏脂肪易致营养不良、生长迟缓、各种脂溶性维生素缺乏。

(三)碳水化合物

碳水化合物在人类膳食中占有重要地位,根据其分子结构可分为单糖、双糖和纤维素一类不被消化的多糖。

1. 生理功能。

(1) 供给热量,是热量的主要来源,在幼儿营养中占重要地位。

(2) 构成身体有机部分(如糖蛋白),在细胞与细胞间起信息传递的作用。糖脂、糖蛋白构成细胞和组织。还参与细胞的多种活动和蛋白质、脂肪的代谢。

(3) 有解渴、利尿和强大的解毒作用。

(4) 保证脂肪的充分氧化,防止产生过量酮体。

2. 来源:乳类、谷类、豆类、薯类和果类等食物中含量较多,植物中也含有大量碳水化合物。

碳水化合物摄入量不足,会导致生长发育迟缓、体重减轻、易于疲劳。摄入过多,发酵过盛,会刺激肠蠕动引起腹泻,影响蛋白质代谢。

(四) 无机盐和微量元素

无机盐和微量元素是人体的重要组成部分,是调节生理功能活动、维持正常生理机能不可缺少的物质。

无机盐和微量元素主要依靠食物和饮水供给,且在食物中分布很广,一般都能满足机体需要。在膳食调配不当或机体代谢不平衡、生理需要增加等情况下,有不足的可能,尤其是钙、铁、锌和碘会缺乏。

1. 钙。

(1) 生理功能:钙是人体含量最多的一种无机盐,体内的钙有99%以上在骨骼和牙齿中。钙是人体细胞的基本组成部分,是维持一切细胞功能的主要物质。钙能降低神经肌肉的兴奋性,参与肌肉的收缩和维持心脏节律性,还是血液凝固的要素。

(2) 来源:奶及奶制品、骨制品、虾皮、海参等含钙较为丰富。

(3) 儿童钙的需要量:儿童在生长时期,所需钙量较成人更多,1~3岁需600毫克/日,4~6岁需800毫克/日。

钙的吸收率受食物中蛋白质、维生素D的含量及钙、磷比例的影响。若食物中的植酸、草酸含量过高,会与钙结合形成不溶性的植酸钙、草酸钙,使钙的吸收率降低,因此应注意搭配含草酸少的蔬菜和豆类制品。钙的吸收率随着儿童年龄的增长而下降。

2. 铁。

(1) 生理功能:铁是微量元素,是合成血红蛋白的重要原料之一。人体中铁的总量为4~5克,约有72%存在于血红蛋白中。铁的主要生理功能是参与造血,膳食中长期缺铁,会导致缺铁性贫血。铁参与氧的转运、交换和机体组织的呼吸。

(2) 来源:铁广泛存在于动植物食物中,如动物的肝肾、蛋黄、豆类和一些含铁比较丰富的蔬菜。动物性食物中的血红素铁是由血红蛋白中的卟啉结合的铁,此类铁易被吸收,且不受膳食中其他成分的影响。乳类含铁较少,尤其是牛奶,含铁量极低,因此以牛奶喂养的婴幼儿要及时补充含铁丰富的食物。

(3) 儿童铁的需要量:1~3岁以内为9毫克/日,4~6岁为10毫克/日。

3. 锌。

(1) 生理功能:锌是微量元素。人体中虽含量极微,但具有非常重要的生理功能,如参与酶系统特异的活化作用,参与激素和维生素的作用,并能影响核酸代谢等。人体缺锌会出现食欲不振、生长停滞、自发性味觉减退、创伤愈合不良、口腔溃疡、反复呼吸道感染等现象。

(2) 来源:动物性食物中的锌吸收率更高。海产品、肝、牛肉、猪肉、禽肉中含锌较为丰富。

(3) 儿童锌的需要量:1~3岁为4毫克/日,4~6岁为5.5毫克/日。

(五) 维生素

维生素是维持人体生理功能所必需的营养素。人体对各种维生素的需要量很少,可是大多数维生素在体内不能合成,必须由食物供给。

1. 维生素A(视黄醇)。

(1) 生理功能:维生素A可维护正常的骨质代谢,促进儿童生长发育,并可维护上皮细胞的健康,维生素A缺乏可使机体的细胞免疫功能降低。维生素A使眼保持在黑暗中的适应能力,对脂肪代谢也有媒触作用。缺乏维生素A时,可发生皮肤角化、体重不增、干眼、夜盲等现象。维生素A摄入量过多可引起中毒,出现头痛、昏厥、呕吐、脱皮、四肢痛、前颅隆起等现象,严重的甚至导致死亡。

(2) 来源:维生素A是脂溶性维生素,来源于动物的肝脏、蛋黄、乳类、菠菜、豌豆苗、胡萝卜、番茄等。一些蔬菜、水果中含有维生素A的前身β-胡萝卜素,它们在肠内有脂肪存在的情况下被吸收,在肝脏内经胡萝卜素酶作用转变为维生素A。β-胡萝卜素是一种抗氧化剂,在组织中分解时可将自由基带走,其抗癌作用已受到重视。

(3) 儿童维生素A(视黄醇)的需要量:1~3岁为310微克/日,4~6岁为360微克/日。

2. 维生素D。

(1) 生理功能:维生素D促进肠道对钙、磷的吸收,维持血内钙、磷浓度,调节钙、磷代谢,促进牙齿和骨骼的正常发育。维生素D还具有免疫调节功能,可改变机体对感染的反应。缺乏维生素D时,钙、磷吸收能力降低,钙和磷不能在骨间质中沉积,骨样组织不能转化为骨质,致使小儿发生佝偻病。

(2) 来源:维生素D是脂溶性维生素,主要有两种,即维生素D_2和维生素D_3。维生素D_2是由植物油和酵母中含有的麦角醇转变而来。维生素D_3是人体皮肤内的7-脱氢胆固醇经日光紫外线照射后形成的,如肝油、鱼肝油、牛奶、蛋黄等中均有维生素D_3。

(3) 儿童维生素D的需要量:婴幼儿为10微克/日。

3. 维生素B_1(硫胺素)。

(1) 生理功能:维生素B_1是构成脱羧辅酶的主要成分,为糖代谢所必需,能促进生长发育,调节胃肠蠕动,增进食欲,保持神经、心肌正常活动。长期缺乏维生素B_1可引起"脚气病",会出现神经系统、胃肠系统不良症状。

(2) 来源:维生素B_1是水溶性维生素。谷类、豆类、乳类、酵母、瘦肉、蛋类、水果及蔬菜中均含维生素B_1,谷类外皮中含量更丰富。

(3) 儿童维生素B_1的需要量:1~3岁为0.6毫克/日,4~6岁为0.8毫克/日。

4. 维生素B_2(核黄素)。

(1) 生理功能:维生素B_2是构成许多辅酶的重要成分,有促进细胞组织氧化、促进碳水化合物的中间代谢、促进生长发育、保护眼睛和皮肤健康等作用。缺乏维生素B_2时,易发生口角溃疡、舌炎、角膜炎等。严重缺乏时会干扰脑功能和铁的吸收,导致精神、性格改变及缺铁性贫血。

(2) 来源:维生素B_2也是水溶性维生素,在动物性食物中含量较高,如肝、肾、乳类、酵母、豆类中含量也较多。

(3) 儿童维生素B_2的需要量:1岁以内为0.5毫克/日,1~3岁为0.6毫克/日,4~6岁为0.7毫克/日。

5. 维生素C(抗坏血酸)。

(1) 生理功能:维生素C具有氧化还原作用,和其他抗氧化剂一起消除自由基,阻止脂质过氧化及某些化学物质的危害作用。维生素C是维持骨骼、牙齿、血管、肌肉正常功能,促进伤口愈合的必需物质,能增加机体抵抗力,具有解毒作用。缺乏维生素C易使毛细血管壁脆性增加,易出血,甚至发生坏血病。

(2) 来源:母乳中含维生素C较高,新鲜蔬菜如萝卜、菠菜、番茄及水果中含量均较高。

(3) 儿童维生素C的需要量:1岁以内为40毫克/日,1～3岁为40毫克/日,4～6岁为50毫克/日。由于维生素C在烹调和贮存过程中易被破坏,因此供给量标准应比需要量高。

(六) 水

水是人体液的主要组成部分,儿童体内的水分约占体重的70%～75%,相对成人较多。

1. 生理功能:水参与全身大部分有机组织的构成,调节人体的体温,促进新陈代谢化学反应的完成,运输营养及代谢产物,维持体液的正常渗透压,可滋润皮肤、润滑关节等。

2. 来源:摄入的液体和固体食物中含有的水,以及由食物氧化和组织细胞代谢产生的水。

3. 儿童水的需要量:取决于热量的需要,并与气候、饮食的质量以及肾脏浓缩功能等有关。年龄越小,需水量越大,1岁以内每日需要110～150毫升/千克体重,3～7岁每日需要90～110毫升/千克体重。幼儿每日摄入水量少于60毫升/千克体重,就会发生脱水。建议学龄前儿童每日饮水(包括牛奶和汤)1 300～1 600毫升。

(七) 热能

人体的一切活动都需要热能。热能是食物中几种产热营养素(如脂肪、碳水化合物、蛋白质)在体内经过氧化后产生的。能量单位是"千卡",其全称为"千克卡",简称"卡"。每克蛋白质在体内可产热能4千卡,每克脂肪在体内可产热能9千卡,每克碳水化合物可产热能4千卡。

1. 人体热能的消耗。

(1) 基础代谢:指维持人体在清醒、安静及体温正常的状态下所需要的能量,包括维持体温、肌肉张力、循环、呼吸、腺体活动等基本生理功能的代谢所需能量。幼儿时期基础代谢需要的热量约占总热量的60%。如果用体重或体表面积为单位来计算,儿童基础代谢所需的热量占比比成人高。

(2) 食物特殊动力作用:指机体在消化和吸收食物时所需的能量。蛋白质的特殊动力最多,约为摄入蛋白质所含热量的30%,碳水化合物次之(6%),脂肪最小(4%)。其增加量和维持时间取决于膳食的种类、数量以及进餐者的营养状况,幼儿此项热能消耗占总热量的5%～10%。

(3) 动作所需:肌肉动作的热能消耗量是机体热能消耗的主要部分,新生儿只能啼哭、吸吮,所需较少,1岁以内每日约需15～20千卡/千克体重。随年龄增长,活动量愈大,热能消耗愈多,需要量也逐渐增加。所以必须供给儿童足够的热能以保证其体力活动。

(4) 排泄的损失:部分食物未被吸收随粪便排出,排泄时消耗一部分热量,通常相当于总热量的10%。

(5) 生长所需:为儿童所特有,所需热能与生长的速率成正比。如果饮食供给量不足,则生长发育会迟缓。1岁内婴儿生长最快,所需热能占总热能的25%～30%。

2. 儿童所需的总热能:儿童正在生长发育时期,其身高、体重和活动量与日俱增,所以能量的供应量就应随之增加才能满足需要。1岁平均需要850千卡/日,2岁平均需要1 050千卡/日,3岁平均需要1 225千卡/日,4岁平均需要1 275千卡/日,5岁平均需要1 350千卡/日,6岁平均需要1 525千卡/日。

膳食中热能主要来源于蛋白质、脂肪、碳水化合物三大营养素,合理的膳食要求三大营养素之间应有适当的比例,蛋白质、脂肪、碳水化合物各占总热能的12%～15%、20%～30%、50%～65%。

表 5-4 儿童每日食物营养素参考摄入量表（2013 年中国营养学会推荐）

年龄(岁)	能量(千卡) 男	能量(千卡) 女	蛋白质(克) 男	蛋白质(克) 女	碳水化合物(克)	脂肪占能量百分比(%)	钙(毫克)	磷(毫克)	铁(毫克) 男	铁(毫克) 女	锌(毫克) 男	锌(毫克) 女	维生素A(微克) 男	维生素A(微克) 女	维生素B_1(毫克) 男	维生素B_1(毫克) 女	维生素B_2(毫克) 男	维生素B_2(毫克) 女	烟酸(毫克) 男	烟酸(毫克) 女	维生素C(毫克)
1	900	800	25	25	120	35	600	300	9	9	4.0	4.0	310	310	0.6	0.6	0.6	0.6	6	6	40
2	1 100	1 000	25	25	120	35	600	300	9	9	4.0	4.0	310	310	0.6	0.6	0.6	0.6	6	6	40
3	1 250	1 200	30	30	120	35	600	300	9	9	4.0	4.0	310	310	0.6	0.6	0.6	0.6	6	6	40
4	1 300	1 250	30	30	120	20~30	800	350	10	10	5.5	5.5	360	360	0.8	0.8	0.7	0.7	8	8	50
5	1 400	1 300	30	30	120	20~30	800	350	10	10	5.5	5.5	360	360	0.8	0.8	0.7	0.7	8	8	50
6	1 600	1 450	35	35	120	20~30	800	350	10	10	5.5	5.5	360	360	0.8	0.8	0.7	0.7	8	8	50
7	1 700	1 550	40	40	120	20~30	1 000	470	13	13	7.0	7.0	500	500	1.0	1.0	1.0	1.0	11	10	65
8	1 850	1 700	40	40	120	20~30	1 000	470	13	13	7.0	7.0	500	500	1.0	1.0	1.0	1.0	11	10	65
9	2 000	1 800	45	45	120	20~30	1 000	470	13	13	7.0	7.0	500	500	1.0	1.0	1.0	1.0	11	10	65
10	2 050	1 900	50	50	120	20~30	1 000	470	13	13	7.0	7.0	500	500	1.0	1.0	1.0	1.0	11	10	65
11	2 350	2 050	60	55	150	20~30	1 200	640	15	18	10	9	670	630	1.3	1.1	1.3	1.1	14	12	90
14	2 850	2 300	75	60	150	20~30	1 000	710	16	18	11.5	8.5	820	630	1.6	1.3	1.5	1.2	16	13	100

五、膳食管理原则、计划

儿童生长发育旺盛,每天必须从膳食中获取充分的营养物质,才能满足其生长发育和生活的需要。如果儿童长期缺乏某种营养或热量供应不足,不但影响生长发育,还会引起很多疾病。因此,托幼园所要根据幼儿的年龄特点合理安排好一日膳食。

(一)儿童膳食管理原则

1. 膳食必须合乎营养需要,以满足儿童迅速生长发育时期所必需的一切物质。
2. 食物中应有足够的各种营养素,且各种营养素之间要有正确的比例。
3. 每日食物中所含的蛋白质、脂肪、碳水化合物,所产生热量各占总热量的12%～15%、20%～30%、50%～65%。动物脂肪占总脂肪约30%～50%。动物蛋白加豆类蛋白占总蛋白的50%～60%。
4. 建立合理的膳食制度,包括就餐时间、次数和每餐热量的分配。热量要求早餐占30%(含上午点心5%),午餐占40%(含下午点心10%),晚餐占30%(含晚上水果5%)。
5. 食物的选择、搭配要恰当,食物的品种、数量、烹制的方法均应适合幼儿胃肠道的消化和吸收功能。
6. 创造有利条件使食物能引起幼儿食欲。
7. 要求绝对保证饮食安全卫生。

(二)儿童膳食计划

膳食计划的目的,是得到一种能满足机体营养需要的膳食安排,凡能满足人体所需的热量和各种营养素,且各种营养相互之间又有正确比例的膳食,均称为平衡膳食。有计划地按照营养的需要,选择食品的品种、计划数量,加上合理的烹调和调配,称为膳食计划。

1. 计划每日所需要的食品种类和数量。

做好这项工作,首先要了解各类食品的营养成分及特点、各年龄段儿童消化功能的特点和进食量。其次还必须结合当时供应情况、物质条件、饮食习惯等实际,合理地选择食品种类、计划数量。儿童营养的需要和消化机能因年龄而异,故集体儿童应按年龄分组进食,食品的数量、质量、烹调方法应适合年龄组的需要,托幼机构中一般可分为1～2岁、3～7岁两组。

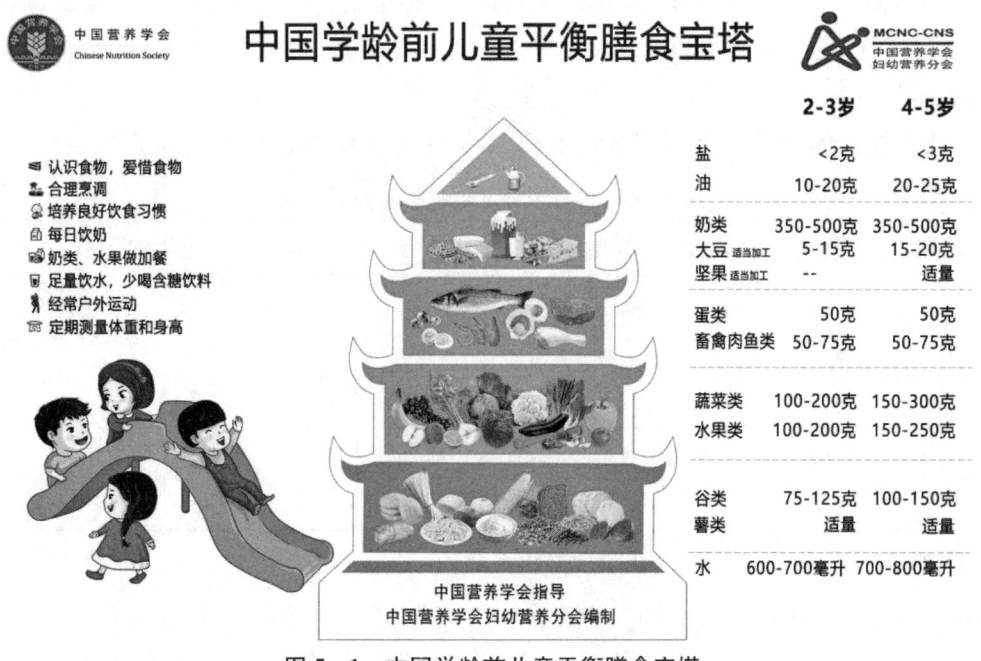

图5-1 中国学龄前儿童平衡膳食宝塔

选择食物的种类时应考虑：富有优质蛋白的食物，如牛奶、鸡蛋、瘦肉、肝脏、动物血和豆制品等，这些食物是促进幼儿生长发育必不可少的物质；补充维生素、无机盐的食物，如新鲜蔬菜和水果、海产品等；供给热能的食物，主要有粮食、油类、白糖等。

2. 计划儿童膳食应注意的问题。

（1）必须了解本地、本季节市场食品供应情况，按营养的需要选择每天的食品种类、计划数量，力求达到各营养素之间的正确比例。

（2）根据幼儿伙食费标准来计划每天各类食品的进食量，力求满足幼儿营养需要，食谱必须执行膳食计划所拟定的食品种类和数量，不可任意改变。

（3）品种多样化有利于各种营养素的互补作用，提高食品利用率。

（4）配菜和烹调技术应经常改变，必须按照不同年龄组特点配制。

（5）幼儿伙食费开支要切实用于饮食，不得挪作他用。

六、带量食谱编制

(一) 食谱编制原则

1. 食谱是买菜做饭的指南，带量食谱是根据幼儿对热量及各种营养素的需要而制订的，不同年龄幼儿每日选用哪些食品、食品数量各是多少、如何分配和烹饪等，都可由食谱来决定。

2. 一种完善的带量食谱，其食品供给应被完全接受，不应有结余或不足。

3. 食谱每周更换，定期做营养计算分析，以此作为矫正食谱缺陷的依据。有计划的带量食谱既能保证膳食质量，又能保证幼儿消化吸收。

4. 制订食谱必须了解市场的供应情况、季节变化，做到饮食多样化。

(二) 各餐带量食谱的制订要求

1. 早餐带量食谱。

早餐以主食为主、副食次之，如自制的薄饼、花色小蛋糕等，副食选择高热量的牛奶、豆浆、果汁、卤肉、鸡蛋、山芋等，还要干稀搭配，如面食搭配牛奶或粥、汤面搭配蔬菜肉末或鸡蛋、油条搭配豆浆等。（见表5-5）主副食可以多碳水化合物（糖类）和蛋白质，因为幼儿在上午的活动时间比较长，活动量比下午大，消耗的热量比重大。因此，早餐的热量供给应占一日总热量的30%（含上午点心5%），以保证幼儿上午活动所需的热量。

早餐食物还要注意色、香、味、形的搭配。如蔬菜汁、水果汁点缀的颜色，面食捏成各种形状。

表5-5 3~6岁幼儿早餐带量食谱举例

食品名称	重量（克）	蛋白质（克）	脂肪（克）	碳水化合物（克）	热量（千卡）
牛奶	250	7.8	9.3	13.3	168
食糖	12	—	—	11.8	47
花卷	50	6.2	0.7	37.5	181
肉松	5	2.1	0.5	1.4	19
小计	317	16.1	10.5	64	415

备注：表格中的蛋白质、脂肪、碳水化合物（糖）的数值均来自食物成分表。

三大生热营养素产生热量，1克蛋白质产生热量4千卡，1克脂肪产生热量9千卡，1克碳水化合物（糖）产生热量4千卡。根据上表测算，该早餐食谱中，蛋白质产生热量为64.4千卡，约占早餐摄入总热量的15.5%（64.4千卡÷415千卡×100%＝15.5%）；脂肪产生热量为94.5千卡，约占早餐摄入总热量的22.8%；碳水化合物（糖）产生热量为256千卡，约占早餐摄入总热量的61.7%。三大生热营养素共产生热量415千卡，约占全天总热量的30.1%，基本合理。

2. 上午点心带量食谱。

幼儿上午点心的热量约占一日总热量的5%，可以作为对早上幼儿早餐不足的补充，如果幼儿到幼儿园吃早餐，并且早餐热量达到30%，则可不再吃上午点心。

上午点心一般以牛奶、豆浆、麦片为主，夏季可以加酸奶、冰激凌、水果等。如果热量不足，可加10克谷类食品，如曲奇饼等。

3. 午餐带量食谱。

幼儿午餐主副食品要质、量并重，主食需米面交替。如吃米饭，可以在大米中加点杂粮，如小米、玉米、红豆等；如吃面食，可以有汤面、面片、饺子、馄饨、烧麦、包子、馒头、花卷、豆沙卷、葱油饼、发糕等。需要注意的是，如果午餐吃了面食，则晚餐或下午点心不宜再吃面食。

幼儿午餐副食要荤素搭配。副食为两菜一汤或三菜一汤。比如荤菜是红烧带鱼，素菜是炒青菜，可以配豆腐汤。（见表5-6）但是豆制品是算作荤菜的，要考虑带鱼和豆腐都是蛋白质食品。有些副食是一菜（荤素一起）一汤的，比如西红柿炒鸡蛋、土豆烧牛肉、菜瓜炒肉片等，这也可以，但需再配一个汤。

吃面食时，往往也需配一个汤，比如吃肉包子，可搭配青菜汤、骨头萝卜汤；吃花卷、馒头，则需配菜和汤。如菜是盐水虾、汤是西红柿汤，则蔬菜量明显不足，需另加一个炒蔬菜，如炒茄子或炒黄瓜。

在副食的选择中，荤菜应以幼儿能接受、能吃完且易消化的食品为主。鱼汤、骨头汤不能算作荤菜，因为幼儿吃不到肉，如果是鸡汤、排骨汤，且每个幼儿能分到3～4块肉（麻将大小的肉块），则可算作荤菜。

表5-6 3～6岁幼儿午餐带量食谱举例

食品名称	重量（克）	蛋白质（克）	脂肪（克）	碳水化合物（克）	热量（千卡）
米饭（大米）	60	3.8	0.7	47	210
带鱼	80	13.9	1.1	0.1	66
青菜	100	1.3	0.3	2.3	17
油	12	—	12	—	108
小计	252	19	14.1	49.4	401

根据上表测算，该午餐食谱中，蛋白质产生热量为76千卡，约占午餐摄入总热量的19%（76千卡÷401千卡×100%＝19%），比重偏高，正常占比要求是12%～15%，偏高的原因是带鱼蛋白质含量较高。脂肪产生热量为126.9千卡，约占午餐摄入总热量的31.6%；碳水化合物（糖）产生热量为197.6千卡，约占午餐摄入总热量的49.3%。三大生热营养素共产生热量401千卡，约占全天总热量的29.1%，说明该午餐配制热量略低，因为午餐热量应占全天总热量的40%，如果把汤里的热量算进去可达到30%，留10%到下午点心。

4. 下午点心带量食谱。

下午点心尽量以自制为好，这样可避免外购点心的地沟油、反式脂肪酸、色素等问题。下午点心以汤水点心为好，需要加谷类，如红枣粥、红豆粥、山芋粥、南瓜粥等各种粥，以及水果羹、煮山芋、煮玉米、煮南

瓜、面食等。(见表5-7)

如果中午荤菜量不足,下午可补充蛋白质食物,如肉包、卤鸡蛋、酱牛肉片、鹌鹑蛋、肉松等;如果中午蔬菜量不足,下午可加包菜、西红柿、黄瓜、藕粥等。

不设晚餐的幼儿园,下午点心的热量可提高至15%,因为下午家长4点多来接幼儿,吃晚饭一般要到6点以后,距离幼儿午餐时间过长,已超过4个小时。

另外,鸡蛋、水果作为下午点心时,需另加谷类。

表5-7 3~6岁幼儿午点带量食谱举例

食品名称	重量(克)	蛋白质(克)	脂肪(克)	碳水化合物(克)	热量(千卡)
蛋糕	30	3.0	1.9	20.2	110
苹果	100	0.2	0.2	9.8	42
小计	130	3.2	2.1	30	152

根据上表测算,该下午点心的食谱中,蛋白质产生热量为12.8千卡,约占下午点心摄入总热量的8.4%(12.8千卡÷152千卡×100%=8.4%);脂肪产生热量为18.9千卡,约占下午点心摄入总热量的12.4%;碳水化合物(糖)产生热量为120千卡,约占下午点心摄入总热量的78.9%。三大生热营养素共产生热量152千卡,约占全天总热量的11%,供热合理。

5. 晚餐带量食谱。

幼儿晚餐带量食谱应比午餐略清淡,要干稀搭配。晚餐主食不宜吃得过饱,谷类可以比中午略少5克,粗细搭配,如主食中可有玉米面、小米、山芋等粗粮。

副食宜清淡,但需保证营养量,配制时注意动植物类食品搭配,尤其是豆制品食物为优质蛋白,可以与动物蛋白同时食用,这样能起到两种蛋白互补的作用。晚餐菜肴烹饪要以易消化为原则,避免吃油炸和太过油腻、甜腻的食物。(见表5-8)

表5-8 3~6岁幼儿晚餐带量食谱举例

食品名称	重量(克)	蛋白质(克)	脂肪(克)	碳水化合物(克)	热量(千卡)
大米	60	3.8	0.7	47	210
丝瓜	50	0.7	0.1	2.2	12
豆腐	30	1.6	0.3	0.8	12
牛肉	30	10.1	5.1	0.5	88
油	10	—	10.0	—	90
小计	180	16.2	16.2	50.5	412

根据上表测算,该晚餐食谱中,蛋白质产生热量为64.8千卡,约占晚餐摄入总热量的15.7%(64.8千卡÷412千卡×100%=15.7%);脂肪产生热量为145.8千卡,约占晚餐摄入总热量的35.4%;碳水化合物(糖)产生热量为202千卡,约占晚餐摄入总热量的49%。三大生热营养素共产生热量412千卡,约占全天总热量的29.9%,基本合理。

6. 晚上点心带量食谱。

晚上点心的热量应占全天总热量的5%,常以牛奶、酸奶、水果为主。但要注意进食时间,尽量不在临睡前食用,以免影响幼儿的肠蠕动和睡眠。牛奶尽量在睡前2小时食用,奶量一般为150~200毫升,水果的食用量为50~100克,可在晚餐后2小时食用。

(三)制订带量食谱的注意事项

1. 带量食谱要根据伙食费的收支情况来制订,不应有过多的结余或亏损,±2%是国家规定的范围。

2. 带量食谱应根据季节变化制订,如冬季要选择产热较高的食物,夏季宜选择清淡可口的食物。

3. 带量食谱要根据幼儿的年龄特点来制订,如果托班、小班的人数占园内总人数的50%,那么在制订谷类食物的平均摄入量时,可适当降低;反之,如果中班、大班人数多,则要略微增加。每餐的谷类,平均量为55~60克。有条件的幼儿园,用蒸饭屉蒸,小班、中班、大班可按各班人数需求量放米,这样分开蒸较准确。

4. 制订带量食谱应该按照顺序要求:谷类、荤菜类、蔬菜类、汤类,营养素带量也须按此顺序。

5. 制订带量食谱时,要考虑到食品在加工时的损耗量,如西红柿、绿豆芽、韭菜、菜瓜等,烹饪加工后损耗很大,要放量20~30克,否则会造成菜量不足,如鸡腿、大排、牛肉等,这类每次按个数分的食物也要按1%~2%的比例放量。

6. 带量食谱要做到荤蔬搭配、干稀搭配、米面搭配、粗细粮搭配、深色浅色搭配、甜咸搭配。

7. 制订带量食谱时,如遇到量无法带入时,可根据情况调配。比如中午吃西红柿鸡蛋面,按西红柿120克、鸡蛋60克、面条60克,这样烹饪出的一锅面,幼儿要吃2~3碗,显然量带不进去,那么需要减掉大约60克西红柿,这样可能会造成蔬菜量不足,可在下午的点心中补充,如吃点黄瓜、菜粥、盐水毛豆、蒸南瓜等。如荤菜不足,下午点心可加豆腐干、肉包、茶叶蛋等。

8. 不可把豆制品当作素菜,如中午吃肉末豆腐,这两种食物都是蛋白质食品,制订时可以用豆腐50克、肉末20克,另加蘑菇、毛豆、黄瓜、木耳等,再配一个蔬菜汤即可。

9. 带量食谱应按照幼儿膳食需要量来制订。老师在分配饭菜时,应平均分配给每名幼儿,不要给吃得多的幼儿多、吃得少的幼儿少。每餐饭菜尽量吃完,不要有剩余。

10. 保健人员验收食物时,可以根据下面的公式判断配送来的食物是否与制订的带量食谱相吻合:当日食物采购斤数×500克÷当天就餐人数。比如,今天带量食谱的鸡腿为70克,当天配送鸡腿量为37斤×500克÷270人(就餐人数)=68.5克,这就是食谱和食物量基本吻合。

11. 对食谱的营养分析分为记账法和称重法。国内幼儿园主要使用记账法,用于监管幼儿的膳食管理;称重法较为复杂烦琐,主要用于科研。记账法可以算好了吃,也可以吃好了算。

12. 应做到食品多样化,猪肉食品一周吃2~3次,其他时间吃牛羊鸡鸭鱼虾蛋,下午自制汤水、点心3~4次。绿叶蔬菜和根茎类蔬菜互换吃。

七、儿童膳食调查(营养计算)

每月抽一周计算,也可每周由电脑软件计算。每学期保健人员都要手算营养比例2次。

记账法适用于有详细账目和各项记录的集体儿童单位。包括各种食物的进出账和幼儿每天出勤记录等。根据此段时期内各种食物消耗总量和用餐的人日数,从而计算出平均每人每日的食物消耗量及各种营养素的摄入量。

要求所购入的蔬菜、肉类、点心要记录具体名称,凡有包装的应记明包装形式如"盒、瓶、袋"等,并需说明包装的重量。糕点类需去食品厂查配方。袋装冰冻食品要记化冻去水后的重量。

下面举例说明营养计算的方法(记账法)。

1. 记录食物消耗量和用餐人数。

(1)托儿所、幼儿园每天要记录所消耗食物的名称、数量以及就餐的人数,每周合计一次,调味品每周记录一次。

例:记录一周就餐人数为周一272人、周二268人、周三275人、周四262人、周五270人,则本周就餐人数1 347人。

记录一周某食物消耗总量:如在米的消耗量上,周一18千克、周二16千克、周三18千克、周四14千克,则一周大米消耗量为66千克;在面粉消耗量上,周五20千克,则一周面粉消耗量为20千克。

(2) 吃三餐的幼儿园因每餐人数均不一样,先要计算出每天的人日数,才能算出一周的就餐人数。

计算人日数:幼儿每日出勤人数不定,故在计数人数时应以"人日"为单位。1个人日就是一个人吃一天的意思;如10个人日,就是10个人吃一天或一个人吃10天;如一个孩子一天只吃了一餐即为1/3人日。

在调查期间,保教人员要详细记录每餐就餐人数。记录方法有下列三种:

第一种方法,各餐人数相同时,则任何一餐的总人数都可作为人日数。

第二种方法,各餐人数不等,可将早餐人数×20%+早点人数×5%+午餐人数×35%+午点人数×10%+晚餐人数×30%,即得总人日数。(此法是估计数)

第三种方法,如三餐中有一餐或两餐人数较少,且三餐食物量又不相同,则大多数情况下可以以主食消耗量来估计,折算人日数。如某幼儿园早餐用粮5千克、午餐用14千克、晚餐用6千克,全天共25千克,其分布比例为5/25、14/25、6/25。如早餐人数为125人、午餐为160人、晚餐为100人,则总人日数为125×5/25+160×14/25+100×6/25=139人日,表示139个人吃一天。(此法相对准确)

计算出人日数记录于表内。不要保留小数位。

2. 计算每人每日各种食物的平均消耗量。

本周某种食物消耗总量(必须扣除剩菜剩饭的量)/就餐总人数=某种食物的平均每人每天摄入量(千克),要求小数点后保留三位数。

例:一周大米平均每人每日消耗量为66千克÷1 347人=0.049千克;一周面粉平均每人每日消耗量为20千克÷1 347人=0.015千克。

幼儿园自磨豆浆计算:若一周用黄豆15千克,计算时必须扣除豆渣部分,一般应扣除20%,则实际计算为15×0.8=12千克(即去豆渣后的进食量),一周黄豆平均每人每日消耗量为12千克÷1 347人=0.009千克。

若一周用冰冻虾仁600克×6包,化冻后每包虾仁为300克,则实际计算为0.3×6=1.8千克,一周虾仁平均每人每日消耗量为1.8千克÷1 347人=0.001千克。

3. 计算平均每人每日各种营养素的摄入量。

将一周内用的各种食物按品种归类后,一般归成谷类、豆类、动物性食品、蔬果类、其他类,将各类食物品种和每个人此种食物的摄入量填写到食物营养统计表。再查食物成分表中各类食物所含营养素和热能的数值,并将该数值乘上每人每日此种食物的摄入量,将乘积按营养类别填写,然后将表中各种营养素分别加在一起,所得的和即每人每天各种营养素的摄入量。计算所得的数值往往偏高,因为一些营养素在烹饪中遭损失,也有部分食物孩子未全部吃完,有剩余,计算时应作参考,作相应修正。要求小数点后保留一位数。

例:一周平均每人每日进食大米0.049千克,面粉0.015千克。则0.049千克大米中蛋白质含量为0.049×69克(1 000克大米中蛋白质的含量)=3.4,脂肪含量为0.049×12克(1 000克大米中脂肪的含量)=0.6克,碳水化合物含量为0.049×781克(1 000克大米中碳水化合物的含量)=38.3克。

0.015千克面粉中蛋白质含量为0.015×123克(1 000克面粉中蛋白质的含量)=1.8克,脂肪含量为 0.015×15 克(1 000 克面粉中脂肪的含量)=0.2 克,碳水化合物含量为 0.015×749 克(1 000 克面粉中碳水化合物的含量)=11.2 克。

4. 平均每人每日营养素的推荐量标准。

由于幼儿园各个年龄组的儿童数不同,必须算出幼儿园各种营养素的推荐量,作为评价幼儿园营养素摄入是否科学的标准,计算方法如下。

各年龄组的推荐量标准×各年龄组人数=各年龄组推荐量的乘积;

幼儿园的平均推荐量=各年龄组推荐量的乘积相加之和/幼儿园的儿童总人数。

例:幼儿园 2 岁儿童 20 人、3 岁儿童 55 人、4 岁儿童 71 人、5 岁儿童 71 人、6 岁儿童 61 人,计算热量的平均推荐量。

各年龄组热量的推荐量的乘积相加之和=1 050×20+1 225×55+1 275×71+1 350×71+1 525×61=367 775;

幼儿园热量平均推荐量=367 775÷278=1 323。

5. 计算各营养素占推荐量的百分数。

各营养素占推荐量的百分数(%)=平均每人每日实得营养素/平均推荐量×100%。

要求吃三餐的托幼机构热量达到推荐量标准的 90%以上、蛋白质达 80%以上、其他营养素达 80%以上,吃一餐二点的托儿所、幼儿园热量达 45%~50%、蛋白质达 45%、其他营养素达 40%以上。全天热量分配:早餐 30%(含上午点心 5%),午餐 40%(含下午点心 10%),晚餐 30%(含晚上点心 5%)。

以蛋白质为例,若本周实得 20.4 克,幼儿园平均推荐量为 50.7 克,则蛋白质推荐量为 20.4÷50.7×100%=40.2%,表示蛋白质摄入量偏低。钙实得 93 毫克,幼儿园推荐量为 746 毫克,则钙推荐量为 93÷746×100%=12.4%,表示钙摄入量严重不足。

6. 热量来源的分布。

各生热营养素产生热量的百分数(%)=各生热营养素产生的热量/总热量×100%。

热量来源于蛋白质、脂肪、碳水化合物,它们产生的热量各占全天总热量的 12%~15%、30%~35%、50%~60%。

例:本周摄入蛋白质 20.4 克,蛋白质产生热量所占总热量的百分比为 20.4×4(1 克蛋白质产生 4 千卡热量)/607(本周摄入的总热量)×100%=13.4%,表示基本合理。

7. 蛋白质来源的分布。

各类蛋白质占总蛋白的百分数(%)=各类蛋白质的摄入量/总蛋白量×100%。

动物蛋白质加豆类蛋白质占 50%以上,是目前认为比较好的膳食安排,有条件的可使动物蛋白质达到 50%以上。

例:本周摄入豆类蛋白质 3.2 克、动物蛋白质 9.4 克、谷类蛋白质 6.5 克、其他蛋白质 1.3 克,则优质蛋白质占总蛋白质的百分比为(3.2+9.4)÷20.4×100%=61.8%,表示优质蛋白质供给略高。

8. 动物脂肪来源的分布。

动物脂肪占总脂肪的百分数(%)=动物脂肪摄入量/总脂肪×100%。动物脂肪最好占总脂肪的 30%~50%。

例:本周动物脂肪摄入 12.3 克,总脂肪为 24 克,则动物脂肪占总脂肪的百分比为 12.3÷24×100%=51.3%,表示动物脂肪供给基本合理。

9. 幼儿各餐热量分配。(适用于吃三餐的幼儿园)

各餐所摄入热量/全日摄入总热量×100%。一般要求早餐摄入热量占 30%(含上午点心 5%)、午餐占40%(含下午点心10%)、晚餐占30%(含晚上点心5%)。

例:若本周早餐摄入热量216.2千卡,上午点心摄入热量为59.4千卡,全日摄入总量为1 296千卡,则早餐热量所占百分数为216.2÷1 296×100%=17%,上午点心热量所占百分数为59.4÷1 296×100%=5%,则早餐加上午点心热量占总热量22%,表示早餐加上午点心的热量偏低。

10. 一餐两点营养评价。(见表5-9)

表5-9 一餐两点营养素摄入量占推荐量百分数的评价(供参考)

蛋白质	热量	其他营养素	评价
>40%	>45%	35%~40%	合理
>45%	>50%	>40%	过剩
<40%	<45%	<35%	偏低或不足
<30%	<35%	<30%	严重不足

11. 调查结果营养分析。

根据营养计算结果,将幼儿膳食中各营养素的摄入量与幼儿营养素的推荐量比较,算出有余还是不足,或是严重不足。根据热量、蛋白质、动物脂肪来源的分布分析营养素是否均衡,提出改进食谱的依据,以提高园所的膳食质量。

八、食物加工烹饪

(一)食物加工对营养成分的影响

食品通过烹调加工,其中的蛋白质、脂肪、糖等营养素发生一系列的理化变化,使食品增加色、香、味,改善感官性状,可以提高人们的食欲,食品中的营养也容易被吸收,有助于人体对这些营养素的利用。通过对食品的整理洗涤、加热烹调,还可以杀灭和去除食品中可能存在的病菌、寄生虫卵及有害物质。

由于切洗和加热会损失一部分维生素和无机盐,所以烹调加工方法非常重要。

1. 米。

(1) 淘米:米不宜淘得过久,否则会使营养素丢失。淘米一般会损失米中所含的维生素B_1、维生素B_2、尼克酸和无机盐。米淘洗的次数越多,用力猛搓或淘米水的温度过高,以及在水中浸泡的时间越长,营养素就损失得越多。例如,平时家庭淘米时一般会损失米中所含维生素B_1 40%~60%、维生素B_2 23%~25%、无机盐70%、蛋白质15.7%、糖2%。

(2) 煮饭:米饭以煮蒸为主,用米多少一般根据出饭量来决定,500克大米的出饭量约为1 100~1 200克。煮粥时不要加碱或弃去米汤,否则维生素损失更多。

2. 面。

(1) 面点的制作设备:制作面点,需配备一些机械化设备,如和面机、搅拌机、饺皮机或面条机、烤箱等。

(2) 面点的制作过程:各种面点的和面过程大致相同,一般500克面粉加250克水,但制作过程不尽相同。以包饺子为例,其步骤为:揉面、搓条、下基、擀皮、上馅、包捏。

(3) 面点的烹制方法:主要是蒸、煮、烤、烘、烙、煎、炸。其中,煎炸食品不宜常给幼儿吃。

(4) 面团的常用种类。

① 水调面团:不用发酵,分为冷水面团,其和面水温低于30℃;热水面团,其和面水温为80℃~

100℃;温水面团,其和面水温为53℃～59℃。

② 膨化面团:常用面头(老肥)、干酵母、活性酵母等发酵。发酵分为物理和化学发酵,配合发酵的有小苏打、泡打粉等。

③ 油酥面团:加入油和蛋清的面团,分为暗酥、明酥、半暗酥。

④ 米粉及杂粮面团。

(5) 面点制馅要求:正确掌握好配料的比例,馅心一般需要有较多的卤汁,馅料一般要加工成细料。

(6) 面食的烹调方法中煮、蒸、炸、烙等,会引起不同程度的蛋白质、脂肪、糖类和无机盐等营养素损失。一般用蒸或烙的方法损失较少,如蒸馒头、烙饼的维生素B_1、维生素B_2、维生素PP等仅损失10%～20%。水煮面条时维生素B_1、B_2损失35%～50%。用滚沸的油在200℃高温下炸面,面粉里放了碱,维生素B_1全被破坏,其他营养素的损失也在45%以上。

3. 肉蛋类。

肉类和蛋类在烹调后,除了水溶性维生素外,其他营养素损失不大。例如,炒肉丝,其中的维生素B_1保存率为87%,维生素B_2为79%,维生素PP为55%,但文火炖(煨)则维生素B_1保存率为35%,维生素B_2为59%,维生素PP为25%。一般炒蛋、荷包蛋和煮蛋,其维生素损失在10%以内。煮肉骨头最好先敲碎,并加少许醋,这样有利于钙的溶解。

4. 蔬菜。

维生素是蔬菜在烹调加工过程中最容易受损失的,而炒菜是较好的烹调方法,急火快炒可减少维生素C的损失。例如,番茄去皮切成块,经过油炒3～4分钟后,其中的维生素C保存率达94%;而大白菜切块油炒15分钟左右,其中的维生素C保存率仅为57%。一般来说,炒菜维生素C能保留60%～70%,而胡萝卜素的损失较维生素C少,其保存率为76%～94%。煮菜时应将菜放入热水中煮,如土豆放入热水中煮熟,维生素C损失约10%;放冷水中煮则可损失40%。在炒菜前将菜在热水中煮一下,再捞出,挤去菜汁,然后再炒,这样会使蔬菜中的大部分维生素和无机盐损失掉,这种烹调方法不建议使用。另外,烧菜时加一点醋,可以减少维生素C的损失。颜色越深的蔬菜营养价值就越高,如绿色、红黄色蔬菜。蔬菜中的纤维素是不能用水果替代的。

5. 鱼。

用淡盐水漂洗,可防止营养的损失;油炸鱼最好裹上面粉糊后再炸或醋熘,这样可以减少鱼脂肪的流失,同时也可使鱼骨的钙游离,易被人体吸收;清蒸鱼时先加少量食盐,以防止蛋白质的流失。

6. 豆制品。

豆制品的营养价值较高,但人体对大豆营养的吸收率差一些,大豆做成豆制品(如豆腐)后,人体对其营养的吸收率增至90%以上。

另外烹调时,可稍加芡粉勾芡,如用豆粉类淀粉,使汤变浓稠,这样不但美味可口,而且由于淀粉含谷胱甘肽(G-SH),对维生素C有保护作用。动物性食物也含有谷胱甘肽,故与蔬菜混合烧也有同样效果。

(二) 常用烹饪方法

烹饪法就是人们已掌握的炒、煮、熘、蒸、烧、炖、熬、瓤、爆、汆、卤浆、煨、炸、焖等30多种加工食物的方法。

1. 炒:原料加工后放入热油锅中旺火急炒,汤汁少,食物清脆青嫩。旺火急炒可缩短菜肴烹饪的时间,保留食物的营养成分,尤其是维生素。一般用于蔬菜的烹调。

2. 煮:可使碳水化合物及蛋白质部分水解,对脂肪则一般无显著影响,对消化有帮助。水溶性维生素(如维生素B、维生素PP)及矿物质(如钙、磷等)在水中煮易溶于水,如果煮菜汤,最好能连汤一起食用,蔬菜与水同煮20分钟则有30%的维生素C被破坏,另外有30%溶于汤内,耐热性不强的维生素B_1也遭破坏,煮时不能加碱,否则维生素B、维生素C全部被破坏。

3. 熘:原料多系块、片、丁、丝、球等,要经过油滑或水烫熟后再熘,要火旺速成,以保持菜肴的香脆、滑软、鲜嫩,其方法大体可分为软熘、滑熘、醋熘、糖熘等。特点:凡熘必有芡汁,汁鲜嫩,采用以水代油烹调法,减少一些营养素的损失,降低菜肴制品的脂肪含量,既符合色、香、味的要求,又富于营养,效果较好。有营养不良、消化不良、慢性腹泻等症状的幼儿可常食用用此法烧制的饭食。

4. 蒸:常用于蒸布丁、蛋饺、千张卷肉、鱼等。特点:制作菜肴省时间,所蒸的菜肴可保持原汁原味,减少菜肴营养素流失,还能保持原料的原有形态,便于烹制一些造型美的菜肴。原料先调味,然后上笼蒸熟,会使部分维生素B_1、B_2遭受破坏,除此之外对其他营养素破坏极少。

5. 烧:以红烧、汤烧为主,红烧的菜肴味鲜咸微甜,色泽发红。

6. 炖、熬:炖与熬在制作方法与要求上基本一致。特点:原汁原味,故加汤加料时要一次加好,中途不可添汤加料,否则汤汁多则味淡,汤汁少,原料不易炖透。炖的食物味清香淡雅,软而酥,清淡利口。炖肉类时温度要先高后低,使蛋白质凝固不丢失,其肌肉纤维的结缔组织分解成白明胶,水溶性维生素及矿物质也可溶于汤内。菜肴炖好后再放精盐调味,因为盐有渗透作用,过早放盐渗透到原料中去,会使原料自身的水分排出,使蛋白质凝固,不易溶解在汤中,而且加盐过早,会使汤随水分的不断蒸发而变咸。

7. 瓤:是一种加工方法,又是一种烹调方法。此法所用原料、调料简便易得,制作细腻,注重外形,制成的菜肴美观别致,可荤素相配,口味鲜美,如黄瓜塞肉、瓠子塞肉、瓤冬瓜盅、烧瓤鲫鱼等。

8. 爆:分有芡与无芡两大类,有芡的爆法如油爆,无芡的爆法有酱爆、葱爆、汤爆三种。特点:有芡制成的食品质地滑软;无芡制成的食品脆嫩,入口清爽,采用旺火热锅,操作迅速,加热时短。

9. 氽:是制作汤菜或连汤带菜的一种烹调方法。特点:制成的食品嫩爽、脆,菜肴的汤汁富有营养,口感鲜美。

10. 卤浆:多用于卤盐水鸭、卤盐水肚脏,无论采取哪种卤制方法,卤汤越陈越好。

11. 煨:它是取烧和焖二者之长,即多汤、微火,长时间加盖焖烧,使菜肴烧至料烂汤浓,原汤原味。

12. 炸:原料调味,用蛋清或面粉包裹被炸的食物,用热油炸至酥软。油炸食物味美香浓,但炸的温度高,对一切营养成分皆有重大破坏,幼儿不宜常吃。

13. 焖:原料或炸或炒以后,加入调料和汤水盖上锅盖,小火慢慢焖。此法对营养成分的影响程度与焖的时间长短有关,时间长维生素B和维生素C损失大。此方法一般用于烧肉、蹄等。

(三) 常用菜肴烹饪方法

1. 熘豆腐丸子。

主料:豆腐两块500克。

配料:面粉25克、虾皮40克、淀粉少许。

调料:酱油、料酒、味精、精盐、葱、姜、糖、食醋适量。

做法:(1)将豆腐切压成泥,加上虾皮末、葱末、精盐、味精,和面粉一起调匀。(2)将酱油、料酒、味精、糖、食醋、淀粉放在碗内,兑好汁水待用。(3)炒锅内放上花生油(或豆油),烧至六成热时,将豆腐泥挤成丸子放入油锅,炸成金黄色,然后倒入漏勺。(4)锅内留油少许,用葱末、姜末炸锅,再放入炸好的丸子,浇上兑好的汁水,颠翻几下,出锅即成。

2. 五香卤豆腐。

主料:豆腐两块500克。

调料:丁香5克、桂皮5克、八角5克、花椒5克、苹果15克、酱油25克、精盐5克、白糖10克。

做法：(1)丁香、桂皮、八角、花椒、苹果共装入一布袋中，扎上口，投入锅中加水250克，烧沸后再加酱油25克、精盐5克、白糖10克即成五香卤汁。(2)豆腐在开水锅内用大火煮约2分钟，捞出沥水，切成长1寸厚2寸块状。(3)炒锅放在中火上，倒入五香卤汁，放入豆腐，烧约10分钟，捞出即成。

注：卤过食物后，捞出香料袋，卤汁装在陶瓷器中保存，用时香料袋再放入，此香料袋可用3次。

3．糖醋肝末肉圆。

主料：猪肉250克、猪肝250克。

调料：精盐、白糖、酱油、姜末、豆油、淀粉适量。

做法：(1)取三成肥、七成瘦的猪肉绞成末。(2)猪肝洗净、去筋，用刀剁成末，加盐及水与肉末搅拌上劲成馅。(3)炒锅放在旺火上，倒入豆油，烧至五成热时，用手将肉馅挤成圆子下锅，炸至金黄色捞起；再将油烧至七成热，将圆子重炸一次捞起。(4)原锅倒去油，投入姜末，炒出香，加沸水250克及酱油、白糖，烧沸后，将淀粉加水50克，调匀下锅再用勺搅拌；待再沸时，投入肉圆和醋，迅速炒几下，使糖醋拌匀肉圆即成。

4．炒鳝糊（淮安软兜）。

主料：鳝鱼500克。

调料：素油50克，香油、精盐、葱姜、味精、料酒、胡椒粉、水淀粉少许。

做法：(1)鳝鱼（活的）放入凉水锅中，用大火煮时将锅盖压住；待水开1分钟后，将盖打开，取出鳝鱼，切成小段，去皮去骨后再切成丝。(2)炒锅置旺火上，倒入素油，油热后放入鳝丝，翻炒30秒后喷上料酒，再加入精盐、葱、姜末、味精、胡椒粉及半碗水，盖上盖，用中火烧5分钟，再改用大火翻炒几下，倒入水淀粉勾芡，出锅即成。

5．咖喱鸡。

主料：嫩鸡一只750～1 000克。

配料：土豆150克、葱头100克、面粉25克。

调料：素油65克，精盐、葱、姜、料酒、白糖、咖喱粉适量。

做法：(1)将宰好的嫩鸡，去内脏洗净切成小块。(2)将鸡放入锅内加两汤碗水，置火上烧，投入葱、姜、料酒，在小火上煮至八成熟，剩约一小碗汤汁止。(3)将土豆切成小块，葱切成片。将炒锅烧热加入15克油，油热后放入葱头和土豆一起煸炒，待葱头发出香味、呈深黄色时，加入半小碗水，加锅盖煮至土豆熟透，将葱头和土豆倒入碗中。(4)炒锅倒入50克油，投入干面粉25克、咖喱粉少许，在小火中翻炒，使之与油均匀混合，然后将鸡（连同鸡汁）、土豆、葱头一起倒入锅内，再加适量盐、白糖，在中火上翻炒30秒即可。

6．奶油白菜（上汤娃娃菜）。

主料：白菜（或娃娃菜）250克。

配料：鲜牛奶2～3汤匙。

调料：食油100克，精盐、水淀粉、味精适量。

做法：(1)白菜洗净，切成半寸长的条。(2)炒锅洗净，放入少许油，烧至八成热时将白菜放入翻炒，并加入盐；烧烂时，将奶汁放入搅均匀，然后放入水淀粉翻炒片刻，加入味精即可。

7．蛋烧卖。

主料：猪肉500克。

配料：鸡蛋8个、虾仁150克。

调料：精盐、白糖、味精、料酒、葱姜末、淀粉少许。

做法：(1)分别把猪肉和虾仁切成茸，放碗内加葱姜末、精盐、白糖、酒、味精、淀粉，拌成肉馅待用。

(2)把鸡蛋调开加点干淀粉,摊24张小蛋皮待用。(3)把肉馅放在蛋皮上,包成烧卖形,放在盆内。用蒸笼一只,把盆放在笼内,上笼旺火蒸30分钟即成。

8. 三色布丁。

主料:猪肉500克。

配料:鸡蛋10个。

调料:精盐、白糖、味精、葱姜末、淀粉少许。

做法:(1)二成肥、八成瘦猪肉切成茸放碗内,加葱姜末、精盐、白糖、味精、淀粉,拌成肉馅待用。(2)将鸡蛋分别打在两只碗内,蛋清、蛋黄分开待用。(3)取小饭盒一只,把肉馅抹在饭盒内底层。用蒸笼一只,把饭盒放笼内蒸5分钟后加入蛋黄,再蒸5分钟后,加入蛋清,再蒸10分钟取出,切成布丁块即可。

9. 一品丸子。

主料:净猪肉200克。

配料:熟火腿25克、水发冬菇10克、荷兰豆15克、蔬菜叶15克、鸡蛋1个。

调料:葱50克、姜5克、食油150克、精盐1.5克、酱油1克,料酒、湿淀粉、麻油适量。

做法:(1)将猪肉洗净,切成0.3厘米见方的小肉丁,葱(10克)、姜切成碎末,火腿、冬菇、荷兰豆切成小丁,葱(40克)切成3.3厘米段。用鸡蛋清、葱姜末、精盐、料酒、湿淀粉、麻油与肉丁调匀,再加入火腿、冬菇、荷兰豆调匀待用。(2)将炒锅置于中火上加热,倒入食油烧至六成热,把调好的肉馅做成一个扁圆形的大丸子下锅,煎至两面呈银红色时捞出。下葱段炸到银白色时捞出,将蔬菜叶放入碗中,把一品丸子放上,加精盐、料酒、酱油、清汤,上笼约蒸1小时出笼。(3)把碗中的汤倒入汤锅里,用湿淀粉勾成薄芡,再把丸子扣入盘中,浇上薄芡即可。

注:猪肉、熟火腿、冬菇、荷兰豆切成的丁应大小均匀;煎丸子时两面呈银红色,定形即可,时间不用过长。

10. 白灼黑鱼片。

主料:黑鱼1 000克。

调料:葱20克、姜20克、麻油10克、精盐3克、味精3克、醋15克、料酒20克、鲜酱油适量。

做法:(1)先将黑鱼从腹部切开,宰杀刮鳞,取出内脏,用清水洗净后,用洁净的抹布揩干水分;把鱼放在案板上,用刀从鱼胸鳍外切除头部,然后从鱼背部切下龙骨使鱼成两片,再将鱼肚取下,切成鱼片。葱姜切成丝。(2)炒锅上火,加入清水烧开,将鱼片放入,肉变白即可捞起装盘,放入姜葱丝。(3)炒锅再上火,放入清水、鲜酱油、料酒、精盐、少许醋、味精,沸腾后装入盘中。(4)炒锅上火,倒入麻油烧到六成热起锅,将热的调料倒入鱼片中,淋上麻油即可。

11. 清蒸带鱼。

主料:新鲜带鱼750克。

配料:冬笋35克、水发冬菇20克。

调料:精盐5克、酱油25克、料酒15克、白糖10克、猪板油丁25克、味精、葱段、姜片少许。

做法:(1)将带鱼刮去白腻,斩头去尾,除去鳍和内脏后洗净,切成6厘米的段;再在鱼段两面各杀浅浅的三刀。冬笋切片,冬菇切成两半待用。(2)将鱼段整齐地放在碗内,放入猪油丁(或熟猪油)、白糖、冬笋、冬菇、葱段、姜片和料酒;另取小碗,放入盐、味精,鱼碗和调料碗同时上笼,用旺火蒸20分钟至鱼熟,除去鱼碗中的葱和姜,再将调料倒入鱼碗内,即可食用。

12. 蒜爆牛蛙。

主料:牛蛙1 000克。

配料:银杏100克。

调料:姜10克、葱10克、净大蒜瓣20克、调和油750克(约耗100克)、料酒25克、醋10克、糖10克、精盐3克、味精3克、麻油10克、酱油少许、湿淀粉15克、干淀粉15克。

做法:(1)将牛蛙宰杀,用刀从腹部切开,去内脏洗净,加入淀粉及少许酱油上浆。(2)将姜、葱、蒜瓣去皮洗净;姜切成末,葱切成葱花,蒜瓣剁成蒜泥。(3)炒锅上火,放入油750克,烧至五成热,将牛蛙倒入油锅,晃动炒锅并用勺推动牛蛙,放入银杏,待牛蛙浮起,倒入漏勺沥油。(4)炒锅再上火,舀入底油,倒入葱、姜、蒜煸炒,至出味时再放入清水、精盐、味精、糖、料酒、酱油,浇沸后,用湿淀粉勾芡,见汁稠时,将牛蛙倒入,颠翻炒锅,加入少许醋、麻油,起锅装盘即成。

13. 贵妃鸡翅。

主料:鸡中翅1 000克。

配料:香菇50克、听装笋50克。

调料:葱10克、姜10克、八角5克、桂皮5克、盐3克、酱油20克、糖10克、料酒20克、麻油10克、调和油1 000克(约耗100克)。

做法:(1)将速冻鸡中翅用冷水化开洗净沥水后,放少量精盐腌制,待用。(2)香菇温水泡约半小时后,洗净去蒂,用刀切成片。(3)将听装笋用沸水氽过后,用凉水浸透,取笋尖切成片。(4)姜去皮洗净;葱切成约2寸段,姜切成片。(5)炒锅上火,加入750克清油烧至八成热,将鸡中翅炸成金黄色即可,倒入漏勺沥油。(6)炒锅上火,加点底油,倒入葱、姜片、八角、桂皮煸炒,至出味时将鸡中翅倒入,加入料酒、酱油、清水,烧开后加入精盐、糖,用大火烧到黏稠状时放入味精、淋上麻油,起锅装盘即成。

14. 炸藕夹。

主料:藕100克。

配料:猪肉20克、鸡蛋1个。

调料:葱末、姜末、料酒、盐、味精、面粉、淀粉、素油适量。

做法:(1)将藕洗净切去藕节,切成厚片,放入清水中泡一会儿捞出来沥水。(2)将猪肉洗净,切料成末,放入葱、姜末、料酒、盐、味精、淀粉、面粉拌匀,夹于藕片之间。(3)将鸡蛋打入碗内,放入面粉,调成蛋糊待用。(4)锅加热放油,七成热时,将藕夹裹上蛋糊下锅炸至金黄,捞起沥油即可。

15. 烩鱼酥。

主料:青鱼1条60~70克。

配料:冬笋和鸡蛋各1个,木耳、胡萝卜少许。

调料:盐、味精、料酒、淀粉、调和油适量。

做法:(1)青鱼去大骨、大刺,皮切成茸待用。(2)冬笋、胡萝卜、木耳洗净切片待用。(3)青鱼肉加鸡蛋、盐、味精、料酒调味,抓芡粉上浆。(4)开油锅,把青鱼肉茸挤成眉毛形下油锅,炸至金黄色出锅待用。(5)炒锅上火,煸炒冬笋片、木耳,放入少许汤,倒入鱼酥煮至膨胀后撒入胡萝卜片,勾芡出锅装盘即成。

16. 酱爆牛柳。

主料:牛柳片50克。

配料:青椒、洋葱50克。

调料:盐、鸡精、糖、甜面酱、调和油适量。

做法:(1)将牛柳吃水用小苏打浸泡5分钟,这样牛肉易嫩,用盐、鸡精腌制上浆待用。(2)将油加热至四五成热,把牛柳片放入油中过一遍待用。(3)再在炒锅内放少许油,把葱、蒜泥在油锅里划一下,放入洋葱、青椒爆炒,再放甜面酱、糖、盐、鸡精,兑入高汤、勾芡,最后把牛柳片倒入锅内翻炒几下即可。

17. 酱爆鸭丁。

主料:生鸭肉 250 克。

配料:笋 50 克。

调料:清油 500 克(约耗 50 克),葱、姜末各 2.5 克,水淀粉 75 克,鸡蛋 1 个,精盐 2.5 克,甜面酱 5 克,白糖 10 克,料酒 15 克,酱油 30 克,味精 2.5 克,麻油 10 克,高汤少许。

做法:(1)将生鸭肉洗净,切成三分见方的鸭丁待用。(2)笋洗净,切成四分见方的笋丁,用开水焯一下,沥干待用。(3)将鸭丁放入碗内,加入蛋清、50 克水淀粉,用精盐搅拌均匀待用。(4)炒锅上油,烧至五六成热,将拌好的鸭丁下锅,用筷子划开;再将笋丁下锅,炒几下出锅待用。(5)炒锅内留底油,下葱姜末、甜面酱炝锅,炸出甜面酱的香味后,再将鸭丁、笋丁折回锅内煸炒,将料酒、酱油、高汤、白糖、味精颠拌均匀,勾芡,淋上香油出锅即成。

18. 金玉满堂。

主料:黄瓜 50 克、胡萝卜 10 克、玉米粒 10 克、虾仁 50 克、黑木耳少许。

调料:料酒、盐、味精、白糖、淀粉、葱姜末、色拉油适量。

做法:(1)将胡萝卜切成 0.5 厘米见方,下沸水煮滚捞起待用。(2)将黄瓜切成丁状,用盐渍 20 分钟,沥干水分待用。(3)虾仁解冻,沥干水分后倒入油锅煸炒,放葱姜末、料酒、白糖、盐少许翻炒,待虾仁变色不透明后起锅待用。(4)锅洗净,倒入色拉油,油温烧高后倒入黄瓜煸炒几次,变绿后,分别倒入胡萝卜、熟玉米粒、碎黑木耳翻炒几下,再倒入虾仁翻炒,放入盐、味精、淀粉起锅即成。

19. 山药肉片。

主料:山药 300 克、猪肉 100 克。

调料:精盐 4 克、味精 1 克、酱油 5 克、糖 3 克、干淀粉 4 克、葱 5 克、色拉油 50 克、料酒 10 克。

做法:(1)将山药去皮,切成片,入沸水锅烫熟捞出,泡入清水待用。(2)将猪肉切成柳叶片,用精盐 2 克,加上适量水拌匀,再加上干淀粉浆一下;葱洗净,斜切成小段待用。(3)炒锅上火烧热,放入 30 克色拉油烧至六成热时,投入猪肉片煸炒至熟,出锅装入盛器待用。锅里放上余油烧热后,先下葱段煸出香味,然后下山药片继续煸炒,再放入猪肉片同炒几下,最后放入酱油、糖、盐(2 克)、料酒、味精翻炒,直至山药熟即成。

20. 奶香焗鱼排。

主料:净鱼肉 300 克。

配料:鸡蛋 1 个、牛奶 50 克。

调料:精制油 30 克,盐 1.2 克,白糖 15 克,葱、姜、水和水淀粉适量。

做法:(1)净鱼肉洗净制成鱼茸,加葱、姜、水、盐适量拌匀下锅,鸡蛋、水淀粉搅拌均匀待用。(2)洗净炒锅,上炉烧热后加入油少许,将鱼茸挤成大小相等的鱼丸,放入锅中煎炸。(3)撳扁,煎至两面金黄取出待用。(4)洗净炒锅上炉烧热,加入少许油及清水,放入牛奶、盐及白糖;放入鱼排烧开后用中小火焖烧片刻入味,用水淀粉勾芡,淋少许熟油后出锅装盘。

21. 蒜苗白干炒鸭心。

主料:蒜苗 250 克、香干 2 块、鸭心 200 克。

调料:油、干淀粉、盐、酱油、糖、料酒适量。

做法:(1)鸭心切丝,兑点干淀粉上浆待用。(2)蒜苗切段,用开水烫一下待用。(3)香干切丝待用。(4)炒锅上火,倒油放入蒜苗、香干后,加盐、酱油、糖、料酒调拌,最后倒入鸭心翻炒,勾芡淋油起锅即成。

22. 金芽牛肉丝。

主料:生嫩牛肉 200 克、黄豆芽 150 克(也可用韭黄代替)。

配料:姜丝10克、青蒜50克。

调料:酱油10克、料酒15克、精盐25克、味精0.5克、白糖10克、高汤50克、花生油300克、水淀粉少许、麻油少许。

做法:(1)将牛肉洗净切成一寸长的丝,加精盐少许、料酒5克、水淀粉少许拌匀;豆芽去根、青蒜去根切丝待用。(2)炒锅放油,烧至六成热,倒入牛肉丝过油后用勺捞出沥油,待用。(3)炒锅内留少许油,下姜丝爆一下,加豆芽、酱油、高汤、白糖炒几下,再倒进牛肉丝,加料酒、味精、青蒜,爆炒几下,淋上水淀粉出锅装盘,再淋上麻油即成。

(四)常用点心制作方法

1. 芝麻卷。

主料:面粉500克、芝麻150克、糖200克。

配料:油少许、老肥和碱适量。

做法:(1)将面粉加入老肥,用水和好,揉匀发酵。(2)将揉匀的面团搓成长条,擀成薄片,铺上炒过的芝麻和糖,卷成长形,用刀切成小块(半块约50克),拧成花卷,上锅用旺火蒸熟即可。

2. 开花馒头。

主料:面粉500克、糖150克。

配料:老肥、碱适量。

做法:(1)面粉250克,加老肥和好发酵。待面团发好后,掺入100克面粉揉匀,继续发酵,发酵后,再将剩余的100克面粉掺入揉匀,继续发酵。(2)将醒好的发酵面团加入适量的碱,揉匀去掉酸味,再加白糖揉匀(使糖全部溶化在面团里)搓成长条,揪成25克小剂子,握好,剂口朝上,并在上面交叉割两刀,摆入笼屉。(3)上屉用急火蒸15分钟,蒸汽要足,熟后馒头顶开成花瓣状。

3. 佛手包。

主料:面粉500克、赤豆150克、糖150克。

配料:油100克、老肥和碱适量。

做法:(1)将面粉加入老肥和水,揉匀,将发酵好的面团兑入适量的碱,去掉酸味,揉匀,稍醒一会儿。用赤豆做豆沙馅备用。(2)将醒好的面团揪成包括豆沙馅在内的25克小剂子。按成一头扁的椭圆形,在扁的一头顺长均匀地切四刀,使豆沙露出,成五个手指头形。然后,将中间的三个往里推一下,好像是一只手中间三个手指卷起来一样。再在"手"背上用刀背横压三下,"手"心再用刀背顶两下。成形后摆在笼屉上用旺火蒸熟即可。

4. 肝肉水饺。

主料:面粉500克、猪肝150克、瘦猪肉250克。

配料:香油、酱油、精盐、豆油、葱、姜、醋、味精适量。

做法:(1)将猪肝、瘦猪肉绞成泥,加入盐、酱油、葱、姜、醋、味精、香油,搅拌均匀,即成馅心。(2)在面粉内加入少许精盐,用凉水和好备用。(3)将醒好的面团揉成条,揪成剂子,逐个按扁擀成圆皮,包入馅心,捏成饺子。(4)水烧开后,将饺子陆续下到锅内,下锅后需用水推转,待饺子出水面,用凉水点二三次,煮熟即成。

5. 糖三角。

主料:面粉1 000克、白糖200克。

配料:老肥50克、碱10克、熟面粉50克。

做法:(1)将面粉加入老肥和水,和好,揉匀,发酵;待面团发好后加碱水适量,去掉酸味,揉匀,醒好。

(2)白糖加熟面粉和少量水搓揉成糖馅。(3)发好的酵面,揉匀、揉透、搓成长条,下基、按扁、压圆,包入糖馅,收紧包口,揉成圆形、长圆形(或压入模具成形),入笼屉,旺火、沸水急蒸15分钟即成。

6. 千层饼。

主料:酵面1 500克、面粉500克、猪油200克。

配料:桂花酱25克,碱10克,白糖、果料(葡萄干、青梅、瓜子仁等)或芝麻适量。

做法:(1)酵面加碱揉匀,稍后再加白糖,搓揉光润,分块,取一块擀成大薄片。(2)大薄片铺在案板上后,涂上猪油,从一头叠向另一头,每次叠3寸宽左右,一直叠到头,按成长方形,重复几次即可;另一种是在薄片中间涂上猪油,再撒一层糖芝麻(芝麻和白糖对半),将一边三分之一的皮,提起覆盖上去,再把另一边的三分之一的皮提起覆盖,成为三层,然后擀薄,按同样的方法再做几次,一般要求12~18层。(3)做好千层饼坯后,面上撒些切碎的果料,入笼屉,旺火、沸水蒸15分钟左右即成。可蘸桂花酱后食用。

7. 马蹄酥。

主料:面粉500克、猪油200克(和面用)、白糖150克。

配料:炸油1 000克(500克面约耗油150克)。

做法:(1)先把250克面粉用175克猪油和成油酥面;再把250克面粉加入25克猪油,加适量水和成水油面(两块面软硬相同)。(2)把水油面搓成条,揪下50克左右的4个剂子,再把油酥面也揪成同样的剂子;接着用皮面分别包起酥面,按扁,擀成长片,由外向里卷起,用刀顺着切开,层次朝外;然后拿一块层次朝上,用左手食指顶住一端,另一端用右手掌按扁,用双手拇指和食指拿着两头由外向里卷起成为蹄形,对头捏紧。(3)锅内放油,油温时,将马蹄酥生坯放入油中,用小火氽,见浮出油面即熟,捞出晾干,撒上白糖即成。

8. 眉毛酥。

主料:面粉500克、猪油200克、枣泥馅300克(亦可用豆沙馅)。

配料:白糖100克、炸油1 000克(每500克面约耗油150克)。

做法:(1)先将面粉250克加入食用油175克和成油酥面,再将面粉250克加入25克猪油,加适量水和成水油面(两块面软硬相同)。(2)将油酥包进油面里,封口捏拢向下放,用擀面棒擀开成为薄的长方形皮子,折成三层再擀,擀成0.5厘米左右厚度;将外边切去一窄条擀平(目的是卷起后中心保持有酥层),卷时从靠身一边卷起,擀时四角要对称,卷起来边才平整。(3)卷起的长条用刀切成40段,每段20克。刀口向上放,用手揿一揿再用擀面棒自中心向四周擀开,成为直径5.5厘米左右的坯皮。(4)往坯皮内放入7.5克馅心,然后对折比齐,一只角塞进一部分,将边捏紧,再捏出纹丝形花边即成(操作要轻,防止层次断裂),然后入油锅氽制。

9. 切糕。

主料:糯米粉3 750克、豆沙馅375克。

配料:白糖500克。

做法:(1)糯米粉掺水和匀(糯米粉分为湿粉、干粉两种。湿粉即糯米用水浸泡后磨成的粉,每500克掺水175~200克;干粉每500克掺水350~400克),静放一些时间,让水渗透,上笼屉蒸1小时左右,蒸熟。(2)用一块屉布,将蒸熟的米糕蘸水揉均匀,分成4块,将一块放在案板上,在上面抹一层豆沙馅,再依次放糕、抹馅,这样就成为三层馅、四层糕,上摆几个红枣。(3)用刀顺边按照分盘数量从上往下切,切下盛盘,上撒白糖即可。

10. 卷沙糕。

主料:糯米粉3 750克、豆沙馅3 750克。

配料:糖玫瑰50克。

做法:(1)糯米粉掺水和匀蒸熟,用屉布揉匀。(2)取出糯米糕一块(重约800克)放在湿布上,按成长方形的片,将豆沙馅(重400克)铺在米糕中,卷成长条形。连续做上几条,排列起来,刷上一层油,按成扁圆形,切成小段盛盘,上撒糖玫瑰即可。

11. 百果松糕。

主料:米粉混合物500克(糯米粉与粳米粉各半),糖莲子、蜜枣、核桃仁适量。

配料:猪油90克,白糖250克,桂花酱和玫瑰酱少许。

做法:(1)混合粉加猪油、糖、水(200克左右)调搅均匀,静放5~6个小时,放入圆蒸笼屉内,刮平。(2)各种果料切碎、切小,在糕面上排列成各种图案花形。(3)笼屉上旺火沸水蒸制,快熟时,揭开笼盖,洒些温水,再蒸至糕面发白,呈透明状,冷却即成。此糕点松软可口,适合热吃,食时可切片再蒸一下。

注:这种松糕品种较多,如加入红豆叫作赤豆松糕,填入豆沙馅则叫豆沙松糕等。

12. 豆腐脑。

主料:豆腐粉2 500克、石膏粉75克、猪肉500克。

配料:酱油、麻酱、虾皮、姜末少许。

做法:(1)豆腐粉放入盆内,加适量的水,调成糨糊,装入布口袋过滤一下,清除渣滓、疙瘩。(2)锅内放水(每500克豆腐粉加水3 175克),旺火烧开,随即将滤好的豆腐浆分次缓慢倒入,一边倒一边搅,熬成熟浆(必须分次倒,如一次倒,浆不容易烧开,而且容易糊底)。熬好的熟浆倒入保温缸内2/3,兑入石膏水(即把石膏粉加水溶化),搅拌一下,再把剩下的1/3豆腐浆倒入,即成豆腐脑。(3)盛入碗内,并随各人喜爱加入调料。

注:倒石膏水时要快冲,否则影响凝结。

13. 果酱塔。

主料:面粉1 000克、果酱适量。

配料:鸡蛋若干个、清油少许、黄油1块。

做法:(1)1 000克面粉加入少许清油后,倒入冷水和成水油面。(2)用水油面包入黄油擀成片后,一折三擀开,重复三次擀匀后,制成喜爱的形状,上层中间挖一个洞放果酱。(3)刷上蛋液后放入180℃炉烤,烤15分钟出炉。出炉后挤上果酱即可。

14. 桂花玉米茬粥。

主料:玉米茬500克。

配料:枸杞子50克,桂花和白糖少许。

做法:锅中放水1 000克,烧开后加入玉米茬,煮约30分钟后,加枸杞、白糖略煮,撒入桂花出锅即可。

15. 鸭油鲜肉酥饼。

主料:面粉500克、鸭油200克、鲜肉250克、去皮芝麻500克。

配料:清油少许。

做法:(1)面粉200克加少许清油后,用水和成水油面。(2)另300克面粉加入鸭油和成油酥面(水油面和油酥面一定要和得软硬一致)。(3)用水发面包入油酥面,擀开,卷成卷,下剂子,并包入调好的肉馅,按成圆形,刷水蘸芝麻。(4)放入180℃炉烤,烤15分钟,烤至金黄即可。

16. 佛手酥。

主料:面粉500克。

配料:猪油150克、枣泥馅150克、炸油1 000克。

做法:(1)将面粉和猪油分别和成干油酥面和水油酥面。干油酥面中面粉与猪油比例为2∶1,水油酥面中面粉、猪油、水的比例为10∶0.5∶4.5,干油酥面与水油酥面的比例为4∶6。(2)用水油酥面将干油酥面包入后按成圆形,擀成长条形后,前后都向中间叠三层,然后再重叠一层,用面杖推拉擀成长形,再卷起来,下一两一个的2个剂子,揿扁后包入枣泥馅,再揿成长圆形,用刀将前半圆切成手指形,将中间指形向上弯。(3)炸油入锅后烧到三成热左右,将佛手放入油锅中浸炸,几分钟后捞出即成。

17. 南瓜饼。

主料:南瓜45克、糯米粉30克。

配料:澄粉5克,炸油和糖适量。

做法:(1)将南瓜去皮,去籽,切成长条上笼蒸烂,压成泥。(2)将南瓜泥与糯米、澄粉、糖揉成团。(3)将面团做成小饼,放入三成热的油中炸至金黄色,漂起来即可。

18. 豌豆粥。

主料:豌豆2 500克(可制50碗)、白糖750克。

配料:桂花25克,糖玫瑰25克,红糖、白糖适量。

做法:(1)将豌豆去杂质,淘洗干净,放入锅中,加进凉水7 500克。置于旺火上煮。水沸后,撇去浮沫,稍煮一会儿即改用文火熬。熬时,隔一会儿就用勺推搅几下,以使豌豆熟得均匀。约熬3小时,用手把豌豆搓捻一下,如一捻即成细腻柔软的豆蓉而没有硬心时,就熬好了。熬好的粥比较稀,而且豌豆大部分都还是整粒,需要用文火保温。(2)桂花、糖玫瑰各加凉开水150克调成汁。吃时,先在碗内放上红糖、白糖,盛上豌豆粥,上面再点上桂花汁、玫瑰汁,用羹匙搅动几下即成。

19. 翡翠馅蒸饺。

主料:面粉500克、蚕豆米250克、豆腐150克。

配料:麻油、葱花、盐、味精少许。

做法:(1)先将面粉用开水和成烫面后待用。(2)将蚕豆米煮熟后揿成泥,加入豆腐、麻油、葱花、盐、味精等调味制成馅。(3)将泥面揪成一两一个的2个剂子,擀成薄皮后放入馅,包成蒸饼状,上笼屉旺火蒸8分钟左右即成。

注:山芋馅也可(名为黄金馅蒸饺)。

20. 凉糕。

主料:山药30克、糯米粉30克。

配料:淀粉5克、糖和油适量。

做法:(1)将山药去皮洗净,切成长条状,然后放入蒸饭箱,大约蒸30分钟左右。(2)将蒸好的山药压成泥。(3)将糯米粉、淀粉、少许糖及山药揉成团。(4)将面团放入模具,模具内抹一点儿油防粘黏,使其成形,放入蒸箱中蒸8～10分钟即可。

21. 小米菠萝粥。

主料:小米15克、菠萝5克。

配料:白糖3克、红绿樱桃适量。

做法:(1)锅中放水煮开,加小米煮熟(约煮30分钟左右)。(2)菠萝切成小丁,待小米煮熟后放入,再加糖及红绿樱桃点缀即成。

22. 香肠猪蹄卷。

主料:香肠250克、面粉500克。

配料:酵母。

做法:(1)香肠煮熟,切末待用。(2)面粉加入酵母、温水和成发酵面待用。(3)发酵面团揉条,下剂子,用擀面杖擀成圆皮后包入香肠末,然后再对折成扇形,在扇形的尖角处开1/2口子,扇面顶端两角朝下折起来,并压两条线即成为半成品。(4)上笼屉蒸20分钟即可。

（五）常用食谱(菜谱类)

1. 荤菜。

红烧小肉圆、樱桃肉圆烧豆腐、黄瓜炒肉片、茭白炒肉片、千张结烧肉、土豆烧肉、四季豆烧肉、毛豆米茭白炒肉丁、芹菜干子炒肉丝、毛豆米香干榨菜炒肉丝、茄子烧肉末、烧三鲜、豇豆或四季豆烧仔排、冬瓜炖肉圆、珍珠肉圆或沙司肉圆、生瓜炒肉片、土豆炒肉片、西洋芹炒肉片、素鸡烧肉、红烧肉、蒜苗烧肉、千张卷肉、什锦肉末豆腐、鸡肫肉末烧豆腐、蚂蚁上树、糖醋或红烧仔排、萝卜烧仔排或肉、大白菜烩肉圆、猪肝肉圆、荸荠甜椒炒肉片、土豆葱头炒鳝片、西兰花炒肉片、白干烧肉、黄鳝烧肉、叉烧肉、毛豆米肉丁烧豆腐、花菜香菇烧肉末、鸭肫末烧豆腐、糖醋里脊、广东咕咾肉、芝麻炸猪排、卤猪心、卤猪肝、卤口条、油淋鸡或盐水鸡、炒猪肝、烧鸭块或鸡块、炸或红烧鸡腿、炸或红烧鸡翅、毛豆米香菇鸡块、蒜瓣黄鱼、香酥或糖醋带鱼、红烧带鱼、红烧或糖醋大排、盐水鸭肫、胡萝卜烧羊肉、干切或红烧牛肉、洋葱炒肉片、红烧翅根、板栗焖鸡块、烩鸡酥、瓦块鱼、红烧鳝鱼、面包粉炸猪排、蚝油牛柳、香酥鹌鹑、菠萝或茄汁鸡片、沙司鱼条、红烧或清蒸燕子鱼、蝴蝶鱼片、沙司虾球、玉米粒炒虾仁、红烧大虾、青菜肉末蒸鸡蛋、莴笋炒鸡蛋、红烧鳕鱼或青鱼、彩色虾仁、基围虾、蚕豆瓣炒鸡蛋、虎皮鸡蛋、五香熏鱼、清炒鱼米鱼丁、盐水大虾、银鱼蒸蛋、蚕豆瓣肉末蒸鸡蛋、五彩蛋丁等。

2. 素菜。

炒或蒜拌黄瓜、烧冬瓜、炒素三丝、炒白菜梗、炒藕片或藕丝、炒生瓜、炒青菜、炒包菜、炒花菜、炒佛手瓜、炒莴苣、炒土豆片或丝、炒四季豆或豇豆、干子炒芹菜、烧茄子、鱼香茄子、烧豆腐、炒黄豆芽干子、红烧芋艿、炒菠菜、炒西芹、韭菜炒绿豆芽、烧素鸡、开洋炒菜秧、甜红椒炒茭白、甜椒炒绿豆芽、青豆玉米粒、清炒瓠子、清炒蘑菇、炒南瓜、炒扁豆、炒茭白、油焖笋、韭菜炒藕丝、炒木耳菜、炒菊花叶、炒菜薹、炒豆苗、炒茼蒿、清炒芦蒿、毛豆炒藕片、清炒山药片等。

3. 汤。

虾米豆腐羹、鱼头豆腐汤、乌鸡山药汤、老母鸡山药汤、青菜豆腐鸭血汤、青菜鸭杂汤、瓠子蛋汤、西红柿猪肝汤、西红柿蛋汤、菜秧虾皮粉丝汤、萝卜筒骨汤、豆腐蘑菇汤、猪肝山药汤、仔排山药汤、瓠子小排汤、青菜仔排汤、萝卜排骨粉丝汤、平菇豆腐汤、鸭杂豆腐汤、黑鱼山药汤、筒骨山药汤、白菜鸭血汤、瓠子虾皮汤、菜秧虾米蛋汤、洋花萝卜蹄髈汤、苋菜虾米鸡蛋汤、紫菜虾米鸡蛋汤、冬瓜海带汤、木耳菜蛋汤、茼蒿开洋汤、黑木耳粉丝榨菜汤、黄豆芽筒骨汤、芙蓉粟米羹、苋菜豆瓣汤、茼蒿粉丝蛋汤、芙蓉菠菜海米羹、冬瓜小排汤、老藕排骨汤、黄豆猪爪汤、菊花叶蛋汤等。

（六）常用食谱(点心类)

1. 蒸类。

豆沙三角包、秋叶包、小刺猬包、菜肉蒸饺或素饺、葱油花卷、双色卷、红绿丝发糕、黄金塔汉堡、旺仔小馒头、玉米粉寿桃、椒盐千层芝麻糕、双色拉糕、糖三角、肉包或小笼包、三丁包、虾皮花卷、豆腐花卷、豆沙花卷、红枣发糕、梅花糕、葡萄干开花馒头、馒头片夹肉松、三丁烧卖或素烧卖、蒸山芋、豆沙包、奶黄包、香肠花卷、玫瑰发糕、千层油糕、萝卜丝包或饼、韭菜荸荠鸡蛋蒸饺、糯米烧卖、玉米窝头。

2. 烤类。

热狗、豆沙面包、面包、各色蛋糕、萝卜糕、黄桥烧饼、佛手酥、水晶甜饼、桃酥、豆沙夹心糕、烤布丁、哈密瓜月饼、芝麻大饼、酥角、豆沙酥卷、叉烧酥、双麻饼、芝麻小面包、鲜肉烧饼。

3. 油炸类。

油条、南瓜饼、糍粑、芝麻球、炸饼、韭菜蛋饼、开口笑、麻团、糯米山芋饼、脆肉年糕萝卜饼、韭菜肉末盒或蛋盒、韭黄春卷、核桃酥、韭菜蛋皮饼、脆皮鲜奶、青豆饼、炸薯条、山芋麻球、荠菜春卷、葱油饼或糖油饼、一口酥。

(七) 常用食谱(主食类)

鸡丝青菜木耳面条、净肉水饺或虾仁、三鲜馄饨、青菜肉丝年糕、糯米藕、牛肉菠菜拉面、菜肉水饺或馄饨、虾米荸荠馄饨、四川赖汤圆、血糯米干饭或稀饭、赤豆小元宵或酒酿、碎玉米或小米干饭、虾仁炒饭、绿豆或红豆小米稀饭、八宝粥、鸭肝菜泥粥、麦片粥、麦片干饭、菜肉稀饭、百合绿豆粥、南瓜或山芋稀饭、玉米稀饭、碎花生米稀饭、面疙瘩、菠萝饭、水果粥、羊肉手抓饭、豌豆咸肉粒饭、扬州炒饭、肉汤米线、炒河粉、臊子面。

(八) 食物中矿物质和微量元素来源

1. 钙。

(1) 丰富来源：香干、芝麻酱、蚕豆、虾皮、鲜骨制品、海参、小麦、大豆粉。

(2) 良好来源：蛋粉、海米、芹菜、炼乳、杏仁、牛奶、冰激凌、绿叶菜、鱼子酱、紫菜、白豆腐干、玉米棒子。

(3) 一般来源：木耳、香菜、花生米、韭菜、榨菜、毛豆、白豆腐丝、豆腐乳、酸奶、面包、蛤肉、蟹肉、杏干、桃干、柑橘、菠菜、虾米、海带、河蚌、河虾、豆腐脑。

2. 磷。

(1) 丰富来源：鱼粉、花生粉、南瓜子、米糠、大豆粉、全蛋粉。

(2) 良好来源：牛肉、干酪、鱼、海产品、羊肉、肝、果仁、花生酱、猪肉、禽肉、虾米、葵花子、莲子、松子仁、炸鸡、淡菜、干贝、芝麻。

(3) 一般来源：面包、谷物、干果、蛋、冰激凌、牛奶、大多数蔬菜、白面粉、麦片、蚕豆、绿豆、千张、赤豆、银耳、紫菜、花生、马肉、猪肾、鱼片、泥鳅、鱼子酱、蚌肉、鱿鱼。

3. 铁。

(1) 丰富来源：牛肾、鱼肝、鸡内脏、可可粉、鱼粉、肝脏、马铃薯、鸭血、精白米、黄豆粉、麦糠、发菜、紫菜、蛏子、墨鱼、鲍鱼、芝麻。

(2) 良好来源：牛肉、红糖、蛤肉、干果、蛋黄、猪肾、羊肾、鸡肝、藕粉、腐竹。

(3) 一般来源：芦笋、鸡、鱼、羊肉、扁豆、花生、豌豆、香肠、午餐肉、菠菜、全蛋、果丹皮、黄豆。

4. 锌。

(1) 丰富来源：海蛎肉、面筋、米花糖、芝麻糖、口蘑、牛肉、肝、麦麸。

(2) 良好来源：蛋黄粉、西瓜子、干贝、虾、花生酱、花生、猪肉、禽肉。

(3) 一般来源：鱿鱼、豌豆、海米、香菇、银耳、黑米、牛舌、猪肝、牛肝、羊肝、金针菜、蛋、鱼、香肠、鱿鱼、牡蛎、鲜扇贝。

5. 视黄醇。

(1) 丰富来源：西兰花、芒果、猪肝、鹅肝、鸡肝、鸡心、鸭肝、枸杞子。

(2) 良好来源：胡萝卜、苋菜、黄油、菠菜。

(3) 一般来源：金针菜、马兰头、紫菜、蜜橘、鸡肉、奶酪、蚌肉、河蟹。

6. 抗坏血酸。

(1) 丰富来源：鲜枣。

(2) 良好来源：花菜、芹菜叶、乌菜、苦瓜、灯笼椒。

（3）一般来源：山芋、红萝卜、芦笋、西兰花、青菜、卷心菜、草莓、金橘、鲜桂圆、鲜荔枝、枸杞子。

(九) 托育机构四季带量食谱

表 5-10 托育机构带量食谱（3 岁以内）（一）

餐次	星期一	星期二	星期三	星期四	星期五
早点	牛奶 100 克	豆浆 100 克 小馒头 10 克	牛奶 100 克	豆浆 100 克 小馒头 7 克	牛奶 100 克
午餐	米饭 炒青菜 三色布丁 西红柿汤 （大米 55 克 鸡蛋 50 克 猪肉 10 克 青菜 30 克 西红柿 30 克）	包菜烩面片 红烧鸡翅 （面 55 克 包菜 50 克 鸡翅 70 克 2 个）	米饭 葱炒绿豆芽 盐水虾 青菜肉圆汤 （大米 45 克 河虾 50 克 猪肉 10 克 绿豆芽 50 克 青菜 20 克）	米饭 清炒花菜 蛋炒银鱼 土豆排骨汤 （大米 45 克 花菜 50 克 鸡蛋 30 克 银鱼 10 克 土豆 15 克 小排骨 20 克）	鲜肉虾仁馄饨 洋花萝卜猪肝汤 （馄饨皮 50 克 虾仁 15 克 肉 30 克 洋花萝卜 30 克 猪肝 10 克）
午点	鲜奶馒头 30 克 芦柑 40 克	赤豆稀饭 （大米 20 克 红豆 10 克） 卤香干 15 克	椰奶面包 25 克 草莓 30 克	枣泥稀饭 （大米 20 克 红枣 10 克） 卤香干 10 克	牛奶 （奶粉 15 克） 奶油蛋糕 25 克

表 5-11 托育机构带量食谱（3 岁以内）（二）

餐次	星期一	星期二	星期三	星期四	星期五
早点	牛奶 100 克	豆浆 100 克 小蛋糕 10 克	牛奶 100 克	豆浆 100 克 饼干 7 克	牛奶 100 克
午餐	米饭 肉末茄子 菠菜蛋汤 （大米 45 克 肉末 40 克 茄子 50 克 菠菜 20 克 鸡蛋 10 克）	米饭 冬瓜鱼圆鹌鹑蛋 土豆虾米汤 （大米 45 克 冬瓜 40 克 鱼圆 30 克 鹌鹑蛋 2 个 土豆 30 克 虾米 5 克）	虾仁 西红柿鸡丝面 （面条 50 克 西红柿 50 克 鸡肉 30 克 虾仁 20 克）	米饭 清蒸带鱼 炒四季豆 丝瓜虾皮汤 （大米 45 克 带鱼 60 克 四季豆 50 克 丝瓜 20 克 虾皮 1 克）	虾仁豌豆肉末菜饭 冬瓜排骨汤 （大米 45 克 虾仁 20 克 肉末 20 克 豌豆 30 克 冬瓜 30 克 排骨 15 克）
午点	赤豆粥 （大米 25 克 红豆 5 克） 卤猪肝 15 克	面包片 25 克 橘子 40 克	清蒸胡萝卜 30 克 鲜肉粽 20 克	水果粥 （大米 25 克 苹果 10 克 橘子 10 克 菠菜 10 克）	发糕 25 克 酸奶 120 克

表 5-12 托育机构带量食谱(3 岁以内)(三)

餐次	星期一	星期二	星期三	星期四	星期五
早点	牛奶 100 克	豆浆 100 克 小蛋糕 10 克	牛奶 100 克	豆浆 100 克 饼干 7 克	牛奶 100 克
午餐	米饭 炒青菜 芙蓉银鱼 萝卜骨头汤 (大米 45 克 青菜 40 克 鸡蛋 30 克 银鱼 10 克 萝卜 30 克 排骨 20 克)	米饭 红烧土豆 清炒虾仁 豆腐青菜汤 (大米 45 克 土豆 50 克 虾仁 40 克 豆腐 10 克 青菜 20 克)	西红柿猪肝面 (挂面 40 克 猪肝 20 克 猪肉 30 克 西红柿 50 克)	米饭 糖醋包菜 红烧鳝鱼 (大米 45 克 包菜 50 克 鳝鱼 70 克)	千层糕 青菜蘑菇肉圆汤 (面粉 50 克 青菜 50 克 肉 40 克 猪肝 10 克 蘑菇 30 克)
午点	赤豆元宵 (红豆 10 克 小元宵 15 克) 卤香干 15 克	红枣稀饭 (大米 25 克 红枣 10 克) 芦柑 40 克	蛋糕 20 克 青菜汤 (青菜 40 克)	牛奶玉米糊 (奶粉 15 克 玉米粉 15 克)	红豆粥 (大米 25 克 红豆 10 克) 卤鹌鹑蛋 15 克

表 5-13 托育机构带量食谱(3 岁以内)(四)

餐次	星期一	星期二	星期三	星期四	星期五
早点	牛奶 100 克	豆浆 100 克 小馒头 20 克	牛奶 100 克	豆浆 100 克 山芋饼 7 克	牛奶 100 克
午餐	南瓜丁肉末饭 萝卜仔排汤 (大米 45 克 南瓜丁 40 克 肉末 30 克 萝卜 30 克 仔排 20 克)	米饭 红烧鱼圆 炒菠菜 紫菜蛋汤 (大米 45 克 鱼圆 50 克 菠菜 50 克 鸡蛋 5 克 紫菜少许)	荠菜肉馄饨 冬瓜海带汤 (面粉 50 克 猪肉 50 克 荠菜 60 克 冬瓜 30 克 海带 10 克)	米饭 烩三鲜 冬瓜虾米汤 (大米 45 克 鸡蛋 20 克 火腿肠 20 克 冬瓜 30 克 胡萝卜 10 克 虾米 20 克 毛豆 10 克)	鸡丝青菜面片 (面片 40 克 鸡腿丝 50 克 菜秧 40 克)
午点	发糕 30 克 牛奶 100 克	肉末白菜面片 (面片 30 克 白菜 10 克 肉末 10 克)	芋艿 30 克 饼干 20 克	赤豆小元宵 30 克 卤香干 10 克	茶叶蛋半个 芝麻糊 30 克

表 5-14 托育机构带量食谱(3 岁以内)(五)

餐次	星期一	星期二	星期三	星期四	星期五
早点	牛奶 100 克	豆浆 100 克 小馒头 20 克	牛奶 100 克	豆浆 100 克 饼干 7 克	牛奶 100 克
午餐	米饭 排骨萝卜汤 花菜肉丝 (大米 45 克 排骨 20 克 萝卜 30 克 花菜 50 克 猪肉 30 克)	盐水鸡腿 青菜面条 (面 40 克 鸡腿 60 克 青菜 50 克)	米饭 菠菜虾皮汤 清蒸鱼 红烧南瓜丁 (大米 45 克 鲳鳊鱼 60 克 南瓜 50 克 菠菜 40 克 虾皮 1 克)	米饭 虾仁蛋烧卖 黄瓜猪肝汤 (大米 45 克 黄瓜 50 克 虾仁 10 克 猪肝 20 克 肉末 10 克 鸡蛋 10 克)	肉末虾皮馄饨 山药骨头汤 (面粉 40 克 虾皮少许 肉末 40 克 排骨 20 克 山药 50 克)

续 表

餐次	星期一	星期二	星期三	星期四	星期五
午点	鸡蛋饼 (面粉 20 克 鸡蛋 20 克) 芦柑 40 克	红枣稀饭 (大米 15 克 红枣 10 克) 卤鹌鹑蛋 15 克	牛奶 100 克 饼干 20 克	鸭血汤 (鸭血 20 克) 豆沙包 40 克	藕粥 100 克

表 5-15 托育机构带量食谱(3 岁以内)(六)

餐次	星期一	星期二	星期三	星期四	星期五
早点	牛奶 100 克	豆浆 100 克 小馒头 10 克	牛奶 100 克	豆浆 100 克 饼干 7 克	牛奶 100 克
午餐	米饭 炒包菜 鱼圆平菇汤 (大米 45 克 包菜 50 克 鱼圆 50 克 平菇 50 克)	肉末虾仁 大白菜面条 (面条 45 克 虾仁 30 克 肉末 20 克 大白菜 50 克)	米饭 洋葱炒鳝鱼 青菜汤 (大米 45 克 鳝鱼 60 克 洋葱 40 克 青菜 30 克)	米饭 炒绿豆芽 葱炒虾仁 萝卜丝油豆腐果汤 (大米 45 克 绿豆芽 60 克 虾仁 50 克 萝卜丝 40 克 油豆腐果 10 克)	鲜肉蒸饺 包菜海米汤 (面皮 50 克 肉末 50 克 包菜 60 克 海米 10 克)
午点	香干粥 (大米 20 克 香干 12 克) 香蕉 1 根	面包 50 克 菠菜蛋汤 (菠菜 50 克 鸡蛋 10 克)	豆奶 100 克 米饼 10 克	小烧卖 20 克 芦柑 40 克	肉松粥 (大米 20 克 肉松 10 克)

(十) 幼儿园四季带量食谱

表 5-16 幼儿园春季带量食谱(一)

餐次	星期一	星期二	星期三	星期四	星期五
早点	牛奶 150 克	豆浆 150 克 馒头 20 克	牛奶 150 克	豆浆 150 克 饼干 10 克	牛奶 125 克
午餐	米饭 肉末蒸鸡蛋 炒糖醋藕 菜秧虾皮汤 (大米 55 克 猪肉 10 克 鸡蛋 40 克 藕 60 克 菜秧 30 克 虾皮 1 克)	米饭 香菇烧鸡块 韭菜炒千张 平菇汤 (大米 55 克 鸡 80 克 香菇 1 克 韭菜 80 克 千张 10 克 平菇 20 克)	米饭 茄子肉末 菊叶蛋汤 (大米 55 克 茄子 80 克 猪肉 40 克 菊叶 20 克 鸡蛋 10 克)	三鲜馄饨 丝瓜鸭血汤 (馄饨皮 55 克 菜秧 60 克 猪肝 10 克 猪肉 40 克 虾皮 1 克 香菇 1 克 丝瓜 40 克 鸭血 10 克)	米饭 红烧牛肉 木耳炒黄瓜 莲藕排骨汤 (大米 55 克 牛肉 60 克 木耳 1 克 黄瓜 100 克 莲藕 25 克 仔排 10 克)
午点	切片面包 45 克 牛奶 200 克	香蕉 100 克 汉堡 20 克	红豆莲子粥 (大米 25 克 红豆 8 克 莲子 2 克)	糖芋苗 60 克	五香蛋 1 个 果汁 100 毫升

表 5-17　幼儿园春季带量食谱（二）

餐次	星期一	星期二	星期三	星期四	星期五
早点	牛奶 150 克	豆浆 150 克 馒头 20 克	牛奶 150 克	豆浆 150 克 饼干 10 克	牛奶 150 克
午餐	米饭 红烧牛蛙 炒绿豆芽 萝卜海带骨头汤 （大米 55 克 牛蛙 80 克 绿豆芽 100 克 洋花萝卜 20 克 海带 5 克 骨头 10 克）	米饭 茨菰烧肉 菜秧豆腐虾皮汤 （大米 55 克 猪肉 50 克 茨菰 80 克 菜秧 30 克 豆腐 10 克 虾皮少许）	米饭 糖醋鳕鱼 香菇炒菜秧 番茄平菇汤 （大米 55 克 鳕鱼 70 克 菜秧 80 克 平菇 15 克 番茄 20 克 香菇 2 克）	烧卖 菜肉粥 （大米 15 克 馄饨皮 55 克 香肠 10 克 香干 5 克 菜秧 30 克 糯米 40 克 猪肉 40 克）	米饭 猪肝炒荸荠 黄豆芽豆腐果汤 （大米 55 克 猪肝 60 克 荸荠 80 克 黄豆芽 25 克 豆腐果 5 克）
午点	蒸山芋 100 克 卤鹌鹑蛋 15 克	豆沙条 40 克 芦柑 50 克	花卷 （面粉 40 克 小葱 5 克） 卤豆干 25 克	甜橙 80 克 切片面包 15 克	苏打饼干 10 克 牛奶 200 克

表 5-18　幼儿园春季带量食谱（三）

餐次	星期一	星期二	星期三	星期四	星期五
早点	牛奶 150 克	豆浆 150 克	牛奶 150 克	豆浆 150 克 饼干 10 克	牛奶 150 克
午餐	豌豆咸肉饭 青菜鸡蛋汤 （大米 55 克 鲜肉 10 克 豌豆 60 克 咸肉 30 克 青菜 20 克 鸡蛋 20 克）	米饭 香菇烧鸡翅 青菜炒粉丝 萝卜海带骨头汤 （大米 55 克 香菇 2 克 鸡翅 70 克 青菜 80 克 粉丝 5 克 洋花萝卜 20 克 海带 5 克 猪骨 15 克）	米饭 木须肉 炒木耳菜 番茄平菇榨菜汤 （大米 55 克 鸡蛋 30 克 猪肉 20 克 木耳菜 70 克 黄花菜 5 克 番茄 20 克 平菇 15 克 榨菜 5 克）	红烧牛肉青菜面 （面条 55 克 牛肉 50 克 青菜 50 克）	米饭 洋花萝卜烧肉 毛笋咸肉汤 （大米 55 克 洋花萝卜 70 克 猪肉 40 克 毛笋 50 克 咸肉 10 克）
午点	鸡蛋糕 45 克 牛奶 125 克	酒酿元宵 （酒酿 10 克 元宵 50 克 白糖 10 克） 芦柑 100 克	面包圈 （面粉 40 克 鸡蛋 10 克 椰蓉丝 7 克 白糖 15 克） 香蕉 100 克	菜稀饭 （青菜 30 克 大米 20 克） 卤鸡蛋 25 克	葱油饼 （面粉 40 克 小葱 2 克 植物油 5 克） 苹果 100 克

表 5-19　幼儿园春季带量食谱（四）

餐次	星期一	星期二	星期三	星期四	星期五
早点	牛奶 150 克	豆浆 150 克 切片面包	牛奶 150 克	豆浆 150 克 豆沙小包 10 克	牛奶 150 克
午餐	米饭 炒三丁 苋菜虾皮粉丝汤 （大米 55 克 四季豆 80 克 肉丁 50 克 香干 10 克 苋菜 20 克 虾皮少许 粉丝少许）	米饭 糖醋带鱼 蒜末空心菜 紫菜蛋花汤 （大米 55 克 带鱼 70 克 蒜末少许 空心菜 100 克 紫菜少许 鸡蛋 10 克）	米饭 蚕豆瓣炒蛋 榨菜肉丝粉丝汤 （大米 55 克 鸡蛋 40 克 蚕豆瓣 80 克 榨菜少许 肉丝 25 克 粉丝少许）	米饭 蒜叶胡萝卜炒猪肝 菠菜豆腐汤 （大米 55 克 蒜叶 40 克 胡萝卜 25 克 猪肝 50 克 菠菜 25 克 豆腐 10 克 洋葱 25 克）	炸酱面 番茄蘑菇汤 （面条 55 克 茭白 20 克 毛豆 20 克 牛肉 50 克 豆瓣酱少许 番茄 50 克 蘑菇 10 克）
午点	水果甜羹 （西米 25 克 苹果 5 克 梨子 5 克 橘子 5 克） 卤鹌鹑蛋 20 克	金银蒸卷 （面粉 15 克 玉米面 10 克） 鲜牛奶 125 克	血糯麦片粥 （血糯 15 克 麦片 10 克） 水果黄瓜 100 克	火腿肠面包 25 克 橘子 100 克 牛奶布丁 50 克	八宝粥 （红豆 5 克 绿豆 5 克 果仁 5 克 红枣 5 克 血糯 5 克 麦片 5 克） 卤素鸡 25 克

表 5-20　幼儿园夏季带量食谱（一）

餐次	星期一	星期二	星期三	星期四	星期五
早点	牛奶 150 克	豆浆 150 克 饼干 10 克	牛奶 150 克	豆浆 150 克 小蛋糕 10 克	牛奶 150 克
午餐	盐水虾 南瓜丁肉末饭 番茄蛋汤 （大米 55 克 罗氏虾 60 克 南瓜 30 克 肉末 10 克 番茄 40 克 鸡蛋 5 克）	米饭 白斩鸡腿 木耳炒黄瓜 榨菜粉丝汤 （大米 55 克 鸡腿 70 克 木耳少许 榨菜 5 克 黄瓜 100 克 粉丝 5 克）	米饭 番茄炒鸡蛋 菜秧豆腐汤 （大米 55 克 鸡蛋 60 克 番茄 100 克 菜秧 20 克 豆腐 15 克）	菜肉馄饨 猪肝紫菜虾皮汤 （馄饨皮 55 克 猪肉 40 克 菜秧 100 克 虾皮少许 紫菜 1 克 猪肝 20 克）	米饭 叉烧肉 炒空心菜 瓠子小排汤 （大米 55 克 肉 50 克 空心菜 80 克 瓠子 40 克 小排 20 克）
午点	奶油饼干 30 克 牛奶 125 克	绿豆稀饭 （大米 20 克 绿豆 10 克 白糖 15 克） 卤鸡蛋 60 克	蝴蝶卷 （面粉 40 克 红枣 7 克 白糖 15 克） 香蕉 100 克	卤鹌鹑蛋 25 克 小馒头 20 克 圣女果 80 克	豆沙条 30 克 牛奶 125 克

表 5-21 幼儿园夏季带量食谱（二）

餐次	星期一	星期二	星期三	星期四	星期五
早点	牛奶 150 克	豆浆 150 克 饼干 10 克	牛奶 150 克	豆浆 150 克 饼干 10 克	牛奶 150 克
午餐	炸酱面 （面条 55 克 猪肉 40 克 茭白 60 克 香干 20 克 木耳、香菇少许 芝麻酱 15 克 榨菜 5 克）	米饭 豇豆肉末 番茄虾皮豆腐汤 （大米 55 克 猪肉 40 克 豇豆 80 克 番茄 40 克 豆腐 20 克 虾皮少许）	米饭 炒什锦丁 菊花叶蛋汤 （大米 55 克 猪肉 20 克 鸡脯 20 克 香干 10 克 土豆 40 克 毛豆米 15 克 黄瓜 20 克 菊花叶 30 克 鸡蛋 5 克）	米饭 清蒸鲳鳊鱼 炒笋瓜 老藕骨头汤 （大米 55 克 鲳鳊鱼 60 克 笋瓜 100 克 老藕 30 克 排骨 20 克）	花卷 素鸡烧肉 菜秧汤 （面粉 55 克 猪肉 60 克 素鸡 60 克 菜秧 60 克）
午点	酸奶 100 克 蛋糕 30 克	猪肝菜粥 （大米 20 克 猪肝 10 克 菜秧 50 克）	鸡蛋面包 （面粉 40 克 鸡蛋 10 克） 葡萄 80 克	一口酥 40 克 牛奶 200 克	西瓜 200 克 饼干 20 克

表 5-22 幼儿园夏季带量食谱（三）

餐次	星期一	星期二	星期三	星期四	星期五
早点	牛奶 125 克	豆浆 150 克 手指卷 10 克	牛奶 125 克	豆浆 150 克 面包 10 克	牛奶 125 克
午餐	米饭 红烧鸡翅 炒苋菜 虾米冬瓜汤 （大米 55 克 鸡翅 70 克 苋菜 60 克 冬瓜 40 克 虾米 5 克）	玉米大米饭 茭白青椒炒鳝丝 菜秧虾米汤 （大米 55 克 黄鳝 70 克 茭白 50 克 青椒 10 克 青菜秧 30 克 虾米 5 克 玉米 10 克）	鲜肉烧卖 扁尖笋冬瓜排骨汤 （糯米 15 克 面粉 55 克 净瘦肉 30 克 小排骨 30 克 扁尖笋 5 克 冬瓜 50 克）	米饭 肉烧豆腐果 炒菜秧 紫菜虾皮汤 （大米 55 克 豆腐果 30 克 猪肉 50 克 青菜秧 60 克 紫菜 0.5 克 虾皮少许）	米饭 洋葱炒牛肉 炒菠菜 雪菜粉皮汤 （大米 55 克 牛肉 60 克 洋葱 20 克 菠菜 80 克 雪菜 5 克 粉皮少许）
午点	开花包 （面粉 30 克） 冰淇淋 50 克	绿豆粥 （大米 25 克 绿豆 5 克） 卤香干 15 克	菜稀饭 （大米 25 克 青菜 30 克） 蛋糕 30 克	鸡蛋饼 （面粉 30 克 鸡蛋 30 克） 桃子 100 克	奶油蛋糕 30 克 牛奶 125 克

表5-23 幼儿园夏季带量食谱(四)

餐次	星期一	星期二	星期三	星期四	星期五
早点	牛奶125克	豆浆150克 饼干10克	牛奶150克	豆浆150克 豆沙小月饼10克	牛奶125克
午餐	茭白肉丝鸡丝面 (面条55克 茭白50克 肉丝20克 鸡丝30克)	米饭 茄汁肉圆 糖醋藕丝 菠菜猪肝汤 (大米55克 肉圆60克 藕80克 菠菜25克 猪肝10克)	米饭 鱼茸蒸蛋 炒四季豆 鸭血紫菜汤 (大米55克 鱼茸10克 蛋50克 四季豆80克 鸭血10克 紫菜少许)	豆沙夹心卷 盐水猪心 炒白菜 豆腐茼蒿虾皮汤 (面粉55克 豆沙10克 猪心60克 白菜80克 豆腐10克 茼蒿20克 虾皮少许)	米饭 三鲜虾仁 莲藕猪蹄汤 (大米55克 黄瓜80克 鸡蛋20克 虾仁20克 火腿肠10克 莲藕25克 猪蹄20克)
午点	豆沙包 (面粉25克) 葡萄80克	玉米甜羹 (玉米茬10克 大米15克 红豆5克) 五香干15克	绿豆米粥 (大米15克 绿豆5克) 梨100克	血糯塞藕 (血糯10克 藕50克)	肉松面包25克 牛奶150克

表5-24 幼儿园秋季带量食谱(一)

餐次	星期一	星期二	星期三	星期四	星期五
早点	牛奶125克	豆浆150克 小馒头10克	牛奶125克	豆浆150克 饼干10克	牛奶125克
午餐	绿银芽炒面 狮子头 紫菜蛋汤 (面条55克 肉50克 豆芽60克 紫菜5克 鸡蛋10克)	米饭 西兰花玉米 松仁炒虾仁 青菜豆腐汤 (大米55克 虾仁50克 西兰花70克 玉米粒15克 松仁10克 青菜20克 豆腐20克)	米饭 红烧鳝段 开洋包菜香干 菠菜平菇汤 (大米55克 黄鳝75克 开洋适量 包菜80克 香干15克 菠菜20克 平菇10克)	汉堡包 盐水毛豆 冬瓜小排海带汤 (面粉55克 奶粉10克 毛豆50克 冬瓜50克 海带少许 排骨70克)	米饭 西红柿炒鸡蛋 蒜末青菜猪肝汤 (大米55克 西红柿120克 鸡蛋40克 青菜25克 猪肝20克 蒜末10克)
午点	山芋粥 (大米25克 山芋30克) 小蛋糕20克	葡萄干发糕 (面粉30克 葡萄干10克)	小兔馒头 (面粉30克) 芦柑50克	卤猪肝菜米粥 (大米15克 猪肝10克 青菜30克) 香蕉100克	花脸蛋糕40克 鲜牛奶120克

表 5-25　幼儿园秋季带量食谱（二）

餐次	星期一	星期二	星期三	星期四	星期五
早点	牛奶 125 克	豆浆 150 克 曲奇 10 克	牛奶 125 克	豆浆 150 克 饼干 10 克	牛奶 125 克
午餐	米饭 杨梅肉圆 炒菜薹 油豆腐豆芽汤 （大米 55 克 肥瘦肉 60 克 菜薹 80 克 黄豆芽 25 克 油豆腐 10 克）	小米大米饭 虾仁炒蛋 香菇青菜 豌豆苗汤 （大米 55 克 小米 5 克 虾仁 15 克 鸡蛋 50 克 青菜 60 克 香菇 5 克 豌豆苗 20 克）	青菜蘑菇肉丝猪肝面 （面条 55 克 青菜 50 克 蘑菇 15 克 香菇 5 克 猪肉 40 克 猪肝 10 克）	米饭 土豆烧牛肉 冬笋木耳腐竹汤 （大米 55 克 土豆 80 克 牛肉 60 克 冬笋 20 克 木耳 2 克 腐竹 10 克）	青菜什锦粥 花卷 （大米 20 克 面粉 55 克 青菜 40 克 香菇 2 克 猪肉 15 克 虾仁 10 克 鸡蛋 10 克）
午点	豆沙发糕 （面粉 35 克 豆沙 5 克） 芦柑 80 克	酒酿元宵 40 克 苹果 100 克	韭黄肉丝炒年糕 （年糕 40 克 韭黄 30 克 猪肉 25 克） 哈密瓜 100 克	鲜肉小馄饨 （面皮 30 克 鲜肉 10 克 香蕉 100 克	果酱面包 40 克 鲜牛奶 120 克

表 5-26　幼儿园秋季带量食谱（三）

餐次	星期一	星期二	星期三	星期四	星期五
早点	牛奶 150 克	豆浆 150 克 小蛋糕 10 克	牛奶 150 克	牛奶 150 克	豆浆 150 克 小汉堡 10 克
午餐	小米大米饭 鲜蘑菇韭菜炒鸡蛋 莲藕仔排汤 （大米 55 克 小米 5 克 鲜蘑菇 20 克 韭菜 60 克 鸡蛋 40 克 莲藕 25 克 仔排 20 克）	玉米大米饭 糖醋带鱼 红绿银芽 河蚌豆腐汤 （大米 55 克 玉米 5 克 带鱼 60 克 绿豆芽 40 克 黄豆芽 40 克 胡萝卜丝 20 克 河蚌 30 克 豆腐 10 克）	米饭 蒜苗烧鸭块 萝卜海带筒骨汤 （大米 55 克 蒜苗 90 克 鸭脯 60 克 洋花萝卜 25 克 海带少许 筒子骨 30 克）	荞麦大米饭 双丁豌豆 菊叶鸡蛋汤 （大米 55 克 荞麦 5 克 土豆 30 克 豌豆 50 克 肉丁 50 克 胡萝卜 10 克 木耳少许 菊叶 25 克 鸡蛋 10 克）	三鲜水饺 （面皮 55 克 荠菜 100 克 胡萝卜 25 克 木耳少许 牛肉末 30 克 虾仁 25 克 鸡蛋 5 克）
午点	什锦粥 （大米 25 克 菜秧 10 克 胡萝卜 5 克 木耳少许 蛋皮 2 克） 卤素鸡 25 克	寿司 （面粉 10 克 糯米 15 克 豆沙 10 克） 草莓 100 克	芸豆麦片粥 （大米 20 克 芸豆 10 克 麦片 5 克 卤鹌鹑蛋 20 克 香蕉 100 克	海鲜卷 （面粉 25 克 虾仁 5 克 蟹棒 5 克 甜橙 75 克	鲜奶小蛋糕 40 克 苹果 100 克

表 5-27　幼儿园秋季带量食谱（四）

餐次	星期一	星期二	星期三	星期四	星期五
早点	牛奶 150 克	豆浆 150 克 饼干 10 克	牛奶 150 克	豆浆 150 克 小切糕 10 克	牛奶 150 克
午餐	小米大米饭 莴笋胡萝卜炒鸡蛋 青菜口蘑汤 （大米 55 克 小米 5 克 莴笋 80 克 胡萝卜 10 克 鸡蛋 60 克 青菜 30 克 蘑菇 10 克）	大米麦片饭 油面筋塞肉 包菜香干 豌豆苗蛋汤 （大米 55 克 麦片 5 克 包菜 80 克 香豆腐干 10 克 面筋 10 克 猪肉 50 克 豌豆苗 20 克 鸡蛋 10 克）	牛肉青菜面 卤香干 （面条 55 克 牛肉 50 克 青菜秧 90 克 香豆腐干 30 克）	米饭 土豆胡萝卜 炒鸭心肝 黄豆芽豆腐果汤 （大米 55 克 黄豆芽 10 克 豆腐果 10 克 胡萝卜 15 克 土豆 75 克 鸭肝 40 克 鸭心 15 克）	米饭 糖醋排骨 绿豆芽炒韭菜 番茄平菇汤 （大米 55 克 小排骨 70 克 绿豆芽 80 克 韭菜 20 克 西红柿 30 克 平菇 10 克）
午点	红豆山芋粥 （大米 15 克 赤豆 5 克 山芋 50 克） 奶油蛋糕 30 克	葱油虾皮花卷 （面粉 30 克 虾皮 2 克） 芦柑 100 克	奶香馒头 （面粉 30 克 奶粉 10 克） 圣女果 80 克	青菜片儿汤 （面皮 35 克 青菜秧 25 克 猪肉 10 克） 苹果 100 克	果酱面包 20 克 香蕉 100 克

表 5-28　幼儿园冬季带量食谱（一）

餐次	星期一	星期二	星期三	星期四	星期五
早点	牛奶 125 克	豆浆 150 克 曲奇饼干 10 克	牛奶 150 克	豆浆 150 克 苏打饼干 10 克	牛奶 150 克
午餐	血糯大米饭 红烧肉圆 胡萝卜炒包菜 青菜木耳鱼圆汤 （大米 55 克 胡萝卜 10 克 包菜 80 克 青菜 20 克 黑木耳 1 克 青鱼 20 克 猪肉 40 克 血糯 5 克）	玉米大米饭 鸡蛋炒木耳 白干炒韭菜 萝卜海带虾皮汤 （大米 55 克 玉米 5 克 萝卜 30 克 海带 5 克 虾皮 2 克 香豆腐干 15 克 韭菜 90 克 黑木耳 1.5 克 鸡蛋 60 克）	米饭 三色蝴蝶片 西红柿紫菜汤 （大米 55 克 黄鳝 70 克 土豆 70 克 胡萝卜 20 克 葱头 10 克 松子仁 2 克 西红柿 30 克 紫菜 1 克）	大米麦片饭 盐水鸭腿 大白菜烧蘑菇 冬瓜海带虾皮汤 （大米 55 克 麦片 5 克 鸭腿 75 克 冬瓜 30 克 大白菜 80 克 蘑菇 10 克 海带 5 克 虾皮 2 克）	猪肉西红柿面 （面条 55 克 猪肉 50 克 西红柿 80 克 黑木耳 2 克）
午点	卤牛肝 菜稀饭 （大米 20 克 青菜秧 20 克 牛肝 20 克）	小肉包 （面粉 25 克 猪肉 10 克） 猕猴桃 100 克	小米南瓜粥 （小米 20 克 南瓜 30 克） 蛋挞 1 个	葡萄干玉米发糕 （面粉 20 克 玉米面 5 克 葡萄干 3 克） 甜橙 80 克	蛋糕 25 克 赤豆汤 50 克

表 5-29　幼儿园冬季带量食谱（二）

餐次	星期一	星期二	星期三	星期四	星期五
早点	牛奶 125 克	豆浆 120 克 小蛋卷 10 克	牛奶 125 克	豆浆 120 克 饼干 10 克	牛奶 125 克
午餐	小米大米饭 包菜肉圆 山药木耳母鸡汤 （大米 55 克 小米 5 克 肉末 50 克 包菜 80 克 山药 40 克 木耳少许 母鸡肉 20 克）	玉米大米饭 煨鳝筒 芹菜干丝 三菇豆腐汤 （大米 55 克 玉米 5 克 黄鳝 70 克 芹菜 60 克 干丝 10 克 胡萝卜 10 克 金针菇 10 克 蘑菇 10 克 平菇 10 克 豆腐 20 克）	荞麦大米饭 红烧蛙腿 虾皮莴笋 茼蒿鱼圆汤 （大米 55 克 荞麦 5 克 蛙腿 60 克 虾皮 4 克 莴笋 100 克 茼蒿 30 克 鱼圆 5 克）	血糯大米饭 大白菜胡萝卜炖羊肉 青菜筒骨汤 （大米 55 克 血糯 5 克 大白菜 80 克 胡萝卜 20 克 羊肉 60 克 木耳少许 青菜 20 克 筒骨 25 克）	小餐包 菠菜鸡丝肉末面 （小餐包 10 克 挂面 55 克 菠菜 100 克 鸡蛋 10 克 肉末 20 克 鸡脯 20 克 胡萝卜 10 克）
午点	胡萝卜猪干面片汤 （面皮 30 克 胡萝卜 25 克 猪肝 30 克） 卤素鸡 20 克	葡萄干玉米发糕 （面粉 15 克 玉米粉 15 克 葡萄干 3 克） 芦柑 75 克	红枣南瓜粥 （大米 20 克 红枣 5 克 南瓜 30 克） 卤鸡蛋 60 克	豆沙佛手包 （面粉 25 克 豆沙 10 克） 水果 100 克	快乐小蛋糕 40 克 牛奶 125 克

表 5-30　幼儿园冬季带量食谱（三）

餐次	星期一	星期二	星期三	星期四	星期五
早点	牛奶 125 克	豆浆 120 克 饼干 10 克	牛奶 125 克	豆浆 150 克 米花糖	牛奶 150 克
午餐	米饭 虾仁蒸鸡蛋 胡萝卜炒茭白 土豆牛肉汤 （大米 55 克 胡萝卜 10 克 茭白 80 克 鸡蛋 30 克 河虾 20 克 土豆 25 克 牛肉 20 克）	玉米大米饭 沙司鸡翅 炒四季豆 豆腐蘑菇蛋汤 （大米 55 克 玉米 5 克 鸡翅 60 克 四季豆 80 克 豆腐 20 克 鸡蛋 10 克 蘑菇 10 克）	米饭 糖醋鳕鱼 香干笋瓜 老藕排骨汤 （大米 55 克 鳕鱼 60 克 香豆腐干 10 克 笋瓜 100 克 老藕 20 克 排骨 20 克）	猪肝西红柿面片 （面片 55 克 猪肝 30 克 香肠 5 克 西红柿 100 克 黑木耳 2 克 猪肉 15 克） 面包 15 克	血糯大米饭 肉末茄子 鸭血卷心菜汤 （大米 55 克 血糯 5 克 茄子 100 克 猪肉 30 克 鸭血 30 克 卷心菜 20 克）
午点	莲藕糯米粥 （藕 20 克 糯米 25 克） 苹果 80 克	果脯发糕 （面粉 30 克 苹果脯 5 克 白砂糖 20 克） 牛奶 125 克	八宝粥 （大米 10 克 赤豆 5 克 绿豆 5 克 花生仁 5 克 糯米 5 克 麦片 5 克 枣 10 克）	芝麻糖三角 （面粉 30 克 芝麻 5 克 绵白糖 5 克） 橘子 100 克 卤香干 30 克	黑芝麻汤圆 50 克 香蕉 100 克

表 5-31　幼儿园冬季带量食谱（四）

餐次	星期一	星期二	星期三	星期四	星期五
早点	牛奶 150 克	豆浆 150 克 饼干 10 克	牛奶 150 克	豆浆 150 克 饼干 10 克	牛奶 150 克
午餐	荞麦大米饭 银鱼肉末蒸蛋 平菇青菜 萝卜海带汤 （大米 55 克 荞麦 5 克 鸡蛋 50 克 银鱼 10 克 青菜 60 克 平菇 10 克 猪肉 5 克 萝卜 20 克 海带 5 克）	大米麦片饭 大白菜胡萝卜 烧牛肉 雪菜豆腐汤 （大米 55 克 麦片 5 克 牛肉 60 克 胡萝卜 15 克 大白菜 100 克 雪菜 15 克 豆腐 20 克）	米饭 清蒸鲈鱼 香干炒包菜 菠菜粉丝汤 （大米 55 克 鲈鱼 80 克 菠菜 20 克 粉丝 2 克 香干 10 克 包菜 100 克）	番茄平菇木耳猪肝面 （面条 55 克 番茄 100 克 平菇 10 克 木耳 1 克 猪肝 50 克）	黑米大米饭 红烧肉圆 木耳炒黄瓜 青菜面筋汤 （大米 55 克 黑米 5 克 木耳 1 克 黄瓜 100 克 青菜 20 克 猪肉 50 克 面筋 10 克）
午点	豆沙卷 （面粉 25 克 豆沙 10 克） 橘子 100 克	红豆南瓜粥 （大米 10 克 红豆 10 克 南瓜 50 克） 卤香干 20 克	果脯发糕 （面粉 30 克 果脯 5 克） 香蕉 80 克	五彩粥 （大米 15 克 青菜 50 克 胡萝卜丝 10 克 鸡蛋 20 克 花生米 10 克 木耳 0.5 克） 香蕉 100 克	花脸蛋糕 25 克 牛奶 100 克

表 5-32　幼儿园全托带量食谱（3 岁以上）（一）

餐次	星期一	星期二	星期三	星期四	星期五
早餐	赤豆粥 糖三角 （大米 20 克 面粉 30 克 红豆 5 克 白糖 10 克） 卤豆腐干 15 克	麦片粥 豆沙卷 （大米 25 克 面粉 30 克 麦片 5 克 豆沙 10 克） 炒鸡蛋 50 克	青菜肉末面片 （面片 50 克 青菜 10 克 肉末 30 克）	白粥 肉包子 （面粉 25 克 大米 20 克 猪肉 25 克） 盐水花生 30 克	发糕 （面粉 30 克 糖 10 克） 茶叶蛋 60 克 热果汁 200 克
午餐	米饭 番茄炒蛋 冬瓜海带小排汤 （大米 55 克 番茄 100 克 鸡蛋 40 克 小排 20 克 海带 5 克 冬瓜 20 克）	米饭 豆腐皮卷肉 青菜烧粉丝 紫菜蛋汤 （大米 55 克 猪肉 40 克 豆腐皮 15 克 青菜 100 克 粉丝 5 克 鸡蛋 10 克 紫菜 2 克）	米饭 红烧带鱼 炒空心菜 茼蒿虾皮汤 （大米 55 克 带鱼 75 克 空心菜 100 克 茼蒿 20 克 虾皮少许）	菜肉包 番茄豆腐汤 （面粉 55 克 猪肝 10 克 猪肉 50 克 青菜 100 克 番茄 30 克 豆腐 10 克）	米饭 炒五丁 菜秧鸡蛋汤 （大米 55 克 鸡脯 40 克 胡萝卜 5 克 毛豆米 15 克 香肠 10 克 香干 10 克 茭白 80 克 菜秧 25 克 鸡蛋 10 克）

餐次	星期一	星期二	星期三	星期四	星期五
午点	豆沙月饼 45 克 苹果 50 克	菜肉煮面 (面条 30 克 猪肉 10 克 青菜 15 克)	豆沙卷 (面粉 35 克 豆沙 7 克) 酸奶 100 克	卤鸡蛋 60 克 蛋卷 20 克	桃酥 25 克 香蕉 100 克
晚餐	米饭 黄瓜胡萝卜炒猪肝 西红柿蛋汤 (大米 50 克 黄瓜 100 克 胡萝卜 5 克 猪肝 50 克 西红柿 50 克 鸡蛋 15 克)	米饭 百叶卷肉 炒菠菜 平菇汤 (大米 50 克 百叶 20 克 猪肉 40 克 菠菜 100 克 平菇 75 克)	米饭 西红柿炒鸡蛋 萝卜虾皮汤 (大米 50 克 西红柿 120 克 鸡蛋 60 克 萝卜 40 克 虾皮少许)	牛肉粉丝汤 馒头 (面粉 50 克 牛肉 50 克 粉丝 20 克 平菇 20 克 榨菜 15 克 黑木耳 10 克)	米饭 西兰花炒猪肝 菠菜汤 (大米 50 克 西兰花 100 克 猪肝 50 克 菠菜 25 克)
晚点	橘子 100 克	圣女果 80 克	西瓜 150 克	草莓 80 克	

表 5-33 幼儿园全托带量食谱(3 岁以上)(二)

餐次	星期一	星期二	星期三	星期四	星期五
早餐	花卷 20 克 水果类 100 克 卤豆腐干 20 克	酒酿元宵 (酒酿 20 克 元宵 30 克) 荷包蛋 50 克	芋艿稀饭 50 克 (大米 20 克 芋艿 30 克 白糖 10 克) 三明治 50 克	牛奶 200 克 小馒头 30 克 肉松 25 克	肉包 50 克 豆浆 150 克 酱黄瓜少许
午餐	米饭 烧杂烩 山药小排汤 (大米 55 克 猪肉 25 克 鹌鹑蛋 15 克 大白菜 80 克 粉丝 5 克 香肠 5 克 山药 40 克 小排 25 克)	菜肉煮面 (面粉 55 克 青菜 90 克 猪肉 40 克 猪肝 20 克 平菇 20 克 香菇 1 克 木耳 1 克 油面筋 5 克)	米饭 香菇烧鸡翅 芹菜烧香干 番茄蛋汤 (大米 55 克 鸡翅 60 克 香菇 2 克 芹菜 100 克 香干 15 克 番茄 30 克 鸡蛋 5 克)	米饭 炒五丁 菠菜猪肝汤 (大米 55 克 黄瓜 30 克 土豆 60 克 胡萝卜 10 克 鸡脯 15 克 猪肉 30 克 菠菜 25 克 猪肝 10 克)	米饭 什锦豆腐 青菜面筋虾皮汤 (大米 55 克 豆腐 80 克 猪肉 20 克 虾仁 15 克 白菇 15 克 香菇、木耳 1 克 香肠 8 克 胡萝卜 5 克 青菜 25 克 虾皮 1 克 油面筋 10 克)
午点	蛋糕 45 克 牛奶 125 克	红枣赤豆粥 (大米 25 克 红枣 5 克 赤豆 5 克 白糖 10 克) 苹果 100 克	芝麻糖三角 (面粉 30 克 芝麻 5 克 白糖 8 克) 甜橙 100 克	玉米粉发糕 (面粉 34 克 玉米粉 6 克 白糖 10 克) 酸奶 100 克	菠菜肉末年糕 (菠菜 30 克 肉末 20 克 年糕 30 克) 香蕉 100 克

续　表

餐次	星期一	星期二	星期三	星期四	星期五
晚餐	米饭 糖醋罗氏虾 烧包菜 菊叶蛋汤 (大米 50 克 虾 50 克 包菜 120 克 菊叶 30 克 鸡蛋 5 克)	米饭 芹菜香干肉丝 绿豆汤 (大米 50 克 芹菜 100 克 香干 15 克 肉丝 40 克 绿豆 10 克)	馒头 卤牛肉 冬瓜海带汤 (面粉 50 克 牛肉 60 克 冬瓜 50 克 海带 20 克)	米饭 黄瓜胡萝卜炒鸡丁 青菜汤 (大米 50 克 黄瓜 100 克 胡萝卜 20 克 鸡丁 50 克 青菜 30 克 虾皮少许)	三鲜面条 黄豆芽豆腐汤 (面条 50 克 平菇 30 克 香肠 5 克 猪肉 40 克 黄豆芽 50 克 豆腐 15 克)
晚点	甜橙 100 克	香蕉 100 克	提子 40 克	苹果 100 克	

表 5-34　幼儿园全托带量食谱（3 岁以上）（三）

餐次	星期一	星期二	星期三	星期四	星期五
早餐	南瓜粥 (大米 25 克 南瓜 25 克) 肉松 10 克 蒸饺 25 克	芋艿粥 (大米 30 克 芋艿 25 克) 荷包蛋 60 克 面包干 20 克	开花甜馒头 30 克 白粥 (大米 20 克) 花生酱 15 克	赤豆小元宵 (红豆 5 克 小元宵 50 克) 卤猪心 20 克	牛奶玉米糊 200 克 五香蛋 60 克 小花卷 30 克
午餐	米饭 糖醋鱼 炒菜秧 番茄蛋汤 (大米 55 克 青鱼 60 克 鸡蛋 10 克 菜秧 100 克 番茄 30 克)	米饭 肉末蒸鸡蛋 韭菜炒绿豆芽 萝卜排骨汤 (大米 55 克 猪肉 10 克 鸡蛋 40 克 绿豆芽 60 克 韭菜 40 克 小排 15 克 萝卜 20 克)	猪肉西红柿面 (面条 55 克 猪肉 30 克 香肠 10 克 猪肝 10 克 西红柿 90 克 木耳 2 克 平菇 20 克)	米饭 肉烧冬瓜 海米菜秧豆腐汤 (大米 55 克 猪肉 50 克 冬瓜 100 克 海米 2 克 豆腐 10 克 菜秧 20 克)	米饭 卤鸡腿 炒豇豆 粉丝榨菜汤 (大米 55 克 鸡腿 70 克 豇豆 100 克 榨菜 5 克 粉丝 5 克)
午点	煮玉米棒 100 克 西瓜 50 克	夹心饼干 20 克 卤香干 10 克	蛋糕 30 克 酸牛奶 150 克	绿豆南瓜粥 (大米 20 克 绿豆 5 克 南瓜 25 克)	蛋卷 10 克 桃子 100 克
晚餐	米饭 油面筋塞肉 炒四季豆 平菇汤 (大米 50 克 油面筋 10 克 猪肉 40 克 四季豆 80 克 平菇 40 克)	水饺 紫菜蛋汤 (面粉 50 克 猪肉 50 克 韭菜 80 克 紫菜少许 鸡蛋 10 克)	米饭 土豆烧牛肉 冬瓜骨头汤 (大米 50 克 牛肉 60 克 土豆 80 克 冬瓜 40 克 骨头 10 克)	千层糕 冬瓜海带排骨汤 (面粉 50 克 冬瓜 80 克 海带 20 克 小排骨 60 克)	米饭 叉烧肉 炒绿豆芽 西红柿蛋汤 (大米 50 克 猪肉 50 克 绿豆芽 120 克 西红柿 30 克 鸡蛋 5 克)
晚点	苹果 100 克	芦柑 100 克	香蕉 100 克	牛奶 100 克	

(十一) 民族地区幼儿带量食谱

表 5-35 民族地区幼儿带量食谱(一)

餐次	星期一	星期二	星期三	星期四	星期五
早餐	牛奶 150 克 蛋糕 25 克	稀饭 (糯米 50 克) 油饼 50 克 鸡蛋 1 个	小米粥 花卷 (面粉 50 克 小米 12 克) 羊粉肠 1 根	油饼 (面粉 50 克) 八宝粥 50 克 咸鸭蛋半个	小米粥 馒头 (面粉 50 克 小米 10 克 鸡蛋 25 克)
午餐	肉抓饭 紫菜蛋花汤 (大米 55 克 胡萝卜 100 克 牛肉 50 克 紫菜少许 鸡蛋 15 克 菠菜 10 克)	臊子面 芹菜炒肉 (面条 55 克 牛肉 50 克 芹菜 80 克)	米饭 家常豆腐 素炒油白菜 卤鸡翅 (大米 55 克 鸡翅 70 克 豆腐 60 克 油白菜 80 克)	米饭 清蒸鱼 菠菜粉条汤 炒胡萝卜 (大米 55 克 胡萝卜 100 克 粉条少许 鱼 70 克 菠菜 20 克 平菇 10 克)	高汤旗花面 (面粉 55 克 黑木耳 1 克 菠菜 5 克 羊肉 50 克)
午点	小饼干 15 克 牛奶 100 克	酸奶 150 克 小点心 10 克	桃酥 15 克 苹果 100 克	香蕉 100 克 小饼干 10 克	酸奶 150 克 小饼干 15 克
晚餐	盐水虾 汤面片 (面粉 50 克 白萝卜 10 克 胡萝卜 50 克 土豆 10 克 西红柿 5 克 菠菜 5 克 河虾 50 克)	牛肉花卷 玉米稀饭 (面粉 50 克 牛肉 30 克 玉米面 30 克)	馒头 鸡蛋粉汤 (面粉 50 克 白菜 75 克 胡萝卜 10 克 青萝卜 10 克 菠菜 5 克 鸡蛋 50 克)	羊肉包子 玉米粥 (面粉 50 克 羊肉 50 克 玉米面 15 克)	米饭 红烧鸡块 炒土豆 (大米 50 克 鸡肉 60 克 土豆 80 克)

表 5-36 民族地区幼儿带量食谱(二)

餐次	星期一	星期二	星期三	星期四	星期五
早餐	豆浆 200 克 面包 50 克	葡萄干稀饭 (大米 20 克 葡萄干 10 克)	玉米粥 (玉米面 20 克) 油馕 50 克	八宝粥 (大米 16 克 杂粮 16 克)	牛奶 200 克 鸡蛋 50 克
午餐	米饭 洋葱炒肉 (大米 55 克 洋葱 100 克 牛肉 50 克)	花卷 红烧牛肉 炒黄瓜 (面粉 55 克 牛肉 60 克 黄瓜 80 克)	肉抓饭 (大米 55 克 羊肉 50 克 胡萝卜 60 克 洋葱 40 克)	炸酱面 (面条 55 克 牛肉 30 克 胡萝卜 20 克 豆腐干 10 克 木耳 10 克 黄瓜丝 5 克 虾仁 20 克)	馒头 土豆片炒肉 (面粉 55 克 牛肉 30 克 土豆 80 克 洋葱 5 克)
午点	玉米粥 (玉米面 20 克) 点心 30 克	点心 50 克 果汁 200 克	饼干 50 克 牛奶 200 克	点心 50 克 橘子 1 个	青菜面条 50 克

续 表

餐次	星期一	星期二	星期三	星期四	星期五
晚餐	清蒸鱼汤面片 (面粉50克 青鱼60克 洋葱20克 蔬菜50克)	素包子 蛋花汤 (面粉50克 白菜50克 粉条10克 豆干10克 虾米少许 鸡蛋30克 青菜10克)	馒头 炒黄瓜 酸汤牛肉 (面粉50克 牛肉40克 酸白菜20克 粉条10克 黄瓜60克)	包子 西红柿蛋汤 (面粉50克 牛肉50克 西红柿80克 鸡蛋10克)	葱花饼 萝卜红烧鸭 (面粉50克 葱5克 青萝卜60克 鸭脯50克)

表 5-37 民族地区幼儿带量食谱(三)

餐次	星期一	星期二	星期三	星期四	星期五
早餐	皮蛋瘦肉粥 (米20克 皮蛋10克 牛肉15克) 鸡蛋1个	鲜牛奶150克 果酱夹心 面包20克	玉米粥 蔬菜煎饼 (面粉20克 玉米粉20克 菠菜10克)	牛奶麦片 (麦片10克 牛奶100克) 蛋糕20克	鲜豆浆150克 南瓜酥饼10克
午餐	臊子面 盐水虾 炒菜心 (面条55克 河虾50克 菠菜10克 胡萝卜20克 蘑菇10克 土豆10克 菜心70克)	羊肉洋葱酥饼 海带瓜条鸡肉粥 (大米15克 羊肉40克 洋葱50克 酥面40克 海带15克 冬瓜条20克 鸡肉丝15克 青菜10克)	羊肉胡萝卜抓饭 紫菜虾皮汤 (米55克 羊肉40克 胡萝卜50克 洋葱40克 西红柿10克 紫菜5克 虾皮5克 香菜5克)	牛肉粉汤 葱油小花卷 炒土豆丝 (面粉55克 牛肉50克 粉块20克 胡萝卜20克 土豆50克 粉条10克 青菜30克 香菜5克 葱油少许)	菠菜营养面 炒白菜 红烧鱼块 (面条55克 菠菜50克 胡萝卜15克 青菜15克 白菜50克 西红柿15克 鱼块50克)
午点	饼干20克 豆浆150克	梨子50克 小馒头30克	山楂片15克 发糕50克	苹果50克 蛋卷1根	梨子50克 饼干20克
晚餐	软米饭 牛肉炒蘑菇 鱼头煲豆腐 (大米50克 牛肉30克 鱼头20克 蘑菇50克 豆腐20克 花菜60克)	红枣玉米发糕 红烧鸡块 素炒青瓜 (面粉45克 玉米面10克 鸡块60克 青瓜60克 胡萝卜20克 土豆10克 红枣5克)	羊肉酸汤面片 葱油小花卷10克 (面片50克 羊肉40克 西红柿30克 青菜30克 胡萝卜10克)	扬州炒饭 鱼丸虾皮汤 (大米50克 鸡肉10克 黄瓜丁40克 鸡蛋10克 鱼丸50克 青菜20克 虾皮5克 香菜5克 胡萝卜10克)	金银米饭 卤鸡腿 炒青菜 香菇鸡汤 (大米50克 鸡腿70克 青菜80克 香菇10克 香菜5克 玉米粒10克)

表 5-38 民族地区幼儿带量食谱（四）

餐次	星期一	星期二	星期三	星期四	星期五
早餐	红枣八宝粥 150 克 鸡蛋 50 克	鲜牛奶 150 克 黄金大饼 20 克	鲜豆浆 150 克 鸳鸯双色蛋糕 20 克	牛奶燕麦粥 （牛奶 150 克 燕麦 20 克） 果酱夹心面包 20 克	玉米粥 （玉米粉 20 克） 咸味小油馕 20 克
午餐	鸡丝香菇面 （面条 55 克 鸡肉 40 克 香菇 15 克 菠菜 50 克 木耳 10 克 胡萝卜 20 克 青菜 20 克）	羊肉粉汤 金银蒸卷 （面粉 55 克 羊肉 50 克 青菜 5 克 胡萝卜 10 克 菠菜 60 克 粉块 20 克 西红柿 30 克 白菜 30 克）	鸡蛋面片 糖醋卷心菜 （面皮 55 克 卷心菜 30 克 菠菜 10 克 西红柿 10 克 青菜 10 克 胡萝卜丁 10 克 土豆丁 10 克 白糖 10 克 芹菜 10 克 鸡蛋 50 克）	蔬菜包 海带瓜条牛肉粥 （大米 10 克 面皮 55 克 洋葱 40 克 海带 10 克 牛肉末 40 克 瓜条 15 克 青菜 40 克）	牛肉炸酱面 （面条 55 克 牛肉 40 克 菠菜 40 克 胡萝卜 30 克 西红柿 40 克 土豆 20 克 香菜 5 克 甜面酱 10 克）
午点	葡萄干发糕 50 克	山楂片 15 克 小蛋糕 50 克	饼干 10 克 果汁 100 克	山芋粥 50 克	面包片 20 克

表 5-39 民族地区幼儿带量食谱（五）

餐次	星期一	星期二	星期三	星期四	星期五
早餐	豆浆 125 克 千层糕 50 克 鹌鹑蛋 20 克	番茄韭菜酥肉酱米线 （羊肉 50 克 米线 50 克 番茄 30 克 韭菜 20 克）	面条 鹌鹑蛋 （面条 30 克 白菜 20 克 鹌鹑蛋 30 克）	三鲜米线 卤牛肝 60 克 （米线 50 克）	花生粥 50 克 鹌鹑蛋 30 克
午餐	米饭 炖鸡蛋 葱花洋芋 紫菜汤 （大米 55 克 鸡蛋 50 克 香菇适量 豆腐丝适量 洋芋 80 克 紫菜少许）	丝瓜炒肉丝 红豆米饭 三鲜汤 羊肉 50 克 （大米 55 克 鲜肉、丝瓜 80 克 腐皮 15 克 红豆 5 克 绿豆、白菜、鲜肉适量）	米饭 蚂蚁上树 排骨萝卜汤 （大米 55 克 粉丝 20 克 牛肉 50 克 红椒少量 排骨 10 克 萝卜 60 克）	小南瓜 蒸羊肉包子 鸭血烩豆腐汤 （面粉 55 克 羊肉 40 克 鸭血 10 克 豆腐 20 克 小南瓜 100 克）	洋葱牛肉汤 馒头 （面粉 55 克 香菇少量 洋葱 80 克 鲜牛肉 50 克）
午点	香蕉 120 克 饼干 20 克	赤豆元宵 50 克	蒸山芋 50 克	蛋糕 50 克	苹果 100 克 蛋卷 1 根
晚餐	米饭 莴笋炒羊肉 三鲜汤 （大米 50 克 莴笋 80 克 羊肉 40 克 黄瓜 10 克 白菜 10 克）	豆腐丝炒鸡肉 花卷 菠菜蛋汤 （面粉 50 克 豆腐丝 50 克 鸡肉 50 克 菠菜 60 克 鸡蛋 10 克）	米饭 炒芹菜 清蒸鱼 白菜汤 （大米 50 克 青鱼 50 克 芹菜 60 克 白菜 40 克）	米饭 豆芽炒韭菜 牛排冬瓜汤 （大米 50 克 豆芽 40 克 韭菜 40 克 牛排 50 克 冬瓜 30 克）	卤米线 炒黄瓜 炒虾仁 （米线 50 克 虾仁 50 克 黄瓜 80 克）

（十二）患病儿童饮食

针对托幼机构中在班级和保健室接受观察的，或在临时隔离室被隔离的患病或不舒服的幼儿，饮食上要给予特殊的照顾，根据幼儿的症状和病种供应饮食。由保健老师或班上老师通知食堂制作患病儿童饮食。食堂中要备方便面、八宝粥、小馄饨、麦片、藕粉等食品。

1. 容易消化的食物。

（1）软食：是介于普通饭与流质之间的一种饮食，比普通饭容易消化，适宜于恢复期的病儿，以及病情较轻、消化功能及食欲较好的病儿。

① 食物要柔软、易于消化、易于咀嚼。主要以软饭、面食为主。蔬菜要选择含纤维少的，并将其切碎煮烂。肉类选用瘦肉、鸡肉、猪肝等，还须切碎或绞成肉糜。鱼类可煮汤或蒸，蛋类除油煎外，其他烹调方法都可以。豆类可用豆制品，如豆腐、粉丝等，还可提供乳类食品。

② 长期食用软食的病儿，因为软食中菜、肉等被切碎流入肉汁、菜水中，往往不能被完全食用，就会损失许多维生素及矿物质，所以应注意随时补充所需要的维生素，增加菜汤、番茄汁、果汁等。

（2）半流质食物：比软食更易消化吞咽，是介于软食和流质之间的一种饮食。采用这种饮食的患儿，多半是发热或口腔有病，不能咀嚼及吞咽大块食物，或有消化道疾病，如腹泻、消化不良等。

① 食物是半液体及液体状态，易嚼易咽。

② 应少吃多餐，每2～3小时进食一次，每天三餐两点为宜，以减轻肠胃负担。

③ 应尽量选用营养价值高的食品，各种营养应尽量达到或接近正常生理需要，如主食类可用大麦粥、小米粥、麦片、面条等，蛋类可用蒸鸡蛋、蛋花汤等，均在胃内停留时间较短。乳类可用羊乳、牛乳、酸奶，对胃黏膜有保护作用。蔬菜可用菜泥、菜汁等，并可含少量纤维。豆类可用豆浆、豆腐脑等。水果类可做成水果泥，或将水果切成小丁。

④ 膳食中禁用纤维多的、质地坚硬的大块食物，以及油煎、油炸食品及刺激性食品。

（3）流质食物：是一种完全液体状的饮食，采用这种膳食的多属发高热、病情较重、口腔咀嚼及吞咽困难、食欲差、有消化道疾病、肠胃道需要休息的病儿。这种膳食营养素及热量都不足，不宜长期食用。

① 多餐少食，每2小时进食一次，一天饮食6～7次，每次200毫升左右。

② 选用营养价值较高的各种流质食品，如米汤、藕粉、杏仁露、蛋花汤、蒸嫩蛋、牛奶、肉汤、菜汤等，豆制品用豆浆等，可适量搭配果汁。

2. 高营养的食物。

（1）高热量（能量）膳食：对营养不良、体重不足及病后恢复期需要高热量的病儿，需要增加热量较高的食品，如鸡蛋、豆浆、牛奶、蛋羹、面条、麦片、馄饨等。

（2）高蛋白膳食：对贫血、营养不良的病儿，可于每餐增加荤菜食物一份，也可在三餐之间增加牛奶、鸡蛋、鱼、虾、肉圆等，以提高其蛋白质摄入量。

（3）少油、少渣膳食：对消化道有疾病的病儿，要用含纤维量少、脂肪少和富有营养素的膳食，如碎菜、烧烂的瘦肉、豆腐、鸡蛋、鱼、果汁、羹等，以减少肠的蠕动及排便的次数。烹调时少用油，禁用粗粮、蔬菜、水果及纤维较粗的食物或大块肉类等。

3. 低盐、低糖食物。

适用于患有肾炎、糖尿病的病儿。

4. 不同病儿的膳食要求。

（1）营养不良幼儿的膳食：幼儿营养不良是由于摄入热量和营养素不足，或不能充分吸收利用摄入的食物，以致出现生长发育停滞、身长体重低于同年龄标准、体重减轻等症状。对营养不良的病儿，除必须分析病因及时治疗外,加强营养及促进食欲也很重要。在食欲不佳时,切勿强迫进食,可选择清淡的、病儿喜欢吃的米面食物,应稍加糖类及瘦肉、鱼类以补充热量,但不宜过多,以免损害下一次的食欲。待食欲好转后再给予高热量、高蛋白、高维生素的饮食,同时补充米面食物。

(2) 贫血幼儿的膳食:贫血是儿童常见的综合征,不但影响孩子的生长发育,长期贫血还会使抵抗力减退,易得感染性疾病,甚至影响智力的发展。贫血的原因主要是饮食当中铁的摄入量不足。此外,饮食中缺少蛋白质、维生素C等也可使机体不能利用膳食中的铁质,或因病菌感染导致红细胞大量遭到破坏,或因外伤失血等引起贫血。对贫血患儿特别是轻度营养性缺铁性贫血的患儿,一般只要采取饮食治疗即可。

① 含铁或铜质多的食物,如绿叶蔬菜(菠菜和青菜)、西红柿、胡萝卜、橘子、鸡蛋、瘦肉、动物肝脏、动物肾脏等,可增加蛋白质的供给量。

② 含维生素C及矿物质多的水果,如红枣、橘子等。因为维生素C能刺激铁的吸收与利用。

③ 半流质膳食或软饭。贫血患儿往往食欲减退、消化不良,应考虑荤菜食物多一些,并注意饭菜的色、香、味,以增进病儿的食欲。

(3) 发热幼儿的膳食:发热为幼儿最常见的症状,多数感染性疾病都有发热症状。发热时基础代谢率增高、体内消耗的热量增加,同时因受细菌、病毒等感染所产生毒素的作用,体内蛋白质的破坏增多。此外,因发热食欲不振,进食量减少,热量供应不足,水分损失也较大,在饮食上要注意增加蛋白质及糖的分量,还要提供大量的饮品。

饮食应注意提供容易消化的半流质或流质食品,少量多餐,多提供富含维生素C的橘子水、藕粉、米汤、西瓜水、绿豆汤、菜汤等,以利于体内毒素的排泄及增加对病菌的抵抗力。还要提供牛乳、鸡蛋、豆浆等高蛋白食物,以弥补体内营养的消耗。

(4) 腹泻幼儿的膳食:腹泻是消化道疾病的常见症状。当幼儿腹泻时,除要及时查明原因、对症治疗外,还要补充口服补盐液(自配糖盐水)以免发生脱水、酸中毒。饮食方面,在急性腹泻期为使消化道得到适当休息,利于消化机能的恢复,可提供米汤,去油、去脂的牛奶及酸奶,苹果泥等;等大便次数减少后,再提供低渣、少油、少糖、不产生气体的饮食,如大米粥、藕粉、蛋花汤、面条等。忌让患儿吃生、冷食物,牛奶、豆制品及含蔗糖多会产生气体的食物,也应适当限制。

(5) 便秘幼儿的膳食:便秘是由于大便习惯不良、没有养成按时大便习惯、缺少运动或挑食、不吃蔬菜、吃肉类太多、补钙过多、饮食中缺少粗纤维等引起。对便秘的幼儿要分清原因对症处理,其膳食应采用能促进肠道蠕动的多纤维食物,如青菜、水果、粗粮等。让幼儿多喝水,每天早上喝一杯淡盐水;适当增加脂肪含量或麻油来润肠通便。对长期便秘的幼儿在打饭菜时要多分点蔬菜。让家长对大便困难幼儿采取扩肛方法帮助排便。

(6) 呕吐幼儿的膳食:呕吐分为生理性和病理性两种。生理性呕吐多为幼儿吃得过急、过快或强迫进食引起恶心导致;病理性呕吐多数是幼儿患病不舒服引起的。在呕吐严重时可暂停进食,让肠胃得到暂时休息,待呕吐稳定后再补充饮食,可提供低脂肪的半流质饮食及软饭,如藕粉、豆浆等。对生理性呕吐后的幼儿提供食物时,不要再给与呕吐前相同的食物,要换一种半流质食物,以免又刺激引起呕吐。

(7) 呼吸道感染幼儿的膳食:呼吸道感染幼儿常见症状是咳嗽,严重时会伴有气喘,这部分幼儿常常因咳嗽气急影响进食,甚至吐出来。对咳嗽较重的幼儿应提供半流质饮食,如烂面条、蒸蛋羹、麦片糊等,让其少量多餐或暂缓进食。伴有气急气喘的幼儿,可在饭前1小时用些镇静、止咳止喘的药物,如酮替芬、氨茶碱、止喘药、镇咳药等,等稍缓解后再吃饭,发作期间不宜吃含糯米的食物和过甜食物。

(8) 肥胖幼儿的膳食:幼儿发生肥胖症的主要原因是进食过多,进食的热能超过消耗量,故剩余的热能转化为脂肪而积聚于体内,也有因为遗传因素、内分泌失常或缺乏运动所致。对肥胖幼儿的治疗以饮食管理最为重要,原因是饮食可以为幼儿提供基本营养及生长发育的需要。可逐渐控制进食量,体重到超过年龄正常体重10%左右时,可选择提供热量少而体积大的食物,如芹菜、黄瓜、萝卜等。蛋白质的供应量不宜过少,限制糖类和脂肪。对饥饿感强烈的幼儿,可适当增加瘦肉食品,以减缓胃的排空。维生素及矿物质供给不应缺乏,总热量要控制。

(9) 食欲不振幼儿的膳食:对长期食欲不好的幼儿要照顾其比别的幼儿先吃,每一次的饭菜量相对少一些,这样不容易增加其心理压力,也要另外烹饪一些容易吞咽的食物,如肉末蒸蛋、炒鱼片等,因为他的菜与别的幼儿不一样,容易增加其食欲。

(10) 口腔疾病幼儿的膳食:对腮腺炎恢复期或可疑期的幼儿或口腔溃疡的幼儿,因张嘴痛,进食时有困难,一般应提供清淡的半流质食物,不能过甜过咸,以免刺激口腔引起疼痛,可以少食多餐。

(十三) 儿童不宜的食品

有些食品儿童不宜常吃多吃,否则有害无益。

1. 火腿肠:火腿肠可以吃,但不要吃得过多,因其制作过程中添加防腐剂,经常食用将导致此类物质在体内富集,容易造成儿童头晕、恶心、营养失衡。

2. 浓茶:浓茶中含有大量鞣酸,鞣酸在人体内遇铁便生成鞣酸铁,难以被人体吸收,容易造成人体缺铁。

3. 果冻:果冻是由增稠剂、香精、着色素、甜味剂等配制而成,这些物质吃多或常吃会影响儿童生长发育和智力健康。

4. 咸鱼:各种咸鱼都含有大量的二甲基亚硝酸盐,这种物质进入人体后,会转化为致癌性很强的二甲基亚硝酸。也不要经常给幼儿吃其他腌制食品。

5. 泡泡糖:泡泡糖中的增塑剂含有微毒,其代谢物苯酚也对人体有害。

6. 罐头食品:罐头食品中的添加剂、防腐剂对正在发育的儿童有很大影响,不宜多吃。

7. 爆米花:铅罐烘爆的爆米花(非微波炉食品)含铅量高,铅进入人体会损害神经、消化系统,损伤造血功能。

8. 方便面:油炸方便面中含有对人体不利的防腐剂,可以吃,但不宜经常吃。

9. 可乐饮料:可乐饮料中含有咖啡因,对儿童尚未发育完善的各组织器官有影响,会影响睡眠。

10. 动物脂肪:儿童过多食用动物脂肪,不仅会造成肥胖,还会影响钙的吸收利用。

11. 烤肉串:羊肉串等火烤、烟熏食品含有强致癌物。如未烤熟,还可能使儿童感染寄生虫病。

12. 巧克力:儿童食用巧克力过多,会使中枢神经处于异常兴奋状态,产生焦虑不安、心跳加快等现象,不仅影响食欲,还会造成入睡困难。

13. 食盐:儿童摄入的盐过多,成年后容易发生高血压、冠心病、胃癌等疾病。

14. 橘子:橘子含有丰富的胡萝卜素,吃得过多易产生"高胡萝卜素血症",会腹痛腹泻、皮肤黄染。

15. 菠菜:菠菜中有大量草酸,吃得过多,草酸在人体内遇上钙和锌便生成草酸钙和草酸锌,会影响钙和锌的吸收,也不易被排出体外。

16. 葵花籽:葵花籽中含有70%的不饱和脂肪酸,儿童食用过多会影响其肝细胞的功能。

# 第六章

保健人员专业技能

托幼机构的专业技能工作是儿童保健的一个重要内容。做好专业技能工作，直接关系到幼儿的身心健康，其中护理工作是每个保健人员必须掌握的一门技能。通过护理观察，可以了解机体各器官的机能活动情况，了解某种疾病的变化，对观察病情、协助诊断、促进康复等方面都有着重要的意义。

一、晨间检查

晨检工作是托幼机构预防疾病的重要手段，无论是医务人员还是保健人员均须熟练掌握晨检技能。

（一）晨检要求

1. 保健人员要比幼儿早入园，做好晨检的准备工作。晨检器具盘内放体温计、75%酒精、听诊器、压舌板、酒精棉球、草稿本、笔等。

2. 保健人员要衣着大方整洁、态度和蔼、笑容可掬地迎接幼儿入园。

3. 有专用的晨检室或利用门厅、有顶的走廊、传达室等做晨检地，晨检室（地）一般靠近大门口。

4. 遇有保健人员请假、出差，应有接替老师负责晨检。

（二）晨检方法

一问：仔细询问家长前一晚幼儿在家的情况，有无不舒服、患病等异常情况，如有则记录在晨检草稿本上。

二看：仔细观察幼儿的精神、面色、皮肤、嘴唇，有无精神状态不好、面色苍白或发黄、眼巩膜发黄、嘴唇颜色异常、扁桃体肿大（有呼吸道症状幼儿再查）、身上出疹等现象。

三摸：触摸幼儿额头和颈部等处，看有无发热、淋巴结肿大现象。

四查：检查幼儿手指甲和双手是否干净卫生；检查幼儿是否带危险物品入园；检查幼儿是否衣着整洁。

五登记：对带药入园的幼儿，请家长登记。幼儿在晨检中的异常情况由保健人员负责登记。

（三）晨检问题处理

1. 遇有情况异常、发热的幼儿，安抚其坐在门口的小椅子上，测量其体温。

2. 遇有在入园路上受外伤的幼儿，给其进行简单的处理。

3. 对带药入园的幼儿，向其家长索要病历或请家长签字，收下药后仔细检查药名、标签是否清楚，药物是否受潮变质过期。

4. 对不该带入园所的物品交由家长带回，如有幼儿带的贵重物品，一定在两人见证下退给家长，或由家长签字表示收到。

5. 对需要接受班级全日观察和保健室全日观察的幼儿给予安置。

（四）晨检登记

晨检结束后，把晨检中记录在草稿本上的内容填入晨检记录表中，然后将晨检中查出的须观察幼儿名单,填入班级全日观察表中,并将班级全日观察表送至需观察幼儿的班级。

二、全日观察

(一) 班级全日观察

观察对象为有以下情况的幼儿:

1. 入园途中发生呕吐、不适,晨检时未见异常。
2. 入园途中遇有轻微外伤,经保健室处理后。
3. 家长主诉昨晚在家有不适症状,如呕吐、腹痛等,但入园时无症状。
4. 昨晚在家发哮喘,入园时没有发作。
5. 血红蛋白低于9克/L的中重度贫血幼儿。
6. 重度营养不良。
7. 疑似行为异常,有自闭症倾向。
8. 在园服药,需记录服药情况。

(二) 保健室全日观察

观察对象为早上入园异常,但不适宜进班的幼儿,或在园期间发生不适症状,由班级送到保健室来的幼儿。包括以下情况:

1. 哮喘发作。
2. 体温37.3℃以上。
3. (在园期间)不明原因的腹痛、肠痉挛、腹泻。
4. 咳嗽加剧。
5. 鼻出血量多。
6. 身体有外伤引起的血肿,或有五官损伤。
7. 有呕吐症状。
8. 眼睛进了异物。
9. 有疑似传染病接触史。

(三) 临时隔离观察

临时隔离观察工作在托幼机构是观察被隔离的具有疑似传染性疾病症状的幼儿。为了解除幼儿的孤独感和恐惧感,隔离室内应有小桌子、小椅子、玩具、图书、饮用水等,并临时备有点心、糖果,同时有保教人员陪伴。

1. 隔离观察对象。

(1) 有不明原因的红眼睛、结膜充血症状,要排除传染性结膜炎病患可能的幼儿。(传染性结膜炎要和过敏性眼炎区别。个别有过敏性体质的幼儿,早上起床眼睛痒、打喷嚏,揉眼睛后会引起充血,但2~3小时后会恢复。)

(2) 身上有可疑的疹子,且有类似水痘的幼儿。

(3) 自诉张嘴痛,同时发热或不发热,须在隔离室观察,以排除腮腺炎病患可能的幼儿。

(4) 晨检时发现皮肤较黄或眼巩膜黄的幼儿,需问明家长有无肝炎接触史,除隔离观察外,要叫家长带幼儿去医院查肝功能。

(5) 因患流感发热的幼儿(处于流感期时应特别注意)。

(6) 腹泻次数多,腹痛,大便中有黏液或脓血,疑患菌痢的幼儿。

(7) 口腔可见小疱疹或溃疡，手、脚有疹子或脓疹，比水痘疹大，怀疑是手足口病的幼儿。

(8) 皮肤上有一个以上的脓疱疮的幼儿。

2. 隔离观察注意事项。

(1) 对可疑病例进行临时隔离观察，是短时间、不留宿的，主要是在家长来接的时间段，不需要卧床休息的幼儿只要坐在小椅上玩玩具、看书即可。

(2) 对不同可疑病例要分室观察，预防交叉感染。

(3) 对被隔离幼儿要给予特殊的护理，按时供应饭菜、点心，烹饪要特殊，多提供半流质食物，营养丰富一些。

(4) 特殊的、较重病例请家长速来接回，或由老师经家长同意后直接送往医院。

(5) 隔离期结束做好终末消毒工作。保健人员护理可疑传染病儿要穿工作服（隔离专用），护理后要脱去，必要时戴帽子和口罩，用消毒水洗净双手。

(6) 早上入园和下午离园前，对隔离室进行消毒，可用消毒灯照射30分钟，并用带有消毒液的抹布抹洗室内用品。被隔离幼儿用过的物品，应放入消毒柜消毒；在呕吐物或粪便内倒入消毒液处理，并开窗通风。

(7) 对被隔离幼儿的记录要全面仔细，用专用记录本记录或记入保健室全日观察表中，一般上午、中午、下午各记一次。

三、健康教育

健康教育工作是疾病预防的首要条件，托幼机构是集居场所，做好健康教育工作可以有效地控制疾病传播，使疾病早预防、早发现、早治疗、早隔离，使幼儿在一个健康、良好的环境中成长。开展健康教育培训工作可以有效地提高保教人员、家长的防病意识，增强科学理念，提高管理和育儿水平。通过健康教育，从小培养幼儿养成良好的卫生习惯、良好的心理素质和健康的体魄，对其一生发展都具有重要的意义。

(一) 工作要求

1. 健康教育工作要有计划、有议程地科学安排，托幼机构保健人员要在上级妇幼保健机构的指导下，制订学期健康教育计划和总结健康教育工作。

2. 根据不同季节、不同年龄、不同对象，采取有效的针对性方法，开展健康教育，有效地掌握相关技术规范要求。

3. 按卫生保健管理办法对托幼机构的各类人员进行上岗培训，提高业务知识水平。

4. 健康教育内容包括疾病预防、膳食营养、心理卫生、儿童安全及良好行为习惯的培养等。

5. 托幼机构要设立健康教育专栏，配备保健教育图书，并组织儿童开展健康教育课程。

6. 做好健康教育效果评估工作，定期评估教师、家长、幼儿对相关知识的知晓率。

(二) 实施方法

1. 建立健康教育制度。

(1) 托幼机构要有健康教育管理制度，做到有计划地开展学期健康教育工作，提前做好下一学期的计划。

(2) 根据幼儿不同年龄、不同季节、疾病流行情况安排健康教育内容和项目。

(3) 建立健康教育档案和信息管理制度，便于随时抽调使用。

2. 实施健康教育培训。

(1) 根据托幼机构各类人员的工作性质实施培训，分为上岗前培训、每年复训和短期业务讲座。

（2）要求园领导（正、副职）在任时，接受健康教育、卫生保健知识培训，时间1～2天，以后不定期地参加卫生保健知识讲座或学习班。

（3）保健人员主要负责托幼机构的健康教育工作，上岗前经过脱产培训，考试合格，方可取得上岗证。每年要安排保健人员参加复训，并且不定期地参加业务讲座和相关知识培训班。

（4）保教人员是托幼机构开展健康教育工作的主要力量，卫生保健知识的掌握对儿童的健康至关重要，尤其是保育人员，上岗前须经过卫生保健知识培训，掌握消毒隔离、保育护理、心理卫生知识等。

（5）做好托幼机构膳食营养工作，炊事员在上岗前必须参加卫生保健知识、营养知识、烹饪知识的培训，并能认真贯彻《中华人民共和国食品安全法》。

（6）有适合托幼机构相关人员培训的教材，以提高相关人员的业务水平。

3．开展幼儿健康教育。

（1）健康教育必须从幼儿做起，针对幼儿不同年龄开展生动、有趣的健康教育课程，每周一次，如讲故事、做游戏、知识问答、体育竞赛、录像等。

（2）托幼机构要为教师和幼儿配备开展健康教育工作的玩教具、教材。每班有健康教育、心理卫生的相关期刊或图书、影碟等。

（3）开展幼儿的心理卫生教育，培养幼儿良好的卫生习惯。

4．家园互动。

（1）园内要有专用的健康教育专栏、板报，定期向家长宣传健康教育知识，并根据不同季节、不同疾病流行方式，有针对性地做好宣传。

（2）每学期给家长进行卫生保健知识讲座，内容生动，理念新颖。

（3）针对园内的体弱儿、肥胖儿、行为异常幼儿开展家园互动、进行配合管理，建立联系档案和管理记录。

（4）定期向家长开放园内活动，便于家长了解幼儿在园情况。

5．健康教育评估。

（1）做好形式多样的健康教育评估，如从家长问卷调查、相关论著、幼儿健康评估、园内幼儿患病情况和传染病发生情况、体弱儿管理情况等方面来进行评估。

（2）一般每学年进行一次健康教育评估，有助于观察园内幼儿的整体健康水平。

（3）健康教育评估工作一般由园内保教人员完成。

（4）健康教育评估内容包括园内幼儿整体健康水平，身高体重水平，血色素增长情况，呼吸道疾病、常见传染病发病情况，以及幼儿行为习惯的综合素质测评、各类人员对相关知识的知晓率等。

四、体格测量和评价

（一）体格测量

托幼机构体格测量项目主要有体重、身长（身高）。一年测体重两次，测身高两次，一般上下学期各测一次，择幼儿衣物穿得较少的温暖时节测量。

1．体重测量。

称重前将秤矫正到"0"，称重时只穿背心、短裤。冬季可穿棉毛衫棉毛裤测量，室温不宜过冷。检查前可先称好5～6名儿童的内外衣总重量，得出平均每人内外衣重量。称重后扣除平均每人内外衣重量。

2. 身高(身长)测量。

3岁以下幼儿用卧式量板测身长。卧式量板两边有尺,移动滑板,两边误差在0.5厘米以内。测时脱鞋、帽,头放正,头顶中线,测者扶膝,滑板推至脚跟,两侧刻度一致,测出厘米数(小数点后保留一位)。

3岁以上幼儿用立式身高计,测量时直立站好,两足尖分开60度,两眼平视,头、肩胛角、骶尾部、足跟紧靠立柱,头板与立柱呈直角,向下滑动至头顶,读数以厘米为单位(小数点后保留一位)。

3. 体格测量注意事项。

(1) 测量前先检查测量的环境,包括室温和光线等,以及测量器具的准确性。

(2) 测量身高体重时在午睡起床后最佳。测量体重前嘱咐幼儿解小便。

(3) 测量时幼儿不可接触其他物体或站在秤上摇晃。

(4) 测量身高体重,进入健康软件评价管理系统,评价为营养不良、肥胖的儿童给予专案管理。

(二) 生长水平和匀称度的评价

表6-1 生长水平和匀称度评价表

指标	测量值		评价
	百分位法	标准差法	
体重/年龄	<P3	<M−2SD	低体重
身长(身高)/年龄	<P3	<M−2SD	生长迟缓
体重/身长(身高)	<P3	<M−2SD	消瘦
	<P85~P97	M+1SD~M+2SD	超重
	>P97	≥M+2SD	肥胖
头围/年龄	<P3	<M−2SD	过小
	>P97	>M+2SD	过大

评价方法一般采用六级分位法,如表6-2所示。

表6-2 年龄别体重(千克)　女童

岁	月	−2SD 下	−1SD 中下	中位数(M) 中− 中+	+1SD 中上	+2SD 上
4	0	12.6	14.3	16.0	18.3	20.7
4	1	12.7	14.4	16.1	18.5	20.9

将全园所有幼儿的身高、体重按"年龄别体重"进行评价,凡踩线在中位数以上为中+。如4岁女童,体重16.7千克,不到18.3千克,正好是中位数以上,算中+;若是15.9千克,则算中−;如该幼儿体重13.9千克,则评价为中下。

五、营养性疾病建案管理

(一) 蛋白质-能量营养不良

1. 评估及分类。

蛋白质-能量营养不良分别以体重/年龄、身长(身高)/年龄和体重/身长(身高)为评估指标,采用标准差法进行评估和分类,测量值低于中位数减2个标准差为低体重、生长迟缓和消瘦。

2. 营养不良筛选管理方法。

将体重评价为中下的幼儿列出来,用"年龄别体重"的公式算出。如体重低于正常体重20%以上,为低体重、轻度营养不良,需给予建案管理。评价公式为:

$$\frac{测量体重-年龄别体重中位数}{年龄别体重中位数}\times100\%$$

体重低于正常体重20%以上,为轻度营养不良;低于正常体重30%以上,为中度营养不良;低于正常体重40%以上,为重度营养不良。

(二)超重/肥胖

1. 超重:体重/身长(身高)在 M+1SD~M+2SD 之间,或体质指数/年龄(BMI/年龄)在 M+1SD~M+2SD之间。

2. 肥胖:体重/身长(身高)≥M+2SD 或 BMI/年龄≥M+2SD。

3. 托幼机构可将年龄别体重评价为中上以上的幼儿筛选出来,或体重是中上、身高是中下的幼儿筛选出来,再按"身高别体重"公式评价是否肥胖。评价公式为:

$$\frac{测量体重-身高别体重中位数}{身高别体重中位数}\times100\%$$

体重超出正常体重20%以上,为轻度肥胖;超出正常体重30%以上,为中度肥胖;超出正常体重50%以上,为重度肥胖。

表6-3 身高别体重(千克)　　女童

身高 (厘米)	−2SD 下	−1SD 中下	中位数(M) 中− 　　中+	+1SD 中上	+2SD 上
105.5	13.9	15.4	16.9	18.7	20.5
106.0	14.0	15.5	17.0	18.9	20.7

如4岁女童体重20.7千克,评价为上,她的身高105.5厘米,评价为中上,即用身高别体重105.5的中位数16.9套入公式,$\frac{20.7-16.9}{16.9}\times100\%=22.5\%$。如体重超出身高别体重中位数20%以上,即为肥胖,该儿童列入肥胖儿管理。

六、健康检查

(一)定期体检

托幼机构的体检工作是健康管理的一项内容,一般在每年的"六一"前后进行,由保健机构的医务人员入园为幼儿体检。定期体检工作根据人数的多少来安排,不宜过早或过迟,大约在4~6月份或9~10月份安排。

1. 准备工作。

(1)保健老师要为体检工作事先做好准备,统计出勤率,对经常缺勤的幼儿要及时通知家长,保证体检这一天出勤。

(2)事先准备体检用品,如每个幼儿的体检表、身高体重测量器、压舌板、酒精棉球等。

(3)准备一间40平方米以上的房间,放入体检台(可用幼儿的小桌)数张和椅子数把,每个桌子下可垫张报纸或放纸盒、纸篓,便于医生丢弃使用过的压舌板、棉球等。

(4)再准备房间用于幼儿验血、查视力、查听力。查视力的房间光线要明亮,查听力的房间要安静。

(5) 体检前,班上老师要做好幼儿的思想工作,以减少他们的恐惧感。

2. 体检方法。

(1) 由保健老师安排每班为一个批次,将体检表分给每名幼儿,安排每名医生面前有3~4名幼儿等待检查。

(2) 听心肺,主要是检查幼儿心脏的心律情况,检查有无杂音等病变,肺部有无异常。

(3) 检查肝脾是否正常,如有异常要进行肝功能检查。检查皮肤有无皮炎湿疹、脓疱疮、血管瘤等。检查颈下、耳后、枕部淋巴结是否肿大。

(4) 检查四肢骨骼是否发育正常,有无"O"形、"X"形腿,有无鸡胸、肋外翻等佝偻病体征。

(5) 检查生殖器是否正常,男孩有无包皮长、包茎或隐睾、疝气等。

(6) 五官检查。检查口腔牙齿数,有无龋齿,有无口腔溃疡,扁桃体是否肿大;耳内有无分泌物,是否肿痛;眼睛是否有沙眼、结膜炎、麦粒肿;鼻腔是否流涕。

(7) 上述查完后再去验血,查血红蛋白。

3. 注意事项。

(1) 体检结束后清洁整理,用过的桌子要用肥皂水清洗再消毒,整理好体检用品。

(2) 清点体检人数是否和实际人数相符,将补检的名单列出来,在近期内通知家长补检。

(3) 统计幼儿的体检率、患病率、矫治率,上报负责体检的医疗机构。

(4) 对患病儿童将疾病矫治单填好并通知家长,请家长带儿童去保健机构或医院矫治。

(二) 入园体检

1. 入园体检在开学前3个月内进行,超过3个月须重新检查。一般由家长带幼儿去医疗保健机构检查,幼儿园在录取该生时将体检通知和录取通知书一起交给家长,也可以由保健部门组织该园新生集体体检。

2. 对转园幼儿须有前一个幼儿园健康检查记录或保健手册,且在3个月有效期内并由原幼儿园开具转园证明,超过3个月的须重新检查。

3. 新生入园体检率要达到100%,这样可以使疾病早发现、早治疗。

(三) 视力检查

托幼机构一般每半年检查视力一次,选择一间自然光线好,面积大于20平方米的房间。

1. 管理对象:全园儿童、高危儿童(高危儿童指有斜视,看电视时喜欢皱眉头、歪头看,父母戴眼镜的幼儿)。

2. 检查方法:由班级老师组织幼儿按小组进入等候室,被测幼儿要逐个依次接受检查,对数视力表灯置于距幼儿5米远处。在5米外的地上用粉笔画上横线,让幼儿站在5米线上,用遮眼板将一只眼盖住,但不要压得太紧,以免影响测试。先检查右眼后左眼。

3. 从大视标开始由上往下逐行检查。如果在4.6行全通过,而4.7只通过两个,记录为4.6^{+2}。

4. 测完一人后再进另一幼儿,以免幼儿进去人多嘈杂或互相提示,影响检查效果。分别记录两只眼的视力情况。

5. 如果房屋面积小,可以用镜子反射视力表,距离可缩短为2.5米。

6. 对视力异常的幼儿,建议家长带去专业眼科做进一步检查,保健人员要向家长索要再次检查的记录,以便专案管理。

(四) 听力检查

越早发现幼儿的听力障碍,听力受损的幼儿就能越早得到治疗和语言康复训练,减少残疾。

1. 检查方法:新入园儿童要进行听力筛查,以后视情况每年测查一次。

2. 听力障碍的矫治须有专科医院明确的诊断和治疗方案。其中医生必须是专职五官科医生,并有三年以上工作经验。

3. 听力测试的房间只能一个人进去,不能嘈杂,对听力可疑的幼儿要复查后才能诊断。耳朵耵聍过多也会影响听力。

(五)血红蛋白检查

6月~6岁幼儿血红蛋白<110克/升为贫血,轻度贫血即收案管理。

贫血程度判断:Hb值90~109克/升为轻度贫血,60~89克/升为中度贫血,<60克/升为重度贫血。

(六)体温测量

幼儿的体温测量工具有电子测温计、口表和肛表,为幼儿测量体温是保健人员必须掌握的工作。

1. 电子测温计。

多用于额部或腋部测温,超出37.3°疑见异常,可用水银体温计器复测。

2. 口表。

水银柱为长条形,每次用前用75%的酒精清洗消毒,将水银柱甩至35℃以下。

使用方法:将口表水银端放在幼儿舌下或腋下,用手扶住口表测量5分钟,读出测量数。

3. 肛表。

表头水银柱为椭圆球形,适用于托班、小班幼儿,用前、用后用肥皂和清水洗干净。

使用方法:将表头涂上润滑油、凡士林或植物油,将表轻轻插入幼儿肛门内约1/2至2/3深,测量5分钟。肛表温度在实际读数上减去0.5℃后为实际体温数。

4. 注意事项。

(1)无论是使用口表、肛表还是电子测温计,在进食、进水、洗浴或剧烈运动后须隔30分钟再测量,以免不准确。

(2)测量时要有老师陪伴。

(3)当幼儿体温超过38.5℃时,可选择给幼儿物理降温的方法,并立即通知家长。

七、接受家长委托喂药

1. 托幼机构中用药一般指由家长送入园的药物,不包括保健药。受家长委托,由保健人员负责喂药。喂药的时间日托为午餐后20分钟,全托为午餐后20分钟和晚餐后20分钟。午睡起床后也可以喂药。特殊情况下由班级老师喂药,不允许让幼儿自己随便拿药吃。

2. 鼓励幼儿自己吃药,甜药先吃,苦药后吃。老师必须看着幼儿把药吃下去再离开。

3. 易挥发的药要及时盖好盖子;不要同时打开几个药瓶的盖子,以免盖错,造成漏服或误服。

4. 托幼机构只接受家长送来的治疗性药物,如感冒咳嗽药、消炎药、止喘药、止泻药、眼药等,不接受保健药和滋补药。

5. 保健老师到班级喂药最好使用专用药箱和一次性小药杯,防止药品污染。

6. 用药前保健老师仔细核对班级、姓名、药名、用药时间、剂量、药物是否沉淀变质等,不要出差错。瓶签已脱落或字迹不清时宁可不用。幼儿生理特点与成人不同,新陈代谢旺盛,循环时间短,排泄快,对药物反应也有所不同。

八、心肺复苏(CPR)

心脏跳动停顿者,如在4分钟内实施初步的CPR,在8分钟内由专业人员进一步心脏救生,死而复生的可能性最大,因此时间就是生命,速度是关键。

(一) 心肺复苏方法

1. 判断患者有无意识。

拍摇患者并大声询问,手指甲掐压人中穴约5秒,如无反应表示意识丧失。这时应使患者水平仰卧,解开颈部纽扣,注意去除口腔异物,使患者仰头抬颏,用耳贴近口鼻,如未感到有气流或胸部无起伏,那么表示已无呼吸。

2. 保持呼吸顺畅。

昏迷的病人常因舌后移而堵塞气道,所以心肺复苏的首要步骤是畅通气道。急救者以一手置于患者额部使头部后仰,并以另一手抬起后颈部或托起下颏,保持呼吸道通畅。对疑心有颈部损伤者只能托举下颏而不能使头部后仰;若疑有气道异物,应从患者背部双手环抱于患者上腹部,用力、突击性挤压。

3. 口对口人工呼吸。

在保持患者仰头抬颏前提下,施救者用一手捏闭鼻孔(或口唇),然后深吸一大口气,迅速用力向患者口(或鼻)内吹气,然后放松鼻孔(或口唇),照此每5秒钟反复一次,直到恢复自主呼吸。

4. 建立有效的人工循环。

(1) 检查心脏是否跳动,最简易、最可靠的是颈动脉。抢救者用2~3个手指放在患者气管与颈部肌肉间轻轻按压,时间不少于10秒。

(2) 如果患者停止心跳,抢救者应握紧拳头,拳眼向上,快速有力猛击患者胸骨正中下段一次。此举有可能使患者心脏复跳,如一次不成功可按上述要求再次扣击一次;如心脏不能复跳,就要通过胸外按压,使心脏和大血管血液产生流动,以维持心、脑等主要器官最低血液需要量。

(3) 选择胸外心脏按压部位:胸骨正中两乳头之间。胸外心脏按压方法:急救者两臂位于病人胸骨的正上方,双肘关节伸直,利用上身重量垂直下压,对中等体重的成人下压深度应大于5厘米,而后迅速放松,解除压力,让胸廓自行复位。如此有节奏地反复进行,按压与放松时间大致相等,频率为每分钟不低于100次。

(4) 一人心肺复苏方法:当只有一个急救者给病人进行心肺复苏时,应每做30次胸外心脏按压,交替进行2次人工呼吸。两人心肺复苏方法:当有两个急救者给病人进行心肺复苏时,首先两个人应呈对称位置,以便于互相交换。此时,一个人做胸外心脏按压,另一个人做人工呼吸。两人可以数着"1、2、3"进行配合,每按压心脏30次,口对口或口对鼻人工呼吸2次。

(二) 注意事项

1. 口对口吹气量不宜过大,一般不超过1200毫升,胸廓稍起伏即可。吹气时间不宜过长,过长会引起急性胃扩张、胃胀气和呕吐。吹气过程要注意观察患(伤)者气道是否通畅,胸廓是否被吹起。

2. 胸外心脏按压术只能在患(伤)者心脏停止跳动下才能施行。

3. 口对口吹气和胸外心脏按压应同时进行,严格按吹气和按压的比例操作,吹气和按压的次数过多和过少均会影响复苏的成败。

4. 胸外心脏按压的位置必须准确,不准确容易损伤其他脏器。按压的力度要适宜,过大过猛容易使胸骨骨折,引起气胸血胸;按压的力度过轻,胸腔压力小,不足以推动血液循环。

5. 施行心肺复苏术时应将患(伤)者的衣扣及裤带解松,以免引起内脏损伤。

(三) 心肺复苏有效的体征和终止抢救的指征

1. 观察颈动脉搏动,有效时每次按压后就可触到一次搏动。假设停止按压后搏动停止,说明应继续进行按压。如停止按压后搏动继续存在,说明病人自主心搏已恢复,可以停止胸外心脏按压。

2. 如无自主呼吸，人工呼吸应继续进行，或自主呼吸很微弱时仍应坚持人工呼吸。

3. 复苏有效时，可见病人有眼球活动，口唇、甲床转红，甚至脚可动；观察瞳孔时，可由大变小，并有对光反射。

4. 当有以下情况时可考虑终止复苏：

（1）心肺复苏持续 30 分钟以上，仍无心搏及自主呼吸，现场又无进一步救治和送治条件。

（2）脑死亡，如深度昏迷，瞳孔固定、角膜反射消失，将病人头向两侧转动，眼球原来位置不变等，且无进一步救治和送治条件。

（3）当现场危险威胁到抢救人员平安（如雪崩、山洪暴发）以及医学专业人员认为病人死亡，无救治指征时。

（四）提高抢救成功率的主要因素

1. 将重点继续放在高质量的 CPR 上。

2. 按压频率至少 100 次/分（区别于大约 100 次/分）。

3. 胸骨下陷深度至少 5 厘米。

4. 按压后保证胸骨完全回弹。

5. 胸外按压时最大限度地减少中断。

6. 防止过度通气。

（五）操作流程

1. 评估现场环境，确保安全。

2. 意识的判断：用双手轻拍病人双肩，问"喂！你怎么了？"告知无反响。

3. 检查呼吸：观察病人胸部起伏 5～10 秒（数 1001、1002、1003、1004、1005……），告知无呼吸。

3. 呼救："来人啊！喊医生！推抢救车！除颤仪！"

4. 判断是否有颈动脉搏动：用右手的中指和食指从气管正中环状软骨划向近侧颈动脉搏动处，告之无搏动（数 1001、1002、1003、1004、1005……判断 5 秒以上 10 秒以下）。

5. 松解衣领及裤带。

6. 胸外心脏按压：两乳头连线中点（胸骨中下 1/3 处），用左手掌跟紧贴病人的胸部，两手重叠，左手五指翘起，双臂伸直，用上身力量用力按压 30 次（按压频率至少 100 次/分，按压深度至少 5 厘米）。

7. 翻开气道：仰头抬颌法。口腔无分泌物，无假牙。

8. 人工呼吸：如应用简易呼吸器，一手以"CE"手法固定，一手挤压简易呼吸器，每次送气 400～600 毫升，频率 10～12 次/分。

9. 持续 2 分钟的高效率的 CPR：以心脏按压：人工呼吸＝30：2 的比例进行，操作 5 个周期。（心脏按压开始送气完毕）

10. 判断复苏是否有效：听是否有呼吸音，同时触摸是否有颈动脉博动。

11. 整理病人，进一步生命支持。

九、海姆立克急救法

急性呼吸道异物堵塞在生活中并不少见，由于气道堵塞后患者无法进行呼吸，故可能致人因缺氧而意外死亡。海姆里克急救法由美国医生海姆里克先生发明，1974 年他首先应用该法成功抢救了一名因食物堵塞了呼吸道而发生窒息的患者，从此该法在全世界被广泛应用。

(一)原理

可以将人的肺部设想成一个气球,气管就是气球的气嘴儿,假如气嘴儿被异物阻塞,可以用手捏挤气球,气球受压球内空气上移,从而将阻塞气嘴儿的异物冲出,这就是海氏腹部冲击法的物理学原理。

急救者环抱患者,突然向其上腹部施压,迫使其上腹部下陷,造成膈肌突然上升,这样就会使患者的胸腔压力骤然增加,由于胸腔是密闭的,只有气管一个开口,故胸腔(气管和肺)内的气体就会在压力的作用下自然地涌向气管,每次冲击将产生450～500毫升的气体,从而就有可能将异物排出,恢复气道的通畅。

(二)适应症

1. 呼吸道异物。

用于呼吸道异物的排除,主要用于呼吸道完全堵塞或严重堵塞的患者。

2. 溺水。

用于抢救溺水者,以排除其呼吸道的液体。

(注:有人认为该法不能从气道或肺排出足够的水以帮助复苏,还有可能导致胃食管反流造成吸入性肺炎,同时使用该法可能会使心肺复苏的时间延后,从而不利于成功复苏,详见红十字会与红新月会国际联合会《2011年国际急救与复苏指南》。)

(三)操作方法

1. 急救者首先以前腿弓,后腿蹬的姿势站稳,然后使患者坐在自己弓起的大腿上,并让其身体略前倾,然后将双臂分别从患者两腋下前伸并环抱患者。左手握拳,右手从前方握住左手手腕,使左拳虎口贴在患者胸部下方,肚脐上方的上腹部中央,形成"合围"之势,然后突然用力收紧双臂,用左拳虎口向患者上腹部内上方猛烈施压,迫使其上腹部下陷。这样由于腹部下陷,腹腔内容上移,迫使膈肌上升而挤压肺及支气管,每次冲击可以为气道提供一定的气量,从而将异物从气管内冲出。施压完毕后立即放松手臂,然后再重复操作,直到异物被排出。

2. 发生急性呼吸道异物阻塞时如果身边无人,患者也可以自己实施腹部冲击,手法相同,或将上腹部压向任何坚硬、突出的物体,并且反复实施。

3. 对于极度肥胖及怀孕后期发生呼吸道异物堵塞的患者,应当采用胸部冲击法,姿势不变,只是将左手的虎口贴在患者胸骨下端即可,注意不要偏离胸骨,以免造成肋骨骨折。

4. 对于意识不清的患者,急救者可以先使患者成为仰卧位,然后骑跨在患者大腿上或在患者两边,双手两掌重叠置于患者肚脐上方,用掌根向前、下方突然施压,反复进行。如果患者已经发生心搏停止,此时应按照心肺复苏的常规步骤为患者实施心肺复苏,直到医务人员到来。

5. 应用于婴幼儿,使患儿平卧,面向上,躺在坚硬的地面或床板上,抢救者跪下或立于其足侧,或取坐位,使患儿骑在抢救者的两大腿上,面朝抢救者。抢救者以两手的中指或食指,放在患儿胸廓下和脐上的腹部,快速向上重击压迫,重复直至异物排出。

对于1岁以下的婴儿,我们可以进行背部的拍击法和冲击式的胸外按压法相结合的抢救方法对他进行抢救。

(四)合并症及注意事项

海氏冲击法虽然有一定的效果,但也可能带来一定的危害,尤其对老年人,因其胸腹部组织的弹性及顺应性差,容易导致损伤的发生,如腹部或胸腔内脏的破裂、撕裂及出血,肋骨骨折等,故发生呼吸道堵塞时,应首先采用其他方法排除异物,在其他方法无效且患者情况紧急时才能使用该法。

十、计划免疫（预防接种）

（一）计划免疫的目的

计划免疫就是为了预防相关传染病而使用研制的生物制品进行预防接种，以提高机体的免疫水平，达到预防和消灭相应传染病的目的。

消灭和控制传染病的流行主要有三大环节：控制和消灭传染源；切断传染途径；提高人群免疫水平。预防接种就是提高人群免疫水平的重要手段。

（二）免疫机制

预防接种的生物制品分为自动免疫和被动免疫。

1. 自动免疫就是人体曾经患过某种传染病，如出过水痘、患过腮腺炎，或者已染过该传染病毒但未发病，已产生对该病的免疫，这种免疫称为终身免疫。

2. 自动免疫中还有一种方式是通过预防接种而获得的免疫，称为人工自动免疫。

3. 被动免疫指通过母婴之间的胎盘传递、哺乳。口服或注射免疫制剂，如球蛋白、转移因子等，用人工的方式获得抗体。这种免疫在短时间内可以起到预防相应传染病的作用，但过了这个免疫期仍然容易感染。

（三）生物制剂种类

1. 疫苗：细菌和病毒经过灭菌处理，减毒或灭活，成为无毒或毒力很低但免疫性较高的生物制品，如卡介苗、乙肝疫苗、脊髓灰质炎疫苗、麻疹疫苗、腮腺炎疫苗、流感疫苗等。

2. 类毒素：用细菌产生的外毒素经过脱毒，使其成为无毒的抗原性制品，如百白破类毒素等。

3. 免疫制剂：如免疫血清、免疫球蛋白、狂犬疫苗等。

（四）预防接种管理

1. 托幼机构配合防疫部门做好预防接种统计工作，做好幼儿的预防接种登记。在幼儿入园时进行登记录入电脑。

2. 集体接种前必须有卫生行政部门的文件，要做好准备工作，事先通知家长，以保证幼儿的出勤率，对过敏性体质幼儿要谨慎接种，并征得家长同意。

3. 需要家长带去接种的幼儿，托幼机构要进行登记记录，以便通知家长去补种。

4. 接种后2～3天，局部会出现红肿和轻微疼痛，会自行消退吸收，有些幼儿会出现腋下淋巴结肿大，数周后消退。

5. 小儿麻痹糖丸是活疫苗，服用时要用冷开水，用热水会影响效果，接种期间腹泻的小儿不要服用。

6. 流脑和乙脑疫苗都是有季节性的，要抓住最佳时机，以免影响免疫效果，如乙脑疫苗一般在每年的3～5月份接种。

7. 正在发热，或有严重皮肤病、哮喘、腹泻的幼儿要暂缓接种，已患过相应传染病的幼儿不需接种。

十一、常见症状鉴别与处理

托幼机构中的儿童常会突发一些症状，保健人员应沉着应对，简单分析哪些症状是病理性的，哪些是生理性的。很多症状可以在入院前给予适当的处理。

（一）发热

发热是最常见的症状，见于各种全身性和局部性感染，以及许多非感染性疾病。

人在安静状态下，体温一般恒定。体温呈明显昼夜波动：清晨最低，白天稍升，而晚上最高，但一日之差不超过1℃。

年龄越小,中枢神经系统调节功能越差,体表面积相对越大,皮肤汗腺发育越差。饮食、剧烈活动、哭闹、穿衣过厚、室温过高、情绪激动等都可使体温暂时性升高,这不属于病理性发热。

发热是小儿很多疾病的一种症状,是对疾病的反射性反应,也是人体对感染的防御性反应,能刺激机体的抗病解毒功能,抵抗病菌的侵袭,促进康复。

发热热度的高低与病情的轻重不一定平行,如婴儿患感冒或疹子等疾病,体温可突然升高至40℃左右,但患儿一般情况较好,热退后恢复也较快。

儿童正常体温为36℃～37.4℃;低热为37.5℃～38℃;中度发热为38.1℃～39℃;高热为39.1℃～41℃;超高热为41℃以上。高热时必须降温,减少机体消耗,防止发生高热惊厥。

幼儿发热时须观察他的精神状态、面色、呼吸等。其他伴随症状有呕吐、头痛、皮疹等。

处理措施:多饮水,吃清淡、宜消化的食物。通风散热,解开衣服。可采用物理降温,如用冷毛巾湿敷头部,用温热毛巾擦四肢、腋下、颈部、手脚,洗温水浴等。体温超过39℃时给予退热剂(有高热惊厥史的,发热初期即须给药)或洗温水澡降温,至少每4小时测体温一次。同时密切观察病情变化,及时送医院诊治,确诊引起发热的原因。

(二)惊厥

惊厥是最常见的一类不随意运动,表现为全身或局部肌群突然发生不自主收缩现象,常伴有意识障碍症状。

1. 惊厥先兆。

见到下列临床征象的任何一项,应警惕惊厥的发作:极度烦躁或不时"惊跳",精神紧张;神情惊恐,四肢肌张力突然增加;呼吸突然急促、暂停或不规律;体温骤升,面色剧变。

2. 临床症状。

多数为骤然发作。典型者为突然意识丧失或跌倒,两眼上翻或凝视、斜视,头向后仰或转向一侧,口吐白沫,牙关紧闭,面部、四肢呈强直性或阵挛性抽搐,伴有呼吸屏气、面色发绀、大小便失禁,经数秒、数分或数十分钟后惊厥停止,进入昏睡状态。发作停止后不久意识恢复。低钙血症抽搐时,患儿可能意识清楚。

若意识恢复前再次抽搐或抽搐反复发作呈持续状态,提示病情严重。

如局限性抽搐部位恒定,常有定位意义。

3. 高热引起的惊厥。

高热惊厥发生率很高,占儿童期惊厥原因的30%。其特点是:(1)多发年龄为6个月至3岁;(2)上呼吸道感染引起者占60%;(3)全身性抽搐并伴有意识障碍症状,但停止后,意识很快恢复;(4)在一次发热性疾病中,一般只发作一次,很少发作两次以上;(5)抽搐时间短暂;(6)可追寻到高热惊厥史和家族遗传史;(7)预后良好,少数可转变为癫痫(1%～3%)。

4. 处理措施。

(1)保持呼吸道通畅,防止窒息。抽搐时,应使幼儿平卧,头转向一侧,及时清除口、鼻、咽喉内的分泌物或呕吐物,以防吸入气管而发生窒息。一旦发生窒息,除清除分泌物或呕吐物外,要立即进行人工呼吸。

(2)惊厥发作时,应进行紧急止惊,同时注意观察抽搐情况。待惊厥停止后进行全面体检。注意神志、瞳孔大小、面色、呼吸、脉搏、肌张力、皮疹和瘀点。

(3)防止意外损伤。为防止舌咬伤,可将纱布裹好的压舌板置于上下磨牙间,若牙关紧闭,不要强行撬开；为防止掉下床跌伤，须有人守护或加用护栏。

(4) 控制惊厥。医院或医务室处理采用止痉药物。

5. 护理。

(1) 专人守护，防止意外损伤。惊厥时防止分泌物呛入气管引起窒息。

(2) 注意监护，详细记录呼吸、脉搏、血压、体温、精神、神志以及瞳孔变化和惊厥发作情况。

(3) 高热者应及时松解衣裤以散热，并采用物理法降温。

(4) 供给充足的营养物质和水分，观察排泄物性状，注意留取标本，并及时送检。

(三) 呕吐

呕吐是小儿常见症状之一。多由进食过快或厌恶食物引起，也有是由消化系统疾病引起，也可由全身各系统和器官的多种疾病引起。

1. 病因。

(1) 神经性呕吐。

① 咽食过急过快，条件反射。

② 心理障碍，厌食。

(2) 消化系统疾病。

① 动力性：急性胃炎，肠套叠，机械性或功能性肠梗阻等。

② 感染性：感染性腹泻病、急性胆囊炎、病毒性肝炎、急性肠系膜淋巴结炎和阑尾炎等。

③ 消化道畸形，如幽门痉挛、贲门松弛等。

(3) 消化道外疾病。

① 颅内疾病：各种脑膜炎、脑炎、脑外伤等。

② 呼吸道消化道疾病：上呼吸道感染、支气管炎、肺炎、肠炎、胃炎等。

(4) 其他。

喂养不当、各种食物或药物中毒、一氧化碳中毒、美尼尔氏综合征、阵发性呕吐、晕车、晕船等。

2. 鉴别诊断。

(1) 年龄。

不同的年龄有不同的呕吐原因。

(2) 呕吐方式。

① 一般呕吐：此种呕吐常伴有恶心，呕吐物量多少不定。由厌恶饭菜、吞咽过快引起。一般吐完后舒服，不需要治疗。

② 喷射状呕吐：指大量呕吐物从口鼻喷涌而出，除因医生检查咽部时按压舌面不当及家长喂药刺激外，常见于吞入大量空气及中枢神经系统疾病。

(3) 伴随症状。

呕吐的同时伴有发热、头痛，神经系统体征呈阳性，则提示颅内感染。呕吐伴有发热、恶心、上腹部不适者须注意是否是病毒性肝炎。呕吐伴有发热、腹痛、腹泻者应想到可能是消化道感染。呕吐伴有血便，可能为痢疾、肠套叠、坏死性肠炎。不明原因的反复呕吐应考虑到可能是颅内肿瘤、结核性脑膜炎。若呕吐的同时有高热、惊厥、昏迷或休克，须考虑到败血症或严重感染。

3. 处理。

(1) 一般处理。

安抚儿童，呕吐后饮用适量温开水，避免剧烈活动。如因咽食过快呕吐，吐完后补充与呕吐前不一样的食物。

(2) 频繁呕吐。

短时间内多次呕吐或呕吐量较多,或有腹泻腹痛时,常易引起脱水及电解质紊乱。应及时给予口服补液盐或送医院给予输液,并纠正电解质紊乱。

(3) 长期呕吐。

长期呕吐会影响营养素吸收,可致营养不良及维生素缺乏。应及时到医院进行检查,针对病因进行治疗。尽量减少引起呕吐的不良刺激,同时少食多餐,增加热量,保证营养补充。

(四) 腹痛

腹痛是小儿时期最常见的症状之一。引起腹痛的原因很多,几乎涉及各科疾病,既可以是腹内脏器病变,也可以是腹外病变;可以是器质性的,也可以是功能性的。

1. 病因。

(1) 儿内科疾病。

急性胃炎、胃肠炎、胃及十二指肠溃疡、肠痉挛性绞痛、肠及胆道蛔虫症、肠系膜淋巴结炎、急性坏死性肠炎、病毒性肝炎、尿路感染、细菌性痢疾等。

(2) 儿外科疾病。

急性阑尾炎、胃和十二指肠溃疡合并穿孔、机械性肠梗阻、肠套叠等。

2. 临床表现。

小儿腹痛因幼儿年龄大小而有不同的表现。幼儿多无自述腹痛的能力,更不能确切陈述腹痛的性质、部位及其演变过程,仅以其表现可被家长及医生理解为腹痛,如阵发性或持续性的哭闹、两下肢蜷曲、烦躁不安、面色苍白、出汗、拒食以及精神萎靡。年长儿腹痛时常哭闹或辗转不安,双下肢向腹部蜷曲,并以手护腹部,而对腹痛性质、经过常常描述不确切,定位能力差。

3. 处理。

(1) 病因诊断未明确前,禁止服用止痛药,以免耽误病情。

(2) 患功能性肠痉挛儿童发作时应卧床休息,保暖,注意饮食,喝一点热盐开水,或去排便,排便后会缓解。

(3) 疑似患有急性腹痛的,应立即给予观察,不能缓解时送医院。

第七章
体 格 锻 炼

一、体格锻炼的重要性

体格锻炼能提高机体固有的防御能力和适应自然环境变化的耐受能力,是增进幼儿健康的积极措施,不仅有益于幼儿的体格健康,更有利于其运动和认知发展,有利于幼儿良好的情绪和心理素质的培养。

1. 肺部:使呼吸肌发达,胸腔扩大,肺容量增加。
2. 心血管:增大心脏血流量,增加全身的血液和氧气供应量,加快新陈代谢。
3. 胃肠道:促进消化道活动加强,蠕动加快,摄取更多的营养物质。
4. 骨骼肌肉:血流增快,提供更多的营养,骨骼肌肉更加发达。
5. 皮肤:经常锻炼,使皮肤不断受到冷热刺激,从而提高对冷热的耐受力。
6. 脑神经:反应更迅速、更准确,提高大脑综合分析能力。
7. 内分泌系统:刺激多种激素分泌,加速生长。
8. 培养良好的品德,促进个性的完美发展:合作、勇敢、顽强、自信、沉着、开朗、热情。

二、体格锻炼的卫生要求

照护者要根据机构内幼儿年龄分布,按照幼儿的生理解剖特点,结合季节变化,为各年龄组幼儿制订不同的体格锻炼计划,对体格锻炼的内容、运动量、用具、外界环境条件等提出相应的要求,进行监督,预防运动伤害,以达到促进幼儿发育、增强体质的目的。

(一) 幼儿体格锻炼的原则

1. 坚持不懈,持之以恒。
2. 循序渐进,由简到繁、由易到难,时间由短到长,逐渐提高锻炼强度。
3. 结合年龄,强调个体化,根据幼儿的个体差异情况给予区别对待和照顾。对不同年龄和不同健康状况的幼儿,注意选择锻炼的方法应有所不同。活动中注意对患病幼儿的特殊照顾(活动量、衣着、持续时间等方面)。
4. 保证充足的营养、良好的护理、合理的生活制度,让幼儿有充足的休息及睡眠以消除疲劳。
5. 每日要有户外活动,正常情况下每天不得少于 2 小时,严寒、酷暑天气或雾霾严重时可酌情减少。
6. 活动前要有准备和热身;活动中要注意观察幼儿精神状态、出汗量和对身体活动的反应,及时采取相应措施;活动后及时更衣、整理,注意观察其精神、食欲、睡眠等状况。

(二) 幼儿体格锻炼的形式

照护者应在日常生活中融入玩耍,并经常开展与幼儿年龄相匹配的游戏活动。注意动静结合、室内活动与户外活动结合,不同形式的活动交替进行。提供适合的场地、玩具或家常物品,让幼儿自由地探索和玩耍。

1. 1岁以内的婴儿需进行多种形式的身体活动,尤其鼓励其在地板上的玩耍互动。

2. 1岁以上幼儿能独走后,身体自主活动能力增强,喜欢探索,愿意自己动手尝试一些事情。这阶段可在室内进行一些徒手游戏和玩具游戏,锻炼幼儿的走步能力、动手能力、感统能力、语言能力、认知能力等。

3. 3~6岁幼儿应以发展基本动作技能为核心目标,运动的选择应具有多样性(多种目标、多种环境、多种形式、多种强度),以满足更多的身体活动要求。

(三)幼儿体格锻炼的时间

1. 1岁以内的婴儿清醒时每天趴卧至少30分钟,可分次进行。

2. 1~3岁幼儿每天至少3小时各种强度的身体活动,其中2~3岁幼儿每天至少1小时的中高强度活动。

3. 3~6岁幼儿每天至少3小时的身体活动,其中至少1小时以上的中高强度活动。

(四)幼儿体格锻炼的效果评估

通常以锻炼前后幼儿的体格生长水平、食欲、睡眠、呼吸道和消化道疾病的患病率来进行评定,并作为调整的依据。可以采用问卷法、直接观察法、客观评价法等。

1. 运动前精神饱满,情绪稳定,面色如常无汗,呼吸平稳;运动中注意力集中,情绪愉悦,面色红润,出汗适中,呼吸中速稍快;运动后精神充沛,轻松舒畅,面色红润,微微出汗,呼吸快速恢复平稳。

2. 活动量不足表现为:觉醒度低、情绪低常、面不改色、无汗、呼吸毫无变化;活动量适中表现为:精神饱满充沛、情绪愉悦舒畅、面色红润、津津微汗、呼吸中速稍快;活动量过度表现为:疲劳萎靡、烦躁哭闹、面色泛白、大汗淋漓、呼吸急促。

(五)幼儿体格锻炼的注意事项

1. 建议安排在幼儿进食后1小时进行,饥饿状态或刚进食后则不宜锻炼。

2. 幼儿衣着要适宜,避免过多,建议穿着宽松方便的服装。要根据气温和活动量的变化随时增减。

3. 照护者要了解幼儿的身体健康状况,在幼儿精神饱满、情绪稳定的情况下进行活动。

4. 幼儿如有肌张力和姿势异常、髋关节发育不良、慢性疾病等情况,照护者需在医生和康复师指导下进行适当的运动。

5. 活动中和活动结束后照护者需观察幼儿状态,如有哭闹不适需停止运动并寻找原因。

6. 保证机构的室内外锻炼场地的安全。

三、体格锻炼的实施方法

(一)抚触按摩:适用于0~2个月婴儿

1. 抚触按摩的好处。

皮肤感觉包括触觉、痛觉、温度觉及深感觉等。新生儿触觉很灵敏,其敏感的部位是眼、前额、口周、手掌及足底等。新生儿痛觉已经存在,但相对其他感觉不敏感。新生儿温度觉发育相对成熟,对外界温度感觉比较敏感。幼儿通过肌肉活动体会深感觉,发展本体感,建立正确的身体概念,帮助维持姿势,发展动作能力,稳定情绪,建立自信。

皮肤接触、对婴儿的轻抚和拥抱、与婴儿面对面目光对视,以及舒缓地说儿语等,对婴儿,特别是对早产儿、低出生体重儿等高危儿的大脑健康尤为重要。

抚触是通过皮肤触觉,即对婴儿进行头部、胸腹部、四肢、背部及臀部等处皮肤的接触和抚摩,以促进婴儿身心发展的一种方法。婴儿抚触可以刺激皮肤,有益于呼吸系统、循环系统和免疫系统;舒缓肠道,减轻腹部绞痛和不适,减缓消化不良与胀气;促进肌肉放松与活动,增进食欲、增强抵抗力、提升睡眠质量;促进智力发育、调节情绪。同时也是照护者与婴儿之间最好的交流方式之一,是一种令照护者与婴儿建立亲密关系的有效方法。而且在按摩的过程中,可让照护者有机会更细腻地了解婴儿的身体语言,增进解读婴儿信息的能力,更能理解婴儿的需要,发展照护人的自信与能力。

2. 注意事项。

(1) 注意保暖,避免受凉。在抚触后要洗手,以免抱婴儿时因润肤油作用而使婴儿滑脱。

(2) 不宜在婴儿刚喂奶后或饥饿的情况下进行抚触,以免引起婴儿不适和不安;每次抚触可根据婴儿的情况选择抚触的部位,如在喂奶时抚触婴儿的手掌和手指,在更换尿布后抚触婴儿的臀部和背部,在沐浴后抚触全身等。抚触时间一般为10～15分钟。抚触力度应逐渐增加,以婴儿舒适为宜。

(3) 观察身体状况:婴儿抚触过程中应密切观察其精神、情绪及身体状况。

(4) 在进行抚触的过程中,应不断地与婴儿交流,增强婴儿对照护人行为的理解和配合。

(5) 婴儿有发热时,在未明确原因之前暂不进行抚触。

(二) 体操锻炼:适用于2个月以上幼儿

体操是体格锻炼的重要方式,是根据幼儿的生理特点和游戏规则,配合音乐设计的基本动作,操练肢体的节律性活动。

这些活动能增强幼儿骨骼与肌肉,促进抬头、翻身、坐、爬、站、走等各种基本动作的发展,使动作更协调、灵活。能促进新陈代谢,改善睡眠,增强免疫力,预防疾病。节奏感强的动作和口令能使幼儿发展良好的情绪,情感反应灵敏,同时更是照护者与幼儿进行情感交流的方式,能增进亲子关系。

1. 婴儿被动操:适用于2～6个月婴儿。

是婴儿完全在照护者的帮助下,被动地改变身体姿势的一种节律活动。主要改善全身血液循环,锻炼胸、臂肌肉的发展,锻炼肩关节、膝关节、股关节、肘关节及其韧带的功能,锻炼四肢的力量,可促进婴儿大运动的发育。

被动操共8节,每节重复两个八拍,有左右之分的应轮换做。包括:扩胸运动、屈肘运动、上肢运动、肩关节运动、屈膝运动、下肢运动、髋关节运动、翻身运动。

(1) 每日1～2次,每次15分钟左右。在婴儿醒后或吃奶前后各1小时做,因为在饥饿情况下,婴儿既无力又无兴趣,效果不好;如刚进食就做操,不利于消化,且容易引起溢奶或呕吐。婴幼儿健康、情绪良好时做;遇有疾病时可暂停婴儿操,痊愈后再恢复做。发育迟缓的可增至每日2～3次。

(2) 做操过程中要随时注意婴儿的反应,时时与婴儿进行交流,包括说话和微笑,使他(她)感到亲切温暖,同时注意其表情,如发现情绪不良可暂停,检查原因,调整好再进行。

(3) 做操时速度要慢,要有节律,以引起婴幼儿的活动兴趣。

(4) 刚开始训练婴儿可能会抵触,不必强求,可暂停。循序渐进,首先选择易做、婴儿愿做的节数,再继续其他节数。

(5) 照护者站于婴儿足端,动作轻柔、随和、有节奏感。可配上轻快的音乐,手法要准确。

(6) 做完操后可以亲亲婴儿,为婴儿穿上外衣休息片刻。

2. 婴儿主被动操:适用于7～12个月的婴儿。

是在照护者适当扶持下,加入婴儿的部分主动动作完成的一种节律性活动。婴儿每天进行主被动操的训练,可活动全身的肌肉关节,为爬行、站立和行走打下基础。

主被动操共8节,每节重复两个八拍,有左右之分的应轮换做。包括:起坐运动、起立运动、提腿运动、托腰运动、弯腰运动、跳跃运动、扶走运动、转体翻身运动。

（1）做操前要拥抱、亲吻婴儿。

（2）做操时照护者动作要轻柔，使婴儿能顺势做动作，切忌生拉硬拽，使婴儿感到不适。中途如婴儿显得疲倦或不悦应及时停止。可以用婴儿平时喜欢的、熟悉的玩具、用品逗引，用语言和动作适时表扬，以引发婴儿的运动兴趣，使其能配合做动作。

（3）做完操也要拥抱、亲吻婴儿，以示鼓励。主动操的活动量较被动操大，照护者应根据婴儿活动量，及时为婴儿擦汗。

（4）以婴儿的能力为前提，循序渐进地增加活动时间和内容。

（5）遇有疾病时可暂停婴儿操，待婴儿痊愈后再恢复做。

3. 亲子操：适用于 0~1 岁的婴儿。

亲子操好玩有用又简单易学，既能促进婴儿的早期发展，又能帮助建立早期良好的亲子关系。

在婴儿的成长过程中，父母亲的角色无可替代。应当鼓励父母亲经常和婴儿一起玩，这样有助于婴儿形成积极进取、勇于探索的个性，让婴儿变得坚强勇敢、独立自信。亲子操不但需要脑力，还需要一定的体力，更适合父亲，他们的身体是最好的"运动场"。

（1）照护者应根据婴儿的年龄特点和发展水平为其设计和安排适宜的亲子操。

（2）做操时，照护者可与婴儿轻声交谈，密切观察婴儿的反应，用语言和动作适时表扬，增加婴儿的活动兴趣。

（3）操作中应注意配合音乐节奏，动作舒缓轻柔，保证安全。如婴儿显得疲倦或不悦应及时调整或停止。

（4）遇有疾病时可暂停亲子操，待婴儿痊愈后再恢复做。

4. 模仿操：适用于 1 岁以上的幼儿。

模仿操具有强烈的游戏性和趣味性，主要是在音乐、儿歌的伴奏下，幼儿徒手模仿各种动作的一种节律活动，如一些动物常见的动作、成人的劳动动作以及日常生活动作等。模仿操主要训练幼儿走、跑、跳、平衡、弯腰等基本动作，促进幼儿运动机能和技能向均衡、协调方向发展。一般来说，幼儿 15 个月左右能够独立行走，18 个月可向前跑、倒退走，24 个月可双足跳。幼儿好学好动，对各种游戏、儿歌和体育活动有浓厚的兴趣，能独立做操，但只能模仿，模仿操就是根据这个年龄特点来设计的。

（1）在户外做操时，不要让幼儿离开照护者的视线，更不要让幼儿独自活动，要做好相关的防护措施，防止意外伤害。

（2）可以根据幼儿日常生活内容自编儿歌和动作，这样不但可训练幼儿的各种动作，还能培养幼儿的独立生活能力，发展想象力、思维能力和语言能力。

（3）活动前，照护者要尽量创设情境性、游戏性的活动环境，用形象化的语言和儿歌引导幼儿参与活动。

（4）照护者的示范动作要正确，但不强求幼儿姿势正确。

（5）外出做操时，照护者应带好相应的生活用品，如毛巾、饮用水、纸巾等，以备不时之需。要善于根据室外气温和运动量的不同，给幼儿适当增减衣服。

（三）皮肤锻炼

1. 空气浴。

指通过自然因素空气刺激机体，以提高机体对周围环境和季节变换的适应能力。空气浴时幼儿身体大部分皮肤暴露，接受新鲜空气的沐浴，利用空气和人体皮肤表面之间的温差形成刺激，能够增强机体适应外界气温变化的能力,促进机体新陈代谢,锻炼皮肤和呼吸道,并增强心脏功能,增强身体抵抗力。空气浴的作用比较缓和,任何年龄段均可进行。

(1)健康的婴儿出生后即可开始空气浴。空气浴最好从夏季开始,这样气温可从温暖的向低温的和寒冷的逐渐过渡,使机体逐步适应。寒冷温度为0℃~14℃,低温为15℃~20℃,温暖为21℃~30℃。气温越低,作用时间越长,刺激强度就越大。

(2)进行空气浴的幼儿,平时应少着衣,夜间可开窗睡眠,可以增加锻炼的效果。

(3)进行空气浴过程中应密切观察幼儿的精神、情绪及身体状况。

(4)如果幼儿出现寒战、呕吐、烦躁等表现应停止,并给予休息、保暖,适量饮用温开水。

(5)大风天或过于炎热的天气情况下,均不宜进行空气浴。

2. 水浴。

指通过自然因素水刺激机体,以提高机体对周围环境和季节变换的适应能力。利用水的机械作用和水的温度刺激皮肤,使皮肤血管收缩或舒张,以促进机体血液循环、新陈代谢及体温调节,提高大脑皮质的兴奋、抑制和调节体温功能,增强机体对温度变化的适应能力,达到锻炼身体的目的。

此方法比其他自然因素更易控制强度,一年四季均可进行。利用水锻炼的方式很多,如擦浴、冲淋、浸浴、游泳等。

(1)新生儿在脐带脱落后即可进行温水浴,水温在37℃~37.5℃。让婴儿在温水中自由活动,不断加温水以保持温度。

(2)擦浴适用于7个月以上的幼儿。擦浴时室温保持在20℃~22℃,开始时水温可降至33℃~35℃,待幼儿适应后,每隔2~3日降温1℃,婴儿可逐渐降至26℃,幼儿可降至24℃。先将能吸水且软硬度适中的毛巾浸入温水中,拧至半干,然后在幼儿四肢做向心性擦浴,擦毕再用干毛巾擦至皮肤微红。

(3)淋浴适用于2~3岁以上的幼儿。每日一次,每次冲淋身体20~30秒钟,水温35℃~36℃,待幼儿适应后,可逐渐将水温降至26℃~28℃。让幼儿站在少量温水的浴盆里,按照上肢—胸背—下肢的顺序冲淋幼儿。冲淋时不可冲头部,动作要迅速。浴后用干毛巾擦至全身皮肤微红。

(4)水浴最好从夏季开始。可从温水逐渐过渡到冷水。水温愈低,则与身体接触的时间应愈短。冬季应注意室温、水温,做好水浴前的准备工作,减少体表热能散失。

(5)每日锻炼的时间因人而异。冬春季每日一次,夏季可每日两次,在水中时间为5~10分钟。

(6)水浴前要做准备活动以加速产热。水浴后要及时用毛巾擦干、包裹,穿好衣服。

(7)水浴中应密切观察婴幼儿的精神、情绪及身体状况。如果婴幼儿出现寒战、呕吐、烦躁等表现应停止,并给予休息、保暖,适量饮用温开水。

3. 日光浴。

指通过自然因素日光刺激机体,以提高机体对周围环境和季节变换的适应能力。日光中的紫外线能促使体内的维生素D转化,促进食物中的钙和磷吸收,促进身体骨骼的生长,预防婴幼儿维生素D缺乏性佝偻病。同时,日光中的红外线能使皮肤血管扩张,增强血液循环,锻炼心肺功能,使婴幼儿耐受日光照射而不会感到疲惫和不适,促进生长发育。

(1)日光浴最好在初秋到春季进行,一般气温以20℃~24℃为宜。高温季节不宜进行,冬季应根据气候变化和婴幼儿体质灵活掌握。冬季不能隔着玻璃进行日光浴,因日光中大部分紫外线被玻璃吸收,会降低日光浴的效果。

(2)夏季南方可在上午8~10时,北方可在9~11时进行;春秋季可在10~12时进行。6~12个月的婴儿可由每日5分钟逐渐增至20分钟。

(3) 夏季可裸体,头戴白帽,遮挡眼部;春秋季气温在 20℃～24℃时穿短衣裤;冬季可穿薄棉衣,暴露头部及手臂。应避免日光直射头面部。

(4) 避免过强的日光直射。一般在实施日光浴之前,应进行至少 5～7 天的空气浴锻炼。

(5) 日光浴最好选择清洁、平坦、干燥、绿化较好、空气流通但又避开强风的场地。

(6) 要避免冷热过度,所以在炎夏和大风时不宜进行。

(7) 空腹及进食 1 小时内不宜进行日光浴。日光浴后不宜立即进食。

(8) 每次日光浴时间不超过 20～30 分钟。

(9) 日光浴过程中应密切观察婴幼儿的身体状况,如精神、情绪、脉搏、呼吸、皮肤发汗和发红情况,可以判断日光浴时婴幼儿可接受的程度。若婴幼儿表现出虚弱、烦躁等症状应立即停止,到室内休息、补充水分。

(10) 日光浴后出汗应及时擦干身体。

(四) 户外活动

在户外,婴幼儿机体不断受到阳光、空气和风的刺激,不仅可以提高对外界环境突然变化的适应能力,增强体温调节功能,提高机体免疫力,还可以起到促进生长及预防佝偻病的作用。从出生起就可以经常将幼儿带到户外接触大自然,当他(她)能自由行走的时候,可以安排各种室外活动、玩耍和游戏,在自然环境中跑、跳、踢球等,促进基本动作技能(走、跑、跳、转、抛、接、推、拉)发育完善。

同时,户外活动给婴幼儿更多机会去认识大自然。照护者引导婴幼儿共同探索自然界的事物或现象,能够激发其好奇心与探索欲望,促进其认知、语言能力的发展。

1. 在玩耍过程中,要包容幼儿敲打、摔倒、抛扔、弄脏衣物或身体甚至破坏物品的探索行为,培养其活动后自我清洁和整理的良好习惯,以促进自我服务能力的发展。

2. 婴儿出生后应尽早进行户外活动,新生儿满月以后即可抱到户外接触新鲜空气。在夏季出生后 2～4 周即可开始抱到户外。带婴儿到人少、空气新鲜的地方,每日 1～2 次,户外活动时间由开始的每天 10～15 分钟,逐渐延长到每天 1～2 小时。

3. 一年四季均可进行户外活动,除恶劣天气外,只要风和日丽,都可以让幼儿在户外活动。

4. 夏季户外活动时注意防晒,冬季户外活动时仅暴露面部、手部,注意保暖。

5. 注意安全,防止意外伤害。

第八章

卫生与消毒

卫生与消毒工作是托幼机构减少疾病发生和防止传染病传染的有效措施。为儿童提供整洁、安全、舒适的环境,有效地促进儿童的健康成长,适时地采取卫生与消毒措施是非常重要的。

一、基本知识

托幼机构防病工作主要包括:日常清洁卫生、预防性清洁卫生与消毒、传染病发生后的卫生与消毒。在日常清洁卫生工作中,工作内容主要有:环境空气卫生、物体表面卫生、物品卫生、个人卫生。

(一)卫生与消毒常用名词的概念

1. 清洁:清洗保洁各种物体表面、物品。
2. 消毒:去除或消灭各种物体及物品上的病原微生物(病毒、细菌),使其达到无害化。
3. 灭菌:杀灭一切活的微生物的处理。
4. 抑菌:对病原微生物抑制其活性和毒性。
5. 预防性消毒:无明确传染源存在,对可能受到病原体污染的环境、物品进行消毒。
6. 疫源地消毒:对明确的有传染源存在或感染过的环境、物品所采取的消毒措施。
7. 终末消毒:传染源隔绝后的彻底消毒。
8. 随时消毒:疫源地仍然有传染源存在时所进行的随时消毒。
9. 隔离:对传染病患者及接触传染病后的可疑者进行的隔离检疫或治疗。
10. 检疫:对接触过传染源的人进行规定时间的医学观察。
11. 传染源:患传染病者及传染病的病原体赖以生存、寄宿繁殖的基地。
12. 传播途径:传染源通过直接接触、间接接触,通过空气飞沫、病媒生物、血液、体液、注射、遗传等因素传播。
13. 病媒生物:病原体寄宿的鼠、蚊、蝇、寄生虫等生物。
14. 宿主:受感染者,如儿童、抵抗力弱者、营养不良及患病者。

(二)常用消毒方法

1. 物理消毒方法。

(1)流动水(自来水)。

非传染病流行的季节,自来水可以达到清洁的目的,如日常清洁卫生利用水的机械作用清洗、刷洗、擦拭、冲淋,此方法简便易行,无毒无害,操作范围较广。

(2)热力消毒。

① 性能与特点:可利用热力消毒杀灭细菌、病媒病毒等病原微生物。

② 适用范围:餐饮具、毛巾、餐巾、玩具等耐湿热物品。

③ 使用方法:用于预防性消毒,每日蒸汽消毒15~20分钟;用于污染物品消毒,可蒸汽消毒30分

钟。因电力障碍等原因不能使用消毒柜时,可煮沸消毒。

④ 注意事项:a.流通蒸汽消毒餐饮具时,餐饮具之间要有距离间隙(至少约一根筷子的间隙),方能达到消毒效果。煮沸消毒时,物品要清洗干净,无油腻;水要浸没物品,水开后计算时间,中途如添加物品进去,须重新计算时间。b.采用流通蒸汽柜消毒时温度要达到100℃以上。托幼机构的蒸饭箱也可用于蒸汽消毒。不能把保洁柜或烘干箱当作消毒柜。

(3) 空气消毒。

① 性能与特点:空气消毒是大自然赋予的最好消毒方法,可有效去除空气中的微生物。

② 适用范围:所有有门窗的房屋、空间。

③ 使用方法:常温季节每日无条件开窗通风。冬天温度过低,每日开窗通风2次,每次10～15分钟。夏季温度过高,每日开窗通风3次,每次30分钟。

④ 注意事项:无窗的房屋或不具备空气流通条件的空间,可采用紫外线灯消毒。雾霾天气时,避免开窗。

(4) 紫外线消毒灯。

① 性能与特点:可杀灭各种细菌、病毒,但必须在无人的情况下使用。紫外线杀菌灯对黏膜及皮肤有刺激。

② 适用范围:用于托幼机构保健室、观察(隔离)室、食堂、教室、活动室、卧室等。

③ 使用方法:采用移动或悬挂式。用于室内空气消毒,紫外线灯的要求为每立方米不少于1.5瓦,照射时间为60分钟。对于物体表面消毒,紫外线灯垂直距离应在1米以内,照射时间为60分钟。

④ 注意事项:a.利用紫外线杀菌灯或臭氧消毒灯进行空气消毒时,必须在无人的情况下,关好门窗。紫外线灯开关必须和照明灯开关分开设置,使儿童碰不到紫外线灯开关,消毒完开窗通风后人方可进入。b.紫外线灯灯管表面要保持清洁,无尘、无油腻,否则会影响消毒效果。可每周用酒精纱布擦拭灯管。一般紫外线灯管使用寿命为1 000小时,须定期请疾控部门检测效果、定期更换。c.紫外线的穿透力较弱,消毒物体表面时要将物体充分暴露。室内要干燥,如果室内潮湿要延长消毒时间。

(5) 日光曝晒。

① 性能与特点:利用日光中的紫外线和红外线达到消毒目的。

② 注意事项:曝晒物品不要叠放,要翻晒,每次晒4～6小时。每周或每两周晒一次。

(6) 空气消毒机。

① 性能与特点:空气消毒机采用静电吸附除菌的原理,可过滤吸尘并吸附微生物,达到消毒目的。

② 适用范围:有人或无人的房间都可使用,对人体安全。

③ 使用方法:必须使用有国家相关部门批准的产品。空气消毒灯可用于环境持续消毒,如是利用臭氧的空气消毒机,必须在无人的环境中使用。

④ 注意事项:空气消毒机的滤网须定期更换。

2. 化学消毒方法。

此方法是利用各种化学消毒粉剂、液体、片剂等,对各种物体表面和物品进行消毒。化学消毒方法应用范围广,使用方便,价廉,但有一定腐蚀性和刺激性,过量使用会造成环境污染。

(1) 含氯消毒剂。

含氯消毒剂的化学名称为次氯酸钠(如84液、漂白粉以及超市里的常见消毒剂)。

① 性能与特点:可杀灭大部分细菌、病毒,有刺激性气味和腐蚀性,有漂白作用。

② 适用范围:用于环境、物体表面、玩教具、便具、纺织品、分泌物、排泄物、垃圾、医疗器具等。

③ 使用方法：a.用于预防性消毒，浓度根据包装说明，消毒液作用时间为5～10分钟。b.用于传染病消毒，消毒液作用时间为20～30分钟。

④ 注意事项：a.使用有效氯消毒液要现用现配。粉剂易受潮，要密闭保存、放置于阴暗处。液体存放时间过长会失效，稳定性较差。b.含氯消毒液对织物有漂白作用，有颜色的玩教具及织物不宜使用。c.含氯消毒液对金属有腐蚀作用，所以不宜用金属器皿盛装。如果用金属器皿盛装含氯消毒液，使用后要用清水冲干净。d.用于餐饮具、体温计等的消毒后，必须用清水冲干净残留氯，以免对人体造成伤害。

（2）碘伏。

① 性能与特点：可杀灭细菌、真菌和病毒。对皮肤黏膜无刺激。常用液体浓度为0.3%和0.5%。

② 适用范围：皮肤、黏膜、手、物体表面、物品等。

③ 使用方法：浸泡、擦拭、冲洗等方法。

④ 注意事项：对碘过敏者慎用。液体不稳定，需使用前配制，避光密封保存。避免接触银和铝金属品。

（3）乙醇（酒精）。

① 性能与特点：可杀灭细菌、真菌及部分病毒，但对肠道病毒灭活效果差。对黏膜有刺激。常用75%浓度。

② 适用范围：手、皮肤、医疗器械等。

③ 使用方法：可浸泡、擦拭，作用快速。

④ 注意事项：有可燃性，容易挥发，要密闭保存。

（4）0.9%氯化钠（生理盐水）。

常用于伤口清洗，刺激小，伤口疼痛轻。

二、工作要求

托幼机构要建立卫生消毒规章制度，制定各类人员卫生消毒的工作职责，组织消毒知识的培训，有效防止集体机构传染病的发生流行。

（一）建立各项卫生消毒制度

建立各项卫生消毒制度，如室内外环境卫生消毒制度、玩教具清洁消毒制度、常用物品清洁消毒制度、食堂卫生消毒制度、餐饮具消毒制度、保健室卫生消毒制度、盥洗室卫生间卫生消毒制度、观察室（隔离室）卫生消毒制度、晨检室卫生消毒制度、污物垃圾处理制度等。

（二）制定各级人员工作职责

1. 园长（分管园长）工作职责。

（1）主管托幼机构的卫生消毒工作，建立各项卫生消毒规章制度，制定各级人员卫生消毒工作职责。

（2）每学期对保健和保教人员的卫生消毒工作执行情况进行检查考评。

（3）为园内做好卫生消毒工作，配备消毒人员、消毒设备和消毒药品。

（4）每学期组织对员工的防病知识和卫生消毒知识的培训。

（5）配合疾控部门和卫生监督部门做好幼儿园传染病的防控，发生传染病及时和疾控部门联系。

2. 保健人员工作职责。

（1）在园长的领导下做好托幼机构的卫生消毒工作，严格执行卫生消毒的规章制度。

（2）履行本岗位工作职责，负责管理保教人员、食堂人员做好卫生消毒工作，负责制定班级、食堂卫生消毒工作内容。

（3）每学期对保教人员、食堂人员进行防病知识及卫生消毒知识培训，并指导做好消毒液的配制、消毒后物品的保洁及正确使用。

（4）定期接受上级卫生部门的业务培训，努力提高自己的业务水平。

（5）定期配合疾控部门做好卫生消毒工作的效果监测。发生传染病后配合疾控部门做好终末消毒。

3. 保教、食堂人员工作职责。

（1）在园长领导下，在保健人员指导下，开展本岗位的卫生消毒工作，严格执行园内的卫生消毒规章制度，履行工作职责，并做好本职工作的每日记录。

（2）熟练掌握卫生消毒工作的业务，为幼儿提供舒适、卫生、安全的环境和清洁的物品。

（3）定期接受保健人员的业务指导和防病知识、卫生消毒知识的培训。熟练掌握消毒方法和操作要求。

（4）保管好本岗位所使用的消毒剂及消毒器具，不随便摆放。

（5）发生传染病后，服从保健人员安排，配合疾控部门做好采样及终末消毒。

（6）发生食物中毒或疑似食物中毒，配合卫生监督部门留样及检测。

（三）污染与消毒质量监测

1. 采样要求：每学期疾控部门和卫生监督部门对托幼机构微生物污染情况及消毒效果进行采样监测，包括对环境、物体表面、室内空气、工作人员手、食堂用品、食物、医疗用品、消毒液、消毒灯等进行卫生标准的检测。

2. 消毒卫生评价标准：消毒卫生安全标准是指不同对象经消毒与灭菌后，允许残留的微生物的最高数量。

3. 紫外线强度测定：把紫外线强度测试卡放置于紫外线灯下垂直距离1米的中间，按照射的规定时间将色卡变色情况和标准色块比较，得出辐照强度值。

4. 消毒液有效氯测定：采用浓度试纸测定法。

三、实施方法

幼儿园清洁消毒内容分为环境与空气卫生消毒、物体表面卫生消毒、物品卫生消毒、个人卫生等。

（一）环境与空气卫生消毒

1. 保持室内外环境卫生安全，室外环境每日清扫，不留死角，消灭蚊、蝇、虫、鼠、蟑螂、跳蚤。垃圾桶加盖，垃圾袋扎口。

2. 室内环境每日湿式清扫两次，清水湿抹湿扫。传染病流行期间先用一遍清水，再用一遍含氯消毒液。

3. 采用空气消毒，每日开窗通风，冬季或夏季每日开窗2～3次，每次10～30分钟。不具备开窗通风条件时，可使用紫外线灯消毒，每次持续照射时间为60分钟。

（二）物体表面卫生消毒

1. 常用物体表面消毒对象为地面、桌面、墙面、窗台、家具表面、楼梯扶手、玩教具、毛巾架、茶杯箱、保温桶等，每日用清水擦拭两遍。传染病流行季节用清水擦一遍，消毒液擦一遍，再用清水擦一遍（即"清—消—清"的方法）。

2. 发生传染病时，可采用喷雾、擦洗、熏蒸等方法，含氯消毒液消毒时间为20～30分钟。托班软包墙用消毒液擦后，再用清水擦。

3. 餐桌在就餐前使用"清—消—清"的方式消毒。对很脏的桌子，可用肥皂水擦拭一遍、清水擦拭两遍。

(三) 物品卫生消毒

1. 餐具、茶杯、炊具卫生消毒。

(1) 餐具、茶杯、炊具每次使用前要煮沸或蒸汽消毒15~20分钟。消毒后要注意保洁,防止二次污染。餐饮具不宜用消毒液浸泡。

(2) 茶杯每日消毒一次,如上午喝牛奶或豆浆,增加清洗消毒一次。

(3) 使用消毒柜消毒,必须使用符合国家标准规定的产品。保洁柜无消毒作用,不得代替消毒柜。餐饮具消毒时要沥干水分,餐具之间应留有缝隙,以免影响消毒效果。

(4) 餐具、炊具必须先去残渣,用洗涤剂去除油污,然后用清水冲洗干净,再高温蒸汽消毒;餐具要在食堂清洗消毒。

2. 毛纺织品卫生消毒。

(1) 托幼机构常用毛纺织品为擦手毛巾、擦嘴餐巾、脚巾、被褥、床单、枕套、窗帘、服装等。

(2) 擦手毛巾、餐巾、脚巾每日清洗消毒,肥皂搓洗后用清水过干净,放在阳光下照射4~6小时,不相互叠加。

(3) 用煮沸或蒸汽消毒,时间为15~20分钟。

(4) 用含氯消毒液浸泡消毒,浸泡时间为20分钟,消毒后用清水将残留氯冲干净。

(5) 被褥每两周曝晒一次,每次晒4~6小时,被褥不相互叠加。被套、床单、枕套每月清洗一次。窗帘每学期清洗一次。

3. 毛巾架、茶杯箱、保温桶卫生消毒。

(1) 毛巾架、茶杯箱、保温桶表面每日用清水擦拭一遍。保温桶内胆无需特别消毒,定期除垢即可。保温桶壶嘴每日用75%酒精擦拭。

(2) 茶杯放入茶杯箱内,杯口向上放。摆放时,操作人员要手抓杯把,不能将手指伸进杯内抓。

(3) 如使用含氯消毒液擦拭茶杯箱、毛巾架,擦后停留10~15分钟,然后用清水将残留氯擦拭干净。

4. 厕所、便具、水池、水龙头卫生消毒。

(1) 每日水池、厕所用后随时冲洗干净,要求厕所无黄垢无异味。

(2) 便盆(坐便器与皮肤接触部位)、吐泻物容器用含氯消毒液浸泡或擦拭,消毒时间为30分钟。

(3) 厕所地面保持清洁干燥,每日用清水拖两遍。传染病流行季节再用消毒液拖一遍。

(4) 水龙头每日用肥皂水、清水早晚擦拭一遍。

5. 玩教具、图书卫生消毒。

(1) 玩教具、图书每周至少通风晾晒一次,定期更新。

(2) 对于可以湿式擦拭的玩具,可用清水擦拭或清洗。每周用含氯消毒液消毒,表面擦拭消毒液停留时间为10分钟,然后用清水再擦拭一遍;浸泡消毒时间为20~30分钟。

(3) 对于不可以湿式擦拭的玩具、图书,可放在日光下曝晒,曝晒时不相互叠加,曝晒时间不低于6小时。

6. 牙具、脸盆、脚盆卫生消毒。

(1) 寄宿制幼儿园牙刷每3个月更换一把,牙刷专人专用。

(2) 脸盆、脚盆每日用含氯消毒液浸泡,浸泡时间为30分钟。

7. 抹布、拖把卫生消毒。

(1) 卫生间里应设摆放抹布、拖把的空间。抹布、拖把每次使用后用肥皂水、清水冲洗干净,每日用消毒液浸泡消毒,浸泡消毒时间为 20 分钟。

(2) 抹布、拖把消毒后可直接控干或晾干。控干指潮湿不滴水,晾干指将拖把架起晒干。

(3) 抹布也可用煮沸或蒸汽消毒方式消毒 10~15 分钟。

(四) 手清洁

1. 工作人员洗手要求。

(1) 打喷嚏、咳嗽用纸巾后要洗手。

(2) 上厕所后、给幼儿擦屁股后要洗手。

(3) 分发食品前要洗手。

(4) 处理分泌物、排泄物后要洗手。

(5) 接触垃圾后要洗手。

(6) 接触动物后要洗手。

(7) 接触化学品后要洗手。

2. 儿童洗手要求。

(1) 进餐前要洗手。

(2) 上厕所后要洗手。

(3) 接触分泌物、排泄物后要洗手。

(4) 户外活动后,手工美工、体育课后要洗手。

(5) 接触动物后要洗手。

3. 儿童洗手步骤。

淋湿小手擦肥皂,搓洗手心、手背、手指缝,搓洗时间 20 秒,最后清水冲干净,甩甩小手擦毛巾。

(五) 保健室、观察(隔离)室卫生消毒

1. 保健室、观察(隔离)室要独立,门口有标识。保健室内有独立的流水设施。

2. 传染病发生时,需要临时隔离患病儿童,观察室可改为临时隔离室。

3. 保健室、观察室每日空气消毒,开窗通风 2~3 次,每次 30 分钟。每日用紫外线杀菌灯照射消毒,每次 60 分钟。

4. 地面每日用清水和消毒液各拖一遍。物体表面每日用清水和消毒液各擦拭一遍。

5. 有医疗器具定期消毒制度,并有记录,有消毒日期。医疗器具可采用煮沸或蒸汽消毒方法,每次消毒 30 分钟。

6. 体温计用 75% 酒精浸泡,消毒时间 5 分钟。

7. 床单被褥每被一个观察儿童用过,必须清洗消毒。

8. 污物桶内垃圾要定期倾倒。每周用消毒液冲洗消毒污物桶。

9. 保健室物品不能外借。

(六) 食堂卫生消毒

1. 食堂工作人员着工作服上岗,食堂用工作服每周清洗消毒。

2. 食堂生熟流程合理,空气流通,光线明亮。每日用紫外线灯照射消毒 60 分钟。

3. 食堂人员使用的餐台、水池,每日用肥皂水、清水擦拭,然后用含氯消毒液擦拭一次,最后用清水冲洗残留物。

4. 刀具砧板使用后用洗涤剂和清水清洗干净,擦干晾放。砧板"一刮、二洗、三冲、四消毒、五保洁"。

5. 桌面、地面每日用清水擦拭后,再用消毒液擦拭一遍。

6. 冰箱每周清理一次,先用清水擦拭,再用含氯消毒液擦拭。冰箱生熟分开存放,食物留样要有独立存放的冰箱。留样的容器盒每日清洗后,须煮沸消毒或蒸汽消毒。

7. 蒸饭箱、消毒柜每日用后,须用清水擦拭干净。

8. 对于体积大的餐具和炊具,如炒菜铲、桶等不能用高温消毒的,采用有效氯消毒液浸泡消毒,作用时间为 20 分钟。

9. 患病儿童或患病儿童检疫班级使用的餐饮具要独立清洗、消毒、摆放。

10. 运输食物时消好毒的餐具要加盖,运输食物用的推车和电梯每次用后须用洗涤剂和清水擦拭,然后用有效氯消毒液擦拭,最后用清水冲洗残留氯。

(七) 发生传染病后的卫生消毒

1. 传染病患儿的登记。

发现传染病患儿的途径有晨检、午检、老师日常发现、家长报告、医院确诊等。发现传染病、疑似传染病、幼儿表现异常、幼儿缺席等情况时,保健老师应该严格按照要求进行登记、家访。

(1) 缺席儿童登记:班级老师发现缺席儿童,当天必须进行家访,并做好缺席儿童登记和家访记录。如患儿因传染病或疑似传染病等原因缺席,班级老师应立即报告保健老师,进行班级内幼儿的医学观察。

(2) 晨检、午检:每天幼儿入园进入班级前,保健老师负责对幼儿进行询问、观察和检查;幼儿午睡后,在保健老师指导下,由班级老师进行午检。

2. 隔离室医学观察。

对于表现异常的幼儿,应将其安置在隔离观察室,加强医学观察,并及时通知家长接病儿去医院就诊。

3. 发生传染病后消毒隔离要点。

(1) 对于出现患儿的班级应立即隔离班级幼儿,并上报疾控部门,配合疾控部门做好终末消毒。

(2) 对密切接触者进行医学隔离观察,在观察期间如出现新病例,应从发现最后一例患病儿童起重新计算观察期。

(3) 医学观察期间,发病班级物品必须与其他班级分开进行消毒和保存,根据不同传染病,对易污染的物品或环节要加强消毒。

(4) 加强儿童、工作人员等手的清洗消毒,教室加强通风。

(5) 对全园儿童、工作人员和家长进行相关传染病的健康教育宣传。

第九章
五 官 保 健

做好口腔、眼、耳鼻喉的保健工作是托幼机构健康管理中的一项重要内容。掌握相关保健知识,有助于了解儿童口腔、眼、耳鼻喉的健康状况,促使疾病的早发现、早治疗。

一、儿童口腔保健

(一)口腔保健基本知识

1. 口腔的功能。

(1) 咀嚼、消化:口腔是消化道的开口,通过牙齿的咀嚼,切割,研磨,使食物与唾液混合,利于消化。

(2) 感受味觉:口腔组织同身体其他部位组织一样存在痛觉、触压觉、温度觉,有丰富的感受器。

(3) 辅助发音:语言是人类的一种特殊功能。随着口腔器官如舌、软腭、硬腭、牙齿、上唇和下唇的变化,声音得到加工、调整,从而形成语言。

(4) 维持正常面容:维持面下部1/3的发育,长期缺牙可导致面下1/3的萎缩。

2. 牙齿的形态与组织结构。

(1) 形态。

① 牙冠(dental crown):牙体外层被牙釉质覆盖的部分称为牙冠,也称为解剖牙冠,牙冠与牙根以牙颈为界,是牙发挥咀嚼功能的主要部分。

② 牙颈(dental cervix):牙冠与牙根交界处形成的弧形曲线,成为牙颈,又称为颈缘或颈线。

(2) 组织结构。

① 牙釉质(enamel):是指覆盖于牙冠表层的、半透明的白色硬组织,是高度钙化的最坚硬的牙体组织,也是全身矿化组织中最坚硬的,对咀嚼压力和摩擦力具有高度耐受性。

② 牙骨质(cementum):是指覆盖在牙根表面的矿化硬组织,牙骨质的组织结构与密质骨相似,呈淡黄色,比牙本质颜色略深,其硬度低于牙本质。牙骨质和牙釉质在牙颈部相接处称为釉牙骨质界,此界限是解剖牙冠与牙根的分界线。

③ 牙本质(dentin):是指构成牙主体的硬组织,色淡黄,牙本质冠部表面为牙釉质覆盖,而根部由牙骨质覆盖,主要功能是保护其内部的牙髓和支持其表面的牙釉质及牙骨质。

④ 牙髓(dental pulp):是牙体组织中唯一的软组织,是一种疏松结缔组织,位于由牙本质构成的髓腔中,其主要功能是形成牙本质,同时具有营养、感觉、防御、修复功能。

3. 牙的分类。

(1) 切牙:位于口腔前部,主要功能是切割食物。

(2) 尖牙:位于口角处,俗称犬齿,主要功能是穿刺和撕裂食物。

(3) 前磨牙:位于尖牙和磨牙之间,主要功能是协调尖牙撕裂食物,并捣碎食物。

(4) 磨牙:位于前磨牙的远中,主要功能为磨细食物。

4. 唾液的作用。

(1) 清洁洗刷作用。

唾液在口腔里经常流动，可以起到机械清洗作用，足以减少口腔内的污物和致病因子，达到保持牙齿和口腔清洁的作用。

(2) 防御作用。

唾液的酸碱度和含钙量的变化，可影响牙周对疾病的防御力（因牙周的炎性细菌适于在碱性溶液中滋生，而唾沫含钙较高，能促成牙结石的沉积，从而增强对牙周疾病的防御作用）。与此相反，唾液也可影响对龋病的防御力（因酸度增强，使引发龋病的因素更占优势，导致牙齿脱矿加重，而含钙较高，则又可促进牙齿脱矿区的再矿化）。另外，唾液能帮助口腔软组织受伤区域的血液凝结，增加受伤区域的小血管的渗透能力，吸引白细胞至受伤区，促进伤口愈合。

(3) 抗菌作用。

口腔内经常存在着大量细菌，但口腔内的伤口很少有感染，这是因为唾液不仅含有溶菌酶的物质，能阻抑空气或水中的多种细菌的生长，而且也含有其他抗菌因子，如唾液中的免疫球蛋白物质，能阻止细菌的附着，抑制其生长，甚至有杀灭细菌的作用。

(4) 助消化作用。

唾液含有淀粉酶，有助于消化熟食中的淀粉；唾液具有润滑作用，便于吞咽食物。

5. 乳牙与恒牙萌出。

人的一生共有两副牙齿，还要进行乳、恒牙的更替，有些人认为乳牙反正要被恒牙替换，不需要治疗，其实这种认识是不正确的。乳牙约2岁半出齐约到12岁才逐个被替换完毕。每颗恒牙的萌出也都有一定的时间和顺序，并且左右侧同名牙是成对萌出的。其中，第一颗恒磨牙大约在6岁左右萌出，所以习惯称之为六龄牙。

表 9-1　乳牙萌出时间表

牙齿名称	萌出时间（月）	牙齿名称	萌出时间（月）
乳上中切牙	8～10	第一乳磨牙	16～20
乳下中切牙	6～8	第二乳磨牙	24～30
乳尖牙	12～16		

表 9-2　恒牙萌出时间表

牙齿名称	萌出时间（岁）	牙齿名称	萌出时间（岁）
中切牙	6～8	第二前磨牙	11～12
侧切牙	8～9	第一磨牙	6～7
尖牙	9～12	第二磨牙	11～13
第一前磨牙	10～12	第三磨牙	17～

六龄牙在咀嚼器官中承担主要咀嚼功能，它是咀肌、颞肌、翼内肌和翼外肌等咀嚼的作用力的中点，能够承受60～70千克的咀嚼压力；六龄牙还可刺激咀嚼肌和颌骨的发育，并且是保持恒牙正常排列的关键牙齿，由此可见六龄牙对颌面部的发育及咀嚼过程都有重要作用。

六龄牙是萌出最早的恒牙，牙釉质刚萌出时很薄，面窝沟发育不健全，牙齿钙化比较差，这些解剖生理特点决定了它易患龋的弱点。一般龋蚀发展较快,容易侵犯牙髓和根尖的组织,致使许多患龋六龄牙在儿童时期就已发展至严重程度,给治疗带来了很大困难,有些几乎无法保留以至必须拔除,造成六龄牙早失。六龄牙的早失,不但直接影响咀嚼功能,还会影响颌骨的发育,致使牙弓变小、牙列不整和牙齿位置异常,严重的出现下颌畸形。

由于六龄牙萌出的时间正处在儿童乳、恒牙交替的时期,准确辨认是乳牙还是恒牙十分重要,以便及时治疗六龄牙的龋坏,避免拔错牙,造成终身憾事。

牙齿过早缺失的危害:① 缺牙的侧邻牙倒向缺牙处;② 牙齿之间产生间隙,食物嵌塞其中易患龋齿。③ 如在乳牙列,由于缺牙两侧邻牙倒向缺牙处,以后恒牙萌出间隙不足造成错位萌出,导致牙颌畸形。

(二) 儿童常见口腔疾病

1. 龋齿。

(1) 病因:龋齿细菌(主要是变形链球菌);含糖食品;牙齿本身结构缺陷;唾液的酸碱成分;牙菌斑。

(2) 临床表现及治疗。

① 浅龋:仅限于牙釉质层,此时无疼痛感觉,应及时充填治疗。

② 中、深龋:已达牙本质层,此时出现疼痛感觉,须立即治疗。

③ 龋坏达牙髓、牙根组织:出现剧烈疼痛,治疗过程复杂,需多次复诊,消除牙髓、牙根组织炎症。

(3) 患病状况及常见患龋类型。

① 患病状况。

a. 流行病学:2015年第四次全国口腔健康流行病学调查结果显示,5岁儿童乳牙患龋率为71.9%,龋均4.24,未治疗率达到96.0%,3岁儿童乳牙患龋率高达50.8%,龋均2.28,未治疗率高达98.2%。

b. 好发部位:乳牙患龋的好发部位,以上颌乳切牙,下颌乳磨牙多见,其次是上颌乳磨牙,上颌乳尖牙,下颌乳尖牙和下颌乳切牙较少。

② 常见患龋类型。

a. 低龄儿童龋:小于6岁的儿童,只要在任何一颗乳牙上出现一个或一个以上的龋、失、补牙面,即为低龄儿童龋。病因:不良的喂养习惯和未进行有效牙齿清洁是主要原因。不良的喂养习惯包括牙齿萌出后含奶瓶或乳头入睡,喂夜奶,延长母乳或奶瓶喂养时间过多,饮用含糖饮料等。除喂养龋外,还有奶瓶龋,奶瓶综合征。

b. 猛性龋(猖獗龋):突然发生,涉及牙位广泛,迅速形成龋洞,早期波及牙髓,且常发生在不易患龋的牙位和牙面上,如下颌前牙的唇面,近切端部位。

(4) 乳牙易患龋的因素及患病特点。

① 乳牙易患龋的因素。

a. 形态解剖特点:牙列中存在生理间隙,以及冠部的点隙及裂沟,均易滞留菌斑和食物残渣,成为不洁区。

b. 组织结构特点:乳牙矿化程度较恒牙低,抗酸力低,牙釉质、牙本质薄,易发生龋。

c. 儿童饮食特点:幼儿咀嚼功能差,吃甜食多,黏着性强。

d. 口腔自洁和清洁作用差:儿童较难自觉地维护口腔卫生,家长也往往不够重视;儿童睡眠时间长,口腔处于静止状态的时间也比较长,此时唾液分泌量少,菌斑、食物碎屑、软垢易滞留于牙面上。

② 乳牙龋的患病特点。

a. 患龋率高,发病时间早。

b. 龋发展速度快。

c. 自觉症状不明显,易忽略。

d. 龋齿多发,龋损范围广。

e. 修复性牙本质形成活跃。

(5) 乳牙龋病的危害。

① 局部危害。

a. 乳牙早失→牙颌关系紊乱→恒牙错颌。

b. 偏侧咀嚼→面部不对称。

c. 牙髓炎→根尖周炎→恒牙牙釉质发育不全。

② 全身危害。

a. 咀嚼功能降低→消化功能降低→营养失调→生长发育缓慢。

b. 慢性病灶感染→肾炎。

c. 过早失牙影响美容面部外形。

d. 影响发音语言学习。

(6) 治疗。

儿童的龋病根据患龋程度的不同,分别采用不同的治疗方法,最常见的是,在龋齿的浅表期,如门牙、两门牙中间有黑点、黑缝,但未深及牙髓部分,可用牙钻机去除表面腐质,然后用药物糊剂涂抹患龋部位,达到控制龋病进一步发展的目的。

对于龋洞较深的龋齿,要用牙钻机去除腐质后,消毒隔湿处理,然后用特殊的牙科复合材料充填,也称为充填法,以保持牙齿的形态和咀嚼功能。

2. 牙外伤。

牙外伤是指牙齿受急剧创伤,特别是打击或撞击所引起的牙体硬组织、牙髓组织和牙周支持组织的损伤。牙外伤是仅次于龋病的造成儿童牙齿缺损的第二大疾患。

(1) 临床表现及危害。

临床表现:乳牙外伤造成牙齿移位较常见,主要表现为嵌入、脱出、唇舌向移位及不完全脱出等,约占乳牙外伤的80%。

危害:乳牙外伤后须考虑对继承恒牙牙胚的影响。可能造成恒牙牙胚发育不全,导致继承恒牙畸形、阻生,严重时不得不拔除。

(2) 治疗及预防。

① 牙及牙龈软组织外伤应立即采取压迫止血,并送至口腔专科急诊检查,必要时须进行清创缝合。

② 乳牙或新生恒牙因外伤松动移位者须给予复拉结扎固定,避免因过早缺失牙造成后恒牙萌出障碍或异位。

③ 新生恒牙因外伤脱落者应尽量妥善保存脱落牙齿并送至口腔专科,进行再植入手术。

④ 从预防角度看,托幼机构内的设施为避免和应对儿童意外跌倒磕碰等情况的发生,应尽量使用软包家具,地面应防滑并尽量平铺避免台阶。

3. 急性假膜型念珠菌口炎。

急性假膜型念珠菌口炎又称鹅口疮或雪口病,好发于婴幼儿。

(1) 病因。

白色念珠菌在婴儿的口腔中检出率较高,出生后1个月的婴儿可高达82%,因此新生儿和6个月以内的婴儿最易患此病。

(2) 临床表现。

婴幼儿多表现为假膜型,感染好发于唇、舌、颊、软腭与硬腭等黏膜。受损黏膜充血、水肿,随后表面出现散在的凝乳状斑点,并逐渐扩大而相互融合,形成色白微凸的片状假膜。患儿拒食与啼哭不安等症状较为多见。

(3) 治疗。

念珠菌不适合在碱性环境中生长繁殖,用1%～2%碳酸氢钠溶液轻轻擦洗患儿口腔可起到抑制念珠菌生长繁殖的作用。

4. 疱疹性口炎。

疱疹性口炎属于一种急性感染性炎症,多发于6岁前的儿童,特别是出生后6个月至3岁的婴幼儿更为多见。

(1) 病因。

病原体为单纯疱疹病毒。主要由单纯疱疹病毒Ⅰ型(简称HSV-Ⅰ)感染所致。

(2) 临床表现。

患者常有与疱疹患者的接触史,潜伏期为4～7天,儿童发病多急骤。可出现唾液增多而流涎、拒食、烦躁不安、发热且有时发生高热,下颌下淋巴结肿大、压痛,咽喉部轻微疼痛等前驱症状。牙龈及腭黏膜较常见,部分黏膜充血、水肿,出现平伏而隆起和界限清楚的红斑,出现针头大小或直径约为2毫米的数量不等的圆形小水疱。

(3) 治疗及预防。

① 局部治疗。症状较轻者以局部治疗为主。可给予消炎防腐类含漱液如0.1%氯己定溶液局部擦洗,年龄较大的儿童可用含漱法。皮肤损害的治疗以保持洁净、防止感染、促使干燥结痂为主。若疱疹已破裂且范围比较广泛时应采用湿敷。湿敷法可用6～8层纱布浸在复方硼酸液中,取出后即覆在病损表面,随时滴加该溶液,直至痂皮脱落为止。在无渗出液时可局部涂阿昔洛韦软膏。

② 全身治疗。保证患儿充分休息,并给予有营养价值且易消化的饮食,体温升高者给予退热剂,必要时可考虑补液。在起病的72小时内,可口服核苷类抗病毒药物如阿昔洛韦控制感染,一般认为72小时后再服用抗病毒药物对病损范围及愈合时间等无显著影响。对全身症状较重,怀疑有全身播散性病毒感染或继发性细菌感染的患儿,应建议其至儿科就诊。

③ 预防。由于儿童初发者症状比较严重,因此在托儿所及幼儿园等儿童聚集的场所,一旦出现病例应立即做好消毒隔离工作。除隔离患儿外,尚需做到以下各点:衣服被褥曝晒,食具、玩具消毒,注意房间的良好通风换气。

(三) 儿童口腔保健实施方法

1. 常见口腔病症预防保健。

(1) 龋齿。

① 婴幼儿喂养预防奶瓶龋。

在婴儿6～9个月乳牙萌出时,不要养成含奶瓶夜睡的习惯。

奶瓶龋的预防应从婴儿期的正确使用奶瓶做起,建议1岁后尽量不使用奶瓶,可以让幼儿双手自己抓着奶杯吸管吸奶,喝好后给幼儿喝一点清水,清洁口腔,较小婴儿用奶瓶喂养的可以在喂奶后,换上另一只装有清水的奶瓶给婴儿喂几口清水,以达到清洁口腔作用。

② 窝沟封闭。

幼儿在6～8岁时长出六龄牙,由于孩子生长发育未完善,六龄牙的咬合面未长平时,在进食食物时,易将食物卡在窝沟里,加上幼儿未认真刷牙、漱口,食物产酸腐蚀牙釉面,形成龋齿。采用窝沟封闭治疗,可以有效遏制牙窝状面塞住食物,目前用树脂材料进行封闭,在小学生中防龋效果较为理想。

③ 早晚刷牙。

a. 牙刷的选择:宜选择适合幼儿口腔大小的软毛牙刷,牙刷头不宜过大,频律适合儿童的电动牙刷也可以,牙刷最好每3个月更换一次。

b. 牙膏的选择:市场上的牙膏鱼目混杂,家长要慎重选择。5岁以下的婴幼儿不宜使用牙膏,可以用温水刷牙,5岁以后的幼儿可用普通牙膏或药物牙膏,家长选择牙膏时先闻一下牙膏有无刺鼻的芳香味,尝尝是否牙膏味过甜,用手指细搓一下,看牙膏颗粒是否过粗,过香、过甜、过粗都会伤害牙齿。

c. 氟的作用:氟对于牙釉质起到一个固化牙釉质的作用。但它有正常食量,超量会对人体有害。氟化物的应用目前被认为是最有效的预防措施之一,市场上含氟产品很多,含氟牙膏、含氟的盐,我国有些地区土壤中含氟量较高,它会引起氟斑牙,即牙齿的表面有小黑点,因此,家长选择产品时请注意产品说明。

d. 牙线、牙签的使用:牙线对去除牙齿上的污垢很有帮助,学龄前的幼儿不会使用牙线,可在家长的帮助下使用,如每天晚上睡前,家长用牙线替幼儿去除牙缝中的食物残渣,去除干净后让幼儿刷牙,这样可以有效地预防龋齿。牙签太硬、太粗、太尖,不宜给幼儿使用,会扩大牙缝间隙,会损伤牙龈。无论儿童还是成人都要学会使用牙线。市场上也有仿制牙线的牙缝牙刷可以使用。

e. 正确的刷牙方法:幼儿2岁时,可在成人的帮助下刷牙,为避免幼儿吞下牙膏,可用清水刷。当幼儿5岁时,可自己用牙膏刷牙,这时候的幼儿还不会上下竖刷,长期横刷会影响牙釉质,可让幼儿旋转式刷,随着年龄长大,动手能力的提高,可让幼儿上牙往下刷,下牙往上刷,外面刷刷,内面刷刷,每次刷牙时间保持3分钟。

④ 漱口。

漱口是清洁口腔很好的方法之一,但幼儿的漱口不会像成人一样"咕噜咕噜"吐掉,有的幼儿把水喝一口吐一口,有的幼儿直接吞到肚子里。可以给幼儿准备冷开水或温开水漱口,既使吞咽进去也没关系。一般在三餐后、睡眠前可以漱口,清洁口腔。1岁以内和1~2岁婴幼儿,在喂奶和进食后给予温开水清洁口腔。

(2) 流涎症。

1岁幼儿口水特别多,在幼儿牙齿萌出期间是正常的,有些孩子要到1岁半以后才会好转,主要原因是幼儿吞咽能力有待加强。因此要适时给幼儿增加辅食,训练其吞咽能力,口腔不包含食物,如在2~3岁仍流涎严重,需给幼儿进一步检查神经精神发育。

(3) 鹅口疮。

主要多见于新生儿,为白色念珠菌感染,6个月以内的婴儿也有发病。婴幼儿奶具、餐具要高温消毒,注意口腔卫生,用些口腔用药。

(4) 口角炎。

有些幼儿嘴角两边红肿溃烂,进食时疼痛、张嘴困难,给予消炎止痛以外,避免幼儿过度咀嚼食物,减少局部刺激。两口角处涂抹一些消炎药膏,从里往外轻轻涂抹。

(5) 口臭。

一个2岁的幼儿出现口臭,往往是牙周炎、龋病、鼻炎、腭裂、胃肠道疾病引起,家长要找出原因后进行对症治疗。

2. 口腔不良习惯矫正。

（1）舔唇。

2～3岁的幼儿在冬春季，因皮肤干燥，喜欢用舌去舔嘴唇，越舔唇部越干燥、越痒，还易起皮，有的幼儿咬嘴唇上的皮，造成唇部开裂、出血、红肿。家长可在干燥的季节，每天早晚两次用温热毛巾为幼儿湿敷嘴唇5～10分钟，然后给幼儿嘴唇涂上润唇膏、油，当幼儿下意识要去舔嘴唇时，不要刻意去提醒，这样会让幼儿紧张，越紧张越想舔，可以采取分散注意力的方式。

（2）吸吮安抚奶嘴。

安抚奶嘴是给小婴儿安抚睡眠用的。当幼儿15个月后，尽量去除咬安抚奶嘴的习惯，长期咬合安抚奶嘴，会使牙咬合错颌，同时也会影响睡眠。如幼儿长期咬合奶嘴睡，夜里奶嘴掉了，幼儿就会大哭，满床摸奶嘴，影响大人及孩子的休息，而且也不卫生。

（3）张口呼吸。

喜欢张口呼吸或张口睡眠的幼儿，家长要带他去医疗机构检查一下，首先判断是否口腔中腺样体肥大，腺样体肥大易引起张口呼吸，睡眠打呼很响，第二要检查一下鼻窦是否肥大或有炎症。

（4）吸吮手指、咬物。

吃手的习惯应该在幼儿15个月后就放弃，可是有些幼儿2～3岁了仍有吮手的习惯，喜欢把玩具咬在嘴里，家长及保教人员应给予正确的卫生习惯培养，分散他吮手及咬物的注意力，可以给他吃手指饼干、手指面包。对晚上睡眠喜欢咬衣服、咬毛巾、咬被角的孩子，家长不要过早地给他上床，一定等很瞌睡了再上床，以减少他对咬物睡眠的依恋。

（5）夜磨牙。

有些幼儿夜间频繁磨牙，会使牙釉质过度磨损、头痛、面部肌肉酸痛，牙齿过敏，还影响一家人的睡眠。近年来研究表明夜间磨牙是睡眠障碍的一种表现，为白天神经系统兴奋过度。目前治疗主要是减轻大脑兴奋，做肌肉松弛训练或推拿，或给一些药物，改善枕头等因素。

（6）错颌畸形。

错颌最大的影响就是美观，及对心理的影响。如牙齿不整齐、反颌（地包天）等，因为牙齿咬合不能上下对齐，影响咀嚼和消化功能，甚至影响语言发育，严重的目前需采用手术治疗。

3. 常见口腔意外损伤预防。

2～3岁幼儿因前额功能尚未发育成熟，走路时重心不稳易摔倒，颜面部处于身体的前突部位，故受伤多为颜面部。

（1）乳牙损伤。

2～3岁幼儿在外力作用下，会发生乳前牙磕伤，或发生移位。如乳牙只是松动，尚未脱落，给予保守治疗，固定松动的乳牙，直至替换恒牙。如乳牙松动厉害，无法保留，则去除损伤的乳牙，不需要做治疗。

（2）舌损伤。

当幼儿在意外情况下戳破舌头，如筷子、冰棍、铅笔、钥匙等，幼儿含着这些物品跑动，不小心摔倒，戳破舌头，立刻给予压迫止血，如断裂面大，立刻给予手术缝合，即使舌断后也要将断舌找回通过手术接上。日常应禁止幼儿口中含着物品玩耍。

（3）唇及唇系带损伤。

2～3岁幼儿常常因为身体重心不稳，受伤总是以颜面部前突部位为主，唇部首当其冲，当唇部和唇系带断裂，根据情况，先压迫止血，然后手术缝合，4～5天拆线。

（4）腭部损伤。

幼儿边跑边将铅笔、筷子等含在口中，不小心摔倒，物体就会戳破上腭，如轻微的可以不去处理，严重时需要清创缝合。

二、儿童眼保健

(一) 眼保健基本知识

眼是视觉器官，接受外界的感觉刺激获取信息，据估计，人体有80%以上的信息是由眼睛获取的。

眼由眼球、视路和眼附属器三部分组成。眼球的作用是将外界物体形成物像，眼球和视路完成视觉功能，眼附属器对眼球起保护、运动作用。

1. 眼球结构与作用。

眼球包括眼球壁和眼内容物两部分。

（1）眼球壁：分三层，外层是纤维膜，中层为葡萄膜，内层是视网膜。

外层纤维膜是由角膜、巩膜、角巩缘组成。角膜透明、无血管，光线通过角膜进入眼内。

中层葡萄膜是一层富含色素的血管性结构，又称色素膜或血管膜。葡萄膜由虹膜、睫状体、脉络膜组成。虹膜中央的圆形孔是瞳孔，睫状体有分泌房水、调节晶状体的作用。

内层视网膜的光感受器包含视杆细胞和视锥细胞。外界物体通过眼球的屈光系统成像在视网膜上，视网膜黄斑是眼在注视物体时光线投射到视网膜的部位，黄斑中央有一小凹称中心凹，此处仅有视锥细胞，是视力最敏锐处，而从角膜正中到黄斑中心凹的距离称为视轴。

（2）眼内容物：包括房水、晶状体、玻璃体。

房水的功能主要是提供营养和维持眼内压。

晶状体的功能主要是调节屈光度，使看清远近物体。

玻璃体的功能主要是屈光和维持眼球形状。

眼球构造类似一架照相机，眼球壁的角膜、巩膜类似于外壳；相当于屈光介质的角膜、房水、晶状体和玻璃体如同精致镜头；睫状肌的收缩和舒张好比是自动变焦装置，调节晶状体凸度；虹膜中央瞳孔大小的调节好似随光线强弱自动调节光圈；脉络膜对应的是遮光暗箱；视网膜对应的是感光底片。

2. 眼附属器结构与作用。

眼附属器包括眼睑、结膜、泪器、眼外肌和眼眶。

（1）眼睑：分为上睑和下睑，覆盖眼球前面。上下眼睑的游离缘，即皮肤和结膜交接处称睑缘。睑缘前唇有睫毛，后唇有一行排列整齐的睑板腺导管开口。睑板腺可发生急性化脓性炎症，称内睑板腺炎，俗称麦粒肿；如脂质物质在睑板腺管内堆积，发生慢性非化脓性肉芽肿性炎症，称为睑板腺囊肿，俗称霰粒肿。

（2）结膜：为覆盖于眼睑后面和眼球前面的透明薄层黏膜，分为睑结膜、球结膜和两者移行部的穹隆部结膜三部分。

（3）泪器：包括分泌泪液的泪腺和排泄泪液的泪道，泪腺分泌的泪液经瞬目动作分布于眼球表面，在内眦汇集于泪湖，由泪小点、泪小管的虹吸作用进入泪道，再到鼻腔。

（4）眼外肌：每个眼球有六条眼外肌，正常眼位的维持需要双眼眼外肌协调运动，其中任一眼外肌功能异常则导致眼位异常，出现斜视。

（5）眼眶：有保护眼球及眶内组织的功能。

3. 眼球的屈光发育。

婴幼儿的眼轴偏短,角膜和晶状体弯曲度大、屈光力强,屈光状态为远视,儿童屈光发育是由远视逐渐向正视转变的过程。

眼球在出生后第一年生长最快,1～3岁生长速度也较快,随着眼球长大,眼轴逐渐加长,远视程度逐渐降低;到学龄期,随着用眼的增加,容易发生近视,导致视力不良,形成近视眼;进入青春期,眼球的发育开始了第二个较快阶段,到15～16岁时,眼球已基本达成人大小,18岁左右眼球发育停止,眼轴不再延长。

4. 儿童视觉发育。

眼的视觉功能包括光觉、色觉、形觉和立体视觉等,眼的视觉功能是出生后在适宜的外界环境作用下逐步发育的。

(1) 光觉。

光觉是指视网膜对光的感受能力,它是视觉的基础。人眼的可见光波长范围为380毫微米至760毫微米。产生光觉的物质基础是视网膜光感受器含有的视色素。在光线作用下,视网膜感受器中的视色素可产生光化学变化及生物电变化,从而表现出明暗视觉。光觉仅仅能感受光的强弱,而不能识别物体的形状与颜色。

(2) 色觉。

色觉是视网膜视锥细胞对外界不同波长的光线作用形成的特殊视觉功能。刚出生时眼睛只能感知黑白,只有对光反应,出生半个月对红色有反应,到4～5个月后可辨别多种颜色,1岁半左右能认识1～2种主要颜色,3.5～4.5岁不仅能辨别不同颜色,还能说出其名称,如红色、黄色等。

色觉异常是视觉器官对色觉的感受缺乏,临床上分色弱和色盲两种。色盲是指辨色能力消失;色弱是指对颜色的辨认能力降低。儿童色盲绝大多数是先天性色觉异常,为性染色体隐性遗传。

(3) 形觉。

形觉是人的眼睛辨别物体形状的能力。形觉的产生首先取决于视网膜对光的感觉,其次是视网膜能识别出两个或多个分开的不同空间的刺激,通过视中枢的综合和分析,形成完整的形觉。形觉包括视力,也就是通常所说的分辨力和视野。儿童1～2岁能辨别不同形状,3岁前能说出其名称,如三角形、圆形等。

(4) 立体视觉。

立体视觉是指双眼视功能,是人类视觉的高级功能。双眼视功能在出生后开始逐渐发育,在1～2岁大体形成双眼视觉,到6～8岁基本完善。双眼能辨别物体深度、距离、凹凸的能力,是双眼视觉完善的重要标志。

立体视觉是双眼在具有同时知觉和融合功能基础上的一种独立的双眼视功能。两眼注视一个物体时,物体分别在左右眼的视网膜上形成两个图像,但由于左右眼有一定的间隔,双眼看到的是两个并不完全相同、不能完全重合的图像。视觉图像传入大脑,经过大脑的合成、判别,使物体产生了空间的深度感,有了立体感。

5. 儿童视力发育。

一般所说的视力指中心视力,是用视力表检查、代表视网膜黄斑中心凹距的最好视力。

婴儿出生时黄斑尚未发育,出生后4个月内发育很快,视力也明显提高。足月新生儿出生时只有光感,对强光有闭目反应;3月龄能在30厘米左右看清面部轮廓,和父母近距离对视;4月龄能短暂注视近距离物体,并在一定范围内缓慢追随物体移动。

视力包括远视力和近视力。远视力是离视力表 5 米远所查的视力;近视力是离视力表约 30 厘米远所查的视力。视力检查是发现眼部疾病尤其是视力异常的简单有效的方法。各年龄段对应的 5 米远视力参考标准如下(见表 9-3)。

表 9-3　各年龄段儿童对数和小数视力参考标准

年龄	5月	6月	1岁	2岁	3岁	4岁	5~6岁
视力	4.0	4.3	4.5	4.7	4.8	4.9	5.0
	0.1	0.2	0.3	0.5	0.6	0.8	1.0

将视力的好坏作为判断儿童眼睛是否正常的唯一标准是不全面的,如有些斜视儿童的视力是正常的。视力只是眼的视觉功能之一,视力正常不代表视觉功能正常。

(二) 儿童常见眼病

1. 先天性泪道阻塞。

(1) 病因。

先天性泪道阻塞是鼻泪管下端鼻腔开口处被先天性膜组织所封闭,生后 4 周左右这一膜组织仍没有破裂所造成的鼻泪管堵塞。

通常情况下,眼泪经泪点、鼻泪管、泪道流入鼻腔,而不会溢出眼眶自发流泪。出生前胎儿的鼻泪管末端有一层膜,出生时这层膜受产道压力等影响,可以自动破裂。一些新生儿出生后膜没有破裂,导致泪水流出通道不畅即鼻泪管堵塞,发生流泪,当合并感染时,发生泪囊炎症,称为新生儿泪囊炎。

(2) 临床表现。

先天性泪道阻塞表现为出生后半个月左右眼部流泪,常常是单眼,有时是双眼,眼屎多,开始时为非细菌性的黏液性分泌物,如细菌感染后则可有大量脓性分泌物,挤压泪囊区往往有脓性分泌物流出。

(3) 治疗及预防。

95%的鼻泪管堵塞在 6 个月内会消失,在 6 个月内遵医嘱对泪囊区进行按摩治愈。泪道堵塞在正确指导局部按摩无效情况下,在婴儿 6 个月左右可以采取泪道探通术。1 岁后泪道阻塞自愈的可能性明显降低,常需要手术治疗。

自然分娩的产道挤压有助于鼻泪管下端膜的自动破裂,减少先天性泪道阻塞的发生。

2. 急性细菌性结膜炎。

急性细菌性结膜炎是常见的细菌感染性眼病。其特点是发病急,多双眼发病,明显结膜充血,有脓性或黏液脓性分泌物,多见于春秋季节,散发或流行于小学、幼儿园、托儿所等集体生活场所,俗称"红眼病"。

(1) 病因。

最常见的致病菌为肺炎双球菌、金黄色葡萄球菌和流感嗜血杆菌,近年来的研究发现,表皮葡萄球菌、大肠杆菌感染也较常见。通过接触传染。

(2) 临床表现。

① 急性发病,多为双眼先后发病。潜伏期 1~3 天,通常在 3~4 天内发展到最高峰,以后逐渐减轻,8~14 天消退。

② 眼部症状为眼红、异物感、灼热感、分泌物多。夜间分泌物在睑缘及睫毛处结成黄痂,使患者上下睫毛粘在一起,早晨起床睁眼困难。

③ 眼部表现为眼睑肿胀;结膜充血,以穹隆部和睑结膜最为显著,呈赤红色;结膜囊内可见脓性分泌

物;严重者球结膜水肿。

（3）治疗及预防。

治疗方法：

① 急性发作较重者可冷敷,眼脓性分泌物较多时,可用生理盐水冲洗结膜囊,除去分泌物。

② 严禁包扎眼部,嘱患儿勿揉搓患眼,以防损伤角膜和引起继发感染。

③ 抗感染治疗选择妥布霉素滴眼液或左氧氟沙星滴眼液等频繁滴用,睡前涂红霉素或妥布霉素眼膏,以保持结膜囊内的药物浓度。急性期过后应继续滴用抗生素眼药水,直至恢复正常,以免病变迁延或发展成慢性。

预防措施：

① 早期发现,严格隔离、消毒,积极治疗患者以控制传染源。

② 禁止患者到公共浴池、游泳池等公共场所。

③ 严格注意个人和集体卫生,勤洗手,不用手或衣袖揉眼。

④ 对日常用品如毛巾、手帕、玩具等严格消毒。

3. 沙眼。

沙眼是由沙眼衣原体引起的一种慢性传染性结膜角膜炎,曾在我国广泛流行,20世纪70年代后,随着生活水平的提高、卫生常识的普及和医疗条件的改善,其发病率大大降低。

（1）病因。

由沙眼衣原体感染所致,通过直接接触或污染物间接接触传播。

（2）临床表现。

急性沙眼：急性沙眼感染主要发生于学龄前儿童和低年级学龄儿童。症状有畏光、流泪、异物感、烧灼感、分泌物黏稠;检查可见睑球结膜充血显著,睑结膜乳头增生,上下穹隆部结膜遍布滤泡,可合并角膜上皮炎及耳前淋巴结肿大。

慢性沙眼：急性期经过1～2个月后进入慢性期,无明显不适,仅有眼痒、异物感、干燥和烧灼感。结膜充血减轻,结膜污秽肥厚,同时有乳头及滤泡增生,病变以上穹隆及睑板上缘结膜显著,并可出现垂帘状的角膜血管翳。

（3）治疗及预防。

治疗包括全身和眼局部药物治疗。局部用药疗程10～12周,急性期或严重的沙眼应全身使用抗生素治疗,一般疗程为3～4周。

预防措施：培养良好的卫生习惯,避免接触传染,改善环境,加强卫生管理。

4. 屈光不正。

光线由一种介质进入另一种不同折射率的介质时,光线会发生偏折现象,这种现象发生在眼部称为屈光。当眼球在调节静止状态下,来自5米以外的平行光线,经眼的屈光系统后恰好在视网膜黄斑中心凹聚焦,形成清晰物像,这种屈光状态称为正视。如不能聚焦在视网膜上,将造成屈光不正,包括远视、近视和散光。

5. 远视。

当眼球在调节静止状态下,如屈光力量较弱或眼轴较短者,外界的平行光线经眼的屈光系统后,焦点落在视网膜的后面,称为远视。

（1）临床表现。

①视力异常：正常情况下眼的屈光状态为低度远视（+3.00D以下）,看远时通过调节视力可达到正

常,而中、高度远视造成视力不良,看远看近都不清楚。幼儿期的中、高度远视造成矫正视力异常形成弱视。

②内斜视:由于看近用眼需要过度调节形成内斜视。

(2)矫治方法。

中、高度远视影响视力发育,3岁左右需要配戴凸透镜,高度远视需要更早戴镜促进视力正常发育;已形成弱视及内斜视的应及时戴镜治疗。

(3)预防措施。

眼球在怀孕早期就开始形成、发育,在眼球发育生长过程中,如果眼球发育落后或停止发育,使眼轴较短,就造成了远视。远视眼与遗传、怀孕期间及出生后第一年的环境因素有密切关系,应加强孕期保健和儿童眼保健定期检查与指导。

6. 近视。

当眼球在调节静止状态下,如屈光力量较强或眼轴较长者,外界的平行光线经眼的屈光系统后,焦点落在视网膜的前面,称为近视。

(1)临床表现。

① 远视力下降,即视力不良,又称视力低下。根据《标准对数视力表》(GB11533—2011)检查远视力,裸眼视力低于相应年龄儿童正常视力,6岁以上儿童低于5.0,近视初期远视力常有波动。

② 注视远处物体时不自觉地眯眼、歪头。

③ 高度近视可发生不同程度的眼底改变,如视网膜脱离、撕裂、裂孔、黄斑出血等,严重者导致失明。

(2)矫治方法。

① 近视筛查:应用远视力检查、非睫状肌麻痹状态下电脑验光等快速、简便的方法,将儿童中可能患有近视者筛选出来。当6岁以上儿童裸眼远视力<5.0时,通过非睫状肌麻痹下电脑验光,等效球镜(SE)<−0.50D判定为筛查性近视。筛查发现近视后需要到医院散瞳验光确定是否真性近视。

② 近视诊断:根据散瞳后验光测定的等效球镜度数(球镜度数+1/2柱镜度数)判断近视度数,把近视分为低度、中度和高度近视。低度近视:−3.00D≤SE<−0.50D(近视50~300度之间);中度近视:−6.00D≤SE<−3.00D(近视300~600度之间);高度近视:SE<−6.00D(近视600度以上)。

③ 近视矫治:近视儿童在散瞳验光后取矫正视力为1.0的屈光度数配镜。配戴框架眼镜是矫正近视的首选方法,建议家长到医疗机构遵照医生或验光师的要求配戴合适度数的眼镜。戴镜视力正常的学龄前儿童每3个月或者半年到医疗机构检查裸眼视力和戴镜视力。

(3)预防措施。

① 培养良好的用眼卫生习惯,包括培养正确的看书、写字姿势,正确的握笔方法,在良好的照明环境下读书、游戏。

② 儿童持续近距离注视时间每次不宜超过30分钟,操作各种电子视频产品时间每次不宜超过20分钟,每天累计时间建议不超过1小时。眼睛与各种电子产品荧光屏的距离一般为屏面对角线的5~7倍。

③ 合理营养,平衡膳食。经常到户外活动,每天不少于2小时。

7. 散光。

当眼球在调节静止状态下,如眼的屈光系统在不同子午线上屈光力不一致,外界光线无法在视网膜上或视网膜前后某处形成焦点,即为散光。

(1)临床表现。

任何类型的散光,物像不能在视网膜上形成焦点,视力检查不正常,当睁开眼睛检查时,视力更低。

常眯眼看东西，或低头、歪头看电视。过度用眼容易引起视疲劳，表现为眼胀、头痛、恶心等。

（2）矫治方法。

散光影响视力及视疲劳时需要配戴眼镜。

（3）预防措施。

散光眼与先天遗传因素、怀孕期间及后天环境因素有密切关系，应加强孕期保健和儿童眼保健，定期检查与指导。先天性散光在出生前2年变化较大，增加户外活动可促进散光度降低。

8. 斜视。

斜视是由于视觉中枢融合功能失去控制，双眼出现间歇性或恒定性偏斜，表现为一眼注视目标，另一眼偏离目标。斜视影响双眼视的正常发育，最终导致双眼视功能障碍。

（1）临床表现。

① 眼位偏斜：眼位异常是斜视的基本表现，偏斜特点与斜视类型有关。

a. 恒定性斜视：眼球偏斜是恒定的，当一只眼球处在正位时，另一只眼球总是处于偏斜状态。如当一只眼球注视正前方时，另一只眼球偏到内侧，光点落在眼球黑眼珠的瞳孔的外侧，称为"内斜视"，俗称"斗鸡眼"，常在眼睛看近处时斜视明显。如当一只眼球注视正前方时，另一只眼球偏到外侧，称为"外斜视"，常在眼睛看近处时斜视明显，外斜视常斜眼看人。

b. 间歇性斜视：斜视时有时无，是间歇性的。大脑通过融合机制能控制眼球处于正位，当不能控制时眼球处于显斜位置，称"间歇性斜视"。其中，间歇性外斜视是儿童最常见的斜视类型，但不容易被发现。

② 视力低下：内斜视的视力明显异常，交替性斜视对视力的影响很小。

③ 双眼视功能异常：因为斜视影响双眼视觉形成。

（2）矫治方法。

先天性内斜视的最佳手术年龄在6个月至2岁之间。在2岁以前矫正内斜，可获得一定程度的双眼视和立体视，4岁之后再手术治疗，双眼极少形成融合功能。间歇性外斜视是否需要手术及手术时机要根据斜视发生频次、持续时间、有无加重及双眼视功能状况综合判断。

（3）预防措施。

幼儿期的中、高度远视因过度调节形成内斜视，早期配戴眼镜可预防调节性内斜视的发生；近视儿童长期不戴镜可引起外斜视，及时配戴眼镜不仅能控制近视发展，也能矫正外斜视。

9. 弱视。

视觉发育期由于单眼斜视、屈光参差、高度屈光不正以及形觉剥夺等异常视觉经验引起的单眼或双眼最佳矫正视力低于相应年龄正常视力为弱视，或双眼视力相差2行及以上，视力较低眼为弱视，且眼部检查无器质性病变。

（1）临床表现。

① 视力低于正常，单眼或双眼最佳矫正视力低于相应年龄正常儿童，或双眼视力相差2行及以上。

② 拥挤现象，区分孤立的视标比成行的视标容易。

③ 其他：可伴有斜视、双眼视觉功能异常等。

（2）矫治方法。

① 矫正屈光不正：通过医学验光及时配镜，配戴眼镜是弱视治疗的基础和重要环节，大多数弱视的幼儿需要配戴眼镜。

戴镜注意事项：平常戴上眼镜，除睡觉外不要摘下眼镜；保持镜片清洁，镜片用清洁剂清洗，然后用清水冲洗干净，再用镜布把镜片上的水吸干。

② 遮盖健眼：双眼矫正视力不平衡或单眼弱视的幼儿还需要使用遮盖眼罩或眼贴进行遮盖治疗，遮盖健眼，促进弱视眼的发育。

③ 弱视训练：中、重度弱视幼儿在戴镜矫正屈光不正的基础上进行弱视训练。

(3) 预防措施。

人类的视觉发育过程中存在着关键期和敏感期，3岁前为关键期，6~8岁前为敏感期，只有在视觉发育的可塑阶段，弱视才可能治愈，即弱视的预后与治疗年龄有密切关系，年龄越小疗效越好，弱视的最佳治疗年龄是3~5岁，超过一定年龄后，视力和双眼视觉功能不易恢复。

(三) 儿童眼保健工作要求与实施方法

1. 儿童眼保健工作要求。

2021年国家卫生健康委印发的《0~6岁儿童眼保健及视力检查服务规范（试行）》通知要求为0~6岁儿童提供13次眼保健和视力检查服务。其中，新生儿期2次，分别在新生儿家庭访视和满月健康管理时；婴儿期4次，分别在3、6、8、12月龄时；1~3岁幼儿期4次，分别在18、24、30、36月龄时；学龄前期3次，分别在4、5、6岁时。目的是筛查儿童常见眼病和视力不良。托幼机构应加强健康教育，指导家长树立近视防控意识，从小从早抓好预防，重视保护0~6岁儿童远视储备量，重点是形成良好的用眼习惯，积极参加户外活动和体育运动，防止远视储备量过早过快消耗。另外，托幼机构要注意防范幼儿眼外伤，预防传染性结膜炎的流行。

2. 儿童眼保健实施方法。

(1) 视力筛查。

通过观察和询问家长，了解幼儿日常视物时是否行为表现正常（见表9-4）。

表9-4 视物行为观察的正常表现

新生儿	对光照有反应
1~3月龄	能与父母对视
3~6月龄	视觉互动活跃，手眼并用
8~10月龄	认识家人
11~12月龄	认识图片
2岁以上	认识抽象的图形，可以检查视力

6月龄至3岁行为观察异常：①不会与家人对视或对外界反应差；②对前方障碍避让迟缓；③在暗处行走困难；④视物明显歪头或距离近；⑤畏光或眯眼、眼球震颤等。

(2) 视力检查。

儿童在3岁左右开始检查视力，大多数家长不易察觉到幼儿的视力不良，需要视力检查才能够发现异常。检查视力采用国际标准视力表或儿童标准视力表，检测距离5米，视力表照度为500Lux，视力表1.0行高度为受检者眼睛高度。

检查时注意事项：

① 一眼遮挡，但勿压迫眼球，按照先右后左顺序，单眼进行检查。

② 自上而下进行测试，指示棒应点在每个视标的正下方0.5厘米处。

③ 每个视标最多查看5秒。

视力检查要防止儿童遮盖一眼不严格或偷看使得弱视等严重眼病被漏诊；应避免幼儿不配合、检查结果不可靠，误诊为视力异常。因此，检查视力前要教会幼儿指认视力表，检查视力时要耐心。

视力检查低于正常年龄视力标准为视力低常。视力低常的标准：3岁视力≤0.5(4.7)，4岁视力≤0.6(4.8)，5岁及以上视力≤0.8(4.9)。对于视力低常的儿童应当在2周至1月复查一次，吩咐家长减少儿童近距离用眼，增加户外活动，观察视力变化的趋势；同时要让儿童进一步熟悉视力表，配合检查，检查结果仍视力低常的及时转诊。

(3) 屈光筛查。

使用自动验光仪测定儿童屈光度以发现影响视力发育的屈光异常。具有快速、简便、有效、客观、无创等特点，特别适合3岁以下不能配合查视力的儿童。屈光筛查结果判断应根据不同年龄段儿童屈光筛查标准，做到早期发现、定期复查、及时干预。

(4) 幼儿园眼保健实施方法。

1. 注意用眼卫生。

(1) 桌椅高矮应与儿童的身体相适应，保持正确的坐姿，即上身略前倾，两肘自然伏于桌面，前胸与桌边约一拳距离，眼睛与读物距离30厘米，这样可以减轻眼睛及全身的疲劳。

(2) 连续近距离用眼时间不宜过长，每隔半小时左右要休息。年龄越小，连续读书时间应越短，休息的方式可多种多样，如闭目养神，看看远方景物或蓝天，在室内或室外活动一下。

(3) 室内光线要适宜，光线不能太暗，避免在黄昏时的暗光下看书，也要避免耀眼的光直射读物表面。

(4) 儿童应该有选择地、有节制地看电视。儿童连续看电视时间不超过半小时，电视机放置的高矮应与观看者的视线在同一高度，观看者离电视机的距离大约为电视屏幕对角线的4～6倍左右，看电视的方位以正前方为好，两侧不超过45度角。

(5) 养成讲卫生的好习惯。不用脏手揉眼，脸盆、毛巾要专用，并定期煮沸消毒。

2. 预防传染性眼病。

(1) 养成良好的用眼卫生习惯。

(2) 要注意隔离，患儿的洗脸用具如脸盆、毛巾、手帕等物要专用，用后要用次氯酸液（或其他消毒液）浸泡消毒。

(3) 与病眼接触过的用具最好煮沸消毒和用开水浸泡，接触过患儿的手必须严格消毒。

(4) 红眼病流行期间，不要把儿童带到浴室、游泳池、儿童乐园等公共场所去，以免被传染。

3. 预防眼外伤。

(1) 宣传儿童眼外伤的危险因素及其危害性，尽可能使更多的家长、老师意识到保护孩子眼睛的重要性，了解和采取相应的预防措施。

(2) 管理好存放的化学物品，不让儿童接近这些物品，提供一些安全有益的玩具给儿童玩。

(3) 经常向儿童灌输安全知识和自我保护的方法。阻止儿童之间玩一些危险的游戏，并且引导儿童玩一些安全有益的游戏。常引起眼外伤的活动或物品应限制，如燃放烟花爆竹，弹弓、飞镖、射出子弹的仿真枪等玩具，树枝，竹扫把，边缘锐利或尖锐的刀剪、针、竹签等。教育儿童勿持械打闹。

三、儿童耳鼻喉、听力保健

(一) 耳鼻喉、听力保健基本知识

1. 耳的结构和功能。

(1) 结构。

① 外耳：也称耳廓，借韧带、肌肉、软骨和皮肤附着于头颅侧面，一般与头颅约成30°夹角，有收集声

音的作用,分前后两面。

② 中耳:中耳介于外耳和内耳之间,是位于颞骨中的不规则含气腔和通道,包括鼓室、咽鼓管、鼓窦及乳突四部分;中耳结构复杂,内含鼓膜、听小骨及血管和神经,主要起将外界声音传入内耳的作用。

③ 内耳:又称迷路,位于颞骨岩部,结构复杂而细微,内含听觉及位觉感受装置,分为骨迷路和膜迷路,二者形态相似,膜迷路借助纤维束固定于骨迷路内,形状上分前庭、半规管以及耳蜗三部分。

(2) 功能。

① 听觉功能:声源振动的能量通过鼓膜、听骨链传到内耳迷路液,引起听觉感受器官的兴奋,再通过听神经与中枢联系,将兴奋传至大脑听觉中枢而产生听觉。声音传入内耳有两条途径:空气传导和骨传导,一般情况下,以空气传导为主。

② 平衡功能:日常生活中,人体靠前庭、视觉和本体感觉这三个系统共同协助来维持身体平衡。前庭感受器位于内耳(三个半规管、球囊和椭圆囊),感受头的直线加速度和角加速度运动。

2. 鼻腔的结构和功能。

(1) 外鼻:外鼻形似一个基底向下的三棱锥体,由骨和软骨构成支架,外覆皮肤和软组织。鼻梁与面部夹角介于 30°~40°之间,以 36°较为美观。鼻部上 1/3 为骨部,下 2/3 为软骨部。

(2) 鼻腔:鼻腔由鼻中隔分为左右各一,每侧鼻腔为一前后开放的狭长腔隙,起于前鼻孔,止于后鼻孔。分为鼻前庭和固有鼻腔两部分。鼻前庭内界最狭窄,影响着鼻腔呼吸功能;固有鼻腔借窦口与各组鼻窦相通,起呼吸、引流作用。

3. 咽喉的结构和功能。

(1) 咽是一漏斗形肌性管道,位于第 1~6 节颈椎前方,为呼吸道和消化道的共同通道,上起颅底,下止环状软骨下缘,分为鼻咽、口咽和喉咽三部分。咽有防御保护功能、吞咽功能、呼吸功能、言语形成功能以及调节中耳气压功能。

(2) 喉是由软骨、肌肉、韧带、纤维组织及黏膜构成的一个锥形管腔状器官,居颈前正中,上通喉咽,下接气管。上端为会厌上缘,下端为环状软骨下缘。有呼吸功能、发声功能、保护功能、吞咽功能以及循环反射功能。

(二) 儿童常见耳、鼻腔疾病

1. 化脓性中耳炎。

婴幼儿化脓性中耳炎绝大多数与细菌感染有关,主要为肺炎链球菌、流感嗜血杆菌、乙型溶血性链球菌等。

(1) 病因。

① 小儿咽鼓管较短、直、大,且开口低,鼻腔细菌容易感染中耳腔。

② 机体抵抗力差。

③ 鼻咽部腺样体细菌容易感染咽鼓管。

④ 中耳局部免疫功能发育不健全。

⑤ 哺乳位置不当,乳汁经咽鼓管流入中耳。

(2) 临床表现。

① 全身症状较重,可有发热、脉速、惊厥;可伴有恶心、呕吐、腹泻等消化道症状。

② 耳痛,表现为挠耳或哭闹。

③ 耳道流脓。

④ 可并发脑膜炎、急性乳突炎。

（3）治疗。

① 早期应用抗生素。

② 必要时鼓膜切开,引流中耳腔脓液。

③ 发生急性乳突炎时,需行乳突开放术。

2. 外耳道湿疹。

是指发生在耳廓、外耳道及其周围皮肤的多形性皮疹。小儿多见,分为急性、亚急性和慢性。

（1）病因。

湿疹的病因和发病机制目前不是十分清楚,目前认为可能与变态反应、精神因素、神经功能障碍、内分泌失调、代谢障碍、消化不良等有关。

（2）临床表现。

① 急性湿疹常表现为局部瘙痒,患儿挠耳。检查可见外耳皮肤红肿,散在红斑、小丘疹及小水泡,可形成痂皮,一般2～3周自愈,但易反复。

② 亚急性湿疹可有瘙痒,红肿及渗出症状较急性湿疹轻,可有鳞屑。

③ 慢性湿疹常由急性、亚急性湿疹发展而来。表现为外耳道皮肤粗糙、增厚、脱屑及色素沉着,自觉瘙痒。

（3）治疗。

① 一般治疗:了解湿疹知识,寻找病因,配合治疗;调整饮食,忌高蛋白饮食;忌挠抓,忌热水、肥皂清洗。

② 局部治疗:局部较干燥时,可涂氧化锌软膏或抗生素可的松软膏;少量渗出时,局部涂搽2％龙胆紫溶液,干燥后用氧化锌糊剂或硼酸氧化锌糊剂涂搽;渗液较多者,用炉甘石洗剂清洗渗液和痂皮后,用硼酸溶液或醋酸铝溶液湿敷,干燥后用氧化锌糊剂或硼酸氧化锌糊剂涂搽。

③ 全身治疗:瘙痒、渗出时,可口服抗组胺药物;继发感染时,可用抗生素治疗。

3. 先天性听力障碍。

先天性听力障碍是指因母体妊娠过程、分娩过程中的异常或遗传因素造成的耳聋,多为感音神经性耳聋。先天性耳聋可分为遗传性和非遗传性两大类。

（1）病因。

① 遗传因素。

② 耳毒性药物的损害,如氨基糖甙类药物。

③ 疾病损害,如淋病、梅毒、风疹等。

④ 分娩过程的损害。

（2）临床表现。

有听力障碍,对声音反应淡漠或无反应,口齿不清,听力筛查不通过,听力学检查可明确耳聋类型。

（3）治疗。

① 药物治疗。改善内耳循环,营养听神经,必要时可以激素治疗。

② 配戴助听器。中度、中重度感音神经性听力损失患儿可配戴助听器改善听力。

③ 人工耳蜗植入。重度、极重度感音神经性听力损失患儿可选择人工耳蜗植入来改善听力。

④ 语言训练。利用残余听力,通过长期有计划的声响刺激,逐步培养其聆听习惯,提高听觉察觉、听觉注意、听觉定位及识别、记忆等方面的能力。

4. 过敏性鼻炎。

是指特应性个体接触变应原后，主要由 IgE 介导的介质（主要是组胺）释放，并有多种免疫活性细胞和细胞因子等参与的鼻黏膜非感染性炎性疾病。

（1）病因。

① 遗传因素：变应性鼻炎患者具有特应性体质，通常显示出家族聚集性。

② 变应原暴露：多来源于动物、植物、真菌或职业性物质。其成分是蛋白质或糖蛋白，极少数是多聚糖。变应原主要分为吸入性变应原和食物性变应原。

（2）临床表现。

过敏性鼻炎的典型症状主要是阵发性喷嚏、清水样鼻涕、鼻塞和鼻痒，临床根据患儿症状，加上过敏原检测或特异性 IgE 检测可确诊。

（3）治疗。

① 避免接触变应原，保证环境通风，不养猫狗等宠物。

② 药物治疗，如使用鼻用喷剂，口服抗组胺、白三烯受体阻断药、免疫调节剂等。

③ 免疫治疗，变应原特异性免疫治疗常用皮下注射和舌下含服。应采用标准化变应原疫苗。

④ 外科治疗，其适应证为经药物或免疫治疗鼻塞症状无改善者。

5. 鼻衄（鼻出血）。

是临床常见的症状之一，可由鼻部疾病引起，也可由全身疾病所致。

（1）病因。

① 局部原因：鼻部损伤，如外力损伤，放疗损伤等；解剖结构异常，如鼻中隔偏曲；鼻部炎症，如鼻窦炎、过敏性鼻炎，或结核、梅毒感染；鼻腔、鼻窦及鼻咽部肿瘤，如血管瘤、恶性肿瘤；鼻腔异物。

② 全身原因：出血性疾病及血液病，如遗传性出血性毛细血管扩张症、血小板减少性紫癜、各型血友病、弥漫性血管内凝血等；急性发热性传染病，如上感、流感、出血热、猩红热、疟疾、麻疹及伤寒等；心血管系统疾病，如遗传性高血压；其他全身性疾病，如严重肝病患者、尿毒症患者。

（2）临床表现。

儿童鼻出血多表现为单侧，少量，间断出血，大部分可自止或自行压迫后停止。出血部位多数发生于鼻中隔前下部的易出血区（Little's 区），有时可见喷射性或搏动性小动脉出血。

（3）治疗。

① 一般处理：对患儿进行安慰，使之镇静，必要时予以补液，维持生命体征平稳。

② 寻找出血点：根据具体情况，进行鼻腔局部和全身检查，尽可能找到出血部位，以便准确止血。可行指压法止血、前鼻孔填塞止血、后鼻孔填塞止血、烧灼法止血等，必要时可行血管栓塞或结扎止血。

③ 全身治疗：寻找出血病因，进行病因治疗。适当应用全身止血药物，如凝血酶、氨基己酸、酚磺乙胺等。出血过多时注意补液，必要时输血治疗。

(三) 儿童耳、鼻、听力保健工作要求与实施方法

1. 耳保健工作要求与实施方法。

（1）工作要求。

① 为儿童提供定期耳外观检查和听力筛查，同时进行儿童耳及听力保健宣传教育工作。听力筛查未通过者应当及时转诊到听力检测机构。

② 从事儿童耳及听力保健工作的医护人员应当接受儿童相关专业技术培训，并取得培训合格证书。从事听力筛查和检测的技术人员必须经省级卫生行政部门考核批准，经岗前培训，取得合格证后方可

上岗。

③ 听力筛查设备应定期经国家认可的计量部门标定。

④ 筛查房屋应当安静,远离电梯、超声等辐射干扰,室内本底噪声≤45dB(A)。

⑤ 做好筛查未通过儿童的追访,并记录筛查、诊断和干预结果。

(2) 目的。

早期发现听力损失,及时进行听觉言语干预及康复,保护和促进儿童的听觉和言语发育,减少儿童听力和言语残疾,提高儿童健康水平。

新生儿期听力筛查后,在健康检查的同时进行耳及听力保健,其中6、12、24和36月龄为听力筛查的重点年龄。

(3) 检查内容。

① 耳外观检查。检查有无外耳畸形、外耳道异常分泌物、外耳湿疹等。

② 听力筛查。运用听觉行为观察法进行听力筛查。有条件的社区卫生服务中心和乡镇卫生院,可采用筛查型耳声发射仪进行听力筛查。

(4) 耳及听力保健知识指导。

① 正确的哺乳及喂奶,防止呛奶。婴儿溢奶时应当及时、轻柔清理。

② 不要自行清洁外耳道,避免损伤。

③ 洗澡或游泳时防止呛水和耳进水。

④ 远离强声或持续的噪声环境,避免使用耳机。

⑤ 有耳毒性药物致聋家族史者,应当主动告知医生。

⑥ 避免头部外伤和外耳道异物。

⑦ 患腮腺炎、脑膜炎等疾病,应当注意其听力变化。

⑧ 如有以下异常,应当及时就诊:儿童耳部及耳周皮肤异常;外耳道有分泌物或异常气味;有拍打或抓耳部的动作;有耳痒、耳痛、耳胀等症状;对声音反应迟钝;有语言发育迟缓的表现。

2. 鼻腔保健工作要求与实施方法。

(1) 工作要求。

① 为儿童提供定期鼻腔外观检查和鼻腔嗅觉及鼻内镜检查,同时进行儿童鼻腔保健宣传教育工作。

② 从事儿童鼻腔保健工作的医护人员应当接受儿童相关专业技术培训,并取得培训合格证书。

③ 鼻腔内镜检查消毒流程需规范。

④ 对可疑病案需建议到上级医院就诊,并做好记录,跟踪病案。

(2) 目的。

早期发现幼儿鼻腔的一些先天性疾病以及嗅觉障碍。同时通过宣传教育,降低幼儿鼻出血、鼻腔异物、鼻部外伤的发生率。

(3) 检查内容。

① 鼻腔外观检查。检查有无外鼻畸形、鼻腔新生物、异常分泌物、鼻腔异味等。

② 嗅觉检查;有条件的社区卫生服务中心和乡镇卫生院,可行鼻腔内窥镜检查。

③ 过敏原检测。

(4) 鼻腔保健知识指导。

① 正确地使用鼻腔喷剂,如鼻用激素、水剂的使用,以及鼻用减充血剂的使用,避免形成药物性鼻炎,以及引发中耳炎。

② 不要挖鼻,避免鼻出血,形成鼻腔前庭感染、鼻疖等。
③ 学会擤鼻涕,避免形成急性中耳炎或分泌性中耳炎。
④ 学会正确指压法处理鼻腔前部出血。
⑤ 教育儿童不要将异物塞入鼻腔,不可自行用镊子钳夹,宣传教育纽扣电池等鼻腔异物的危害。
⑥ 了解各种鼻塞的基本病因,如鼻腔异物、急性鼻炎、鼻息肉以及腺样体肥大等。
⑦ 做好过敏性鼻炎知识的宣传教育,避免接触过敏原,药物治疗以及脱敏治疗四位一体。

第十章
患病儿童(体弱儿)管理

托幼机构不是医疗机构,但会有体质弱、患有疾病的幼儿,保健人员应掌握每个患病儿童的情况,建立管理档案,加强对患病儿童的观察与护理,针对患病儿童的特点,按照不同病种落实各项措施,促进其早日康复。

一、管理要求

托幼机构管理的患病儿童主要包括患以下疾病的儿童。

1. 营养性缺铁性贫血。
2. 蛋白质-能量缺乏性营养不良。
3. 反复呼吸道感染或反复消化道感染。
4. 肥胖症。
5. 糖尿病、肾炎、先天性心脏病。
6. 孤独症。
7. 视力、听力问题。
8. 癫痫。
9. 高热/无热惊厥、突发性休克。
10. 注意缺陷多动障碍。

(一) 保健人员工作要求

1. 对筛查出的患病儿童进行仔细核对、复查,确定是管理的对象后,通知家长,做好家园共同管理。
2. 对患病儿童管理应按不同病种、不同年龄进行,给予建档管理,并做好记录及统计。
3. 将患病儿童的情况落实到其所在班级,指导班级教师做好患病儿童的观察护理。
4. 定期培训保教、食堂人员,指导食堂人员做好患病儿童的饮食供应,需要时为患病儿童做特殊饭菜,做好餐饮具的卫生与消毒工作。
5. 每日到患病儿童所在班级巡视2次,了解这些儿童在班中的情况。
6. 做好患病儿童的药品管理工作,接受家长委托给患病儿童喂药,接受药品时须仔细核对,做好记录,并请家长签字确认。
7. 患病儿童恢复后要给予结案记录,并通知所在班级结束全日观察。
8. 对患病儿童要注意对其心理上的疏导,消除其恐惧、自卑、怕羞的心理,如对患肥胖症的儿童不要当着其他儿童的面限制其饮食或呼唤其"小胖子";对呕吐后的儿童要给予安慰,不要训斥。

(二) 保教人员工作要求

1. 在保健老师的指导下,认真执行患病儿童管理规章制度。
2. 有患病儿童的班级注意要空气流通、阳光充足、环境整洁,便于开展室内活动,卧室宽敞、通风,床铺之间有规定的间隔距离。

3. 保教人员按要求定期学习有关业务知识，不断提高自己的管理技能，做好患病儿童的观察护理工作。

4. 配合保健人员制订患病儿童一日生活计划，注意动静配合、劳逸结合。制订适合患病儿童参加的体格锻炼活动。

5. 仔细观察患病儿童的精神状态、饮食、睡眠、大小便及参加集体活动的情况，做好每日记录，有特殊情况及时反馈给保健人员。

6. 做好家园联系，定期向家长反映幼儿在园管理期间的情况。

7. 做好患病儿童的心理工作，说话态度和蔼，动作轻柔，在患病儿童的进餐、睡眠、大小便及户外活动等各环节中给予特殊关照。

8. 做好班级内的卫生与消毒工作，按要求清洁、消毒幼儿的物品。

二、管理方法

患病儿童的管理按照不同病种要求进行。

（一）营养性缺铁性贫血

1. 对体检中血红蛋白少于110克/升（低于11克/分升）的轻度以上贫血患儿建立患病儿童专案管理档案，进行管理。（贫血分类见第六章"健康检查"中"血红蛋白检查"相关内容）与家长取得联系，了解幼儿贫血的原因，是因为喂养的原因还是患病等因素，记录在贫血幼儿观察手册中，给予监管。

2. 合理安排好园所中贫血患儿的饮食内容，食物力求多样化，供给足够的动物蛋白（如瘦肉、肝类、蛋、鱼虾）、豆制品和绿色蔬菜，补充蔬菜是因为维生素C可以促进铁质的吸收。建议家长用铁锅炒菜，选择含铁的食品，避免食用抑制铁吸收的食物，如茶汁、酒、柿子等。培养幼儿养成良好的饮食习惯。

3. 预防感染性疾病及寄生虫病。贫血儿童易患呼吸道感染，注意室内空气流通。

4. 鼓励幼儿参加体格锻炼活动，给贫血患儿制订适量的体格锻炼计划，注意劳逸结合、动静配合，避免疲劳。贫血患儿无须每日填写班级观察记录，但要告诉班上老师该幼儿是贫血患儿。

5. 因缺铁性贫血，幼儿在服用铁剂药物期间，会出现食欲不好、大便发黑的情况，停药后会好转。班上如有需要服铁剂的幼儿，保健老师可以在幼儿午睡起来后喂，以免饭后喂引起呕吐。

6. 午睡时注意不要让贫血患儿睡在风口，避免着凉。

7. 和家长取得联系，争取家长的配合，每月向家长反映幼儿在管理期间的情况。

8. 由家长带幼儿去查血，可每月复查一次。连续两个月幼儿的血红蛋白恢复正常可结案。

9. 如幼儿血红蛋白低于90克/升，建议家长带幼儿到医院血液科做进一步检查。

（二）蛋白质-能量缺乏性营养不良

1. 对体重低于同龄幼儿体重20%以上的营养不良患儿建立患病儿童专案管理档案。在每季度测量体重后，将评价在中下以下的儿童列出来筛选，如符合营养不良标准，则转入营养不良儿童管理档案。

2. 对每个营养不良儿童的病因进行分析，并与家长取得联系，采取相应的家园配合措施。具体情况具体分析。

3. 每个月保健人员对营养不良儿童测量体重和身高一次，并进行评价。连续3个月体重正常可结案。

4. 保健人员通知患儿所在班级保教人员对该幼儿做好班级全日观察和护理工作。可以不用填全日观察表。

5. 在班级中做好营养不良儿童的营养膳食管理工作，改善幼儿食欲，对营养不良儿童在饮食上给予照顾,多补充一些谷类食物、蛋白质食物,鼓励幼儿添饭,以增加其能量摄入,在一日三餐以外的点心中适当增加谷类点心。

6. 给营养不良儿童制订体格锻炼计划,运动量应循序渐进,注意患儿的心率、出汗情况、面色,防止过度疲劳。严重的营养不良会影响幼儿智力,使其反应迟钝,不爱参加集体活动。对这样的幼儿,老师要鼓励其多参与活动。

7. 营养不良儿童穿得不宜过多,否则会影响血液循环和肠蠕动,从而影响食欲。

8. 营养不良的幼儿往往体质较弱,患呼吸道和消化道感染的概率较大。有的孩子是消化吸收不好,有些是食欲不好,给这些幼儿用促进消化吸收的药物时,需要饭前喂。

(三)反复呼吸道感染

1. 对一个月内患呼吸道感染2次以上,或一年内患呼吸道感染6次以上,或经常带呼吸道药到幼儿园、经常因呼吸道感染生病缺勤的儿童,以及哮喘患儿,均应建立呼吸道患病儿童专案管理档案。

2. 加强护理,根据气候变化适当增减患儿的衣服。在患儿睡觉时应使其避开窗户对流风,以免受凉。患儿衣着不宜过多,和成人差不多即可。

3. 患儿注意摄入充足均衡的营养,适当进行体格锻炼。应经常进行户外活动,增强机体对气温变化的适应能力。在发病期间要注意休息,不宜剧烈活动。

4. 在传染病流行季节,加强护理,做好预防服药工作,并对幼儿活动室及卧室加强空气消毒,注意开窗通风。

5. 保健人员对服药的幼儿要观察服药后的情况。餐后半小时后喂药或午睡前喂药。

6. 对患呼吸道感染的幼儿在患病期间,注意选择清淡、易消化、对呼吸道没有刺激的食物。咳喘厉害的幼儿食物可给予半流质食物,如清汤面、粥等。

7. 对患哮喘的幼儿如哮喘症状未缓解,可以通知保健老师将患儿带去保健室观察,或通知家长。

8. 呼吸道感染幼儿患病期间,保健人员须每日填写班级全日观察表送至班上,并嘱咐班级保教人员给予观察。保健人员须每日去该班级巡视,将精神状态差的幼儿带到保健室,并及时通知家长。中午午睡时,正发哮喘的幼儿不要让其平卧,把他送保健室,取半卧位,在保健室观察。

(四)肥胖症

对年龄别体重超过正常儿童体重20%以上,或超出中位数两个标准差以上的肥胖儿童,给予筛选后进行专案管理。(肥胖儿分类见第六章"营养性疾病建案管理"中"超重/肥胖"相关内容)

1. 调整饮食结构。

(1) 控制高脂肪及高糖食物的摄入,使热能的摄入量低于实际消耗量,但要满足儿童生长发育的需要。

(2) 减少过多主食,从少量开始,代之以体积大而热能低的食物,如含膳食纤维较多的蔬菜(茭白、竹笋、莴苣、萝卜等),甜度低的水果和脂肪低的瘦肉等。

(3) 保证动植物蛋白质摄入量满足生长发育的需要,使豆类蛋白质食物占有一定比例。

(4) 在最初1个月内以体重不增加为目标,然后使体重逐渐缓缓下降,随着身高增长,使肥胖程度减轻,控制超重。

2. 有规律地运动训练。

(1) 学龄前肥胖儿童只有通过有氧运动才能控制肥胖,改善机体代谢。

(2) 运动项目的选择以全身性、趣味性、儿童喜欢和能长时间坚持为原则,如步行、小步快走、球类、跳绳、踢毽子、登楼梯、游泳等。

（3）循序渐进，逐步提高运动强度和延长运动时间，由最初每周不少于3~4次、每次10~30分钟，增加至每日2次。初次开始运动应低强度、短时间（如10分钟），逐渐增加。

（4）通过监测心率，掌握安全的运动量，儿童适宜的最大运动强度的心率通常为130~160次/分钟。

（5）每次运动过程包括运动前准备、运动内容、放松活动三个部分。经常性运动，强度以皮肤潮湿出汗为限，心率不超过130次/分钟。

（6）一般至少需要锻炼6周以上才能收效，训练效果可维持6~8周。若停止运动，2周后效果显著降低，12周后恢复原来水平。若父母在锻炼时陪同，并结合日常生活方式进行，就能每天坚持，取得效果。

（7）科学的运动方式可以增加能量的消耗，即使是轻度的体力活动也可使身体多消耗10%~20%的能量，而且在运动停止后的休息时间，其能量的消耗仍比平时休息时高。

3. 行为矫正。

（1）让幼儿了解肥胖的危害性和控制饮食的必要性，使控制饮食变为其自觉的行为。定期监测体重，记录每日摄入食物的名称及数量，记录静坐或运动时间。（学龄前孩子需要父母的帮助）

（2）进餐时细嚼慢咽，减慢进食速度，一口饭菜先嚼30秒再吞咽，延长进食时间，增加食物的饱腹感。为避免进餐时狼吞虎咽，可在餐前先喝汤，或先吃蔬菜，15分钟后再吃正餐。

（3）改变睡前进食，乱吃喝零食、甜点、饮料的习惯。可少食多餐，不要暴饮暴食。

（4）父母应积极参与，并按饮食治疗的原则制定每日的菜单，安排合理的餐次。家中不过多采购食物，不储存高热量零食和饮料，不劝食，不以食品作为奖品。

（5）减少幼儿静坐的时间，尽量把看电视时间放在进餐前，对幼儿进行心理疏导。

（6）应养成幼儿良好的排便习惯，保证幼儿充足的睡眠，改善肥胖幼儿的睡眠情况，如打鼾、出汗。

（7）定期与家长交流，共同配合。召开座谈会，请家长记录行为矫正日记。

（8）禁止使用一些不当手段减肥，如饥饿疗法、快速减重、反复多次减重、服药减肥、只吃蔬菜减肥等。

（五）糖尿病、肾炎、先天性心脏病

在托幼机构中常会遇到一些患有先天性疾病或有遗传疾病家族史的儿童，如在体检中发现有心脏Ⅱ级以上杂音或已确诊为先天性心脏病的儿童，患糖尿病、肾炎的儿童，这些患儿入园后，要仔细询问家长这些儿童的心理生理特点、生活习惯、用药就医等情况，并请家长提供患儿的病历，以便使这些儿童的在园生活得到如下的更好管理。

1. 把这些儿童列为班级重点管理观察对象，注意合理安排活动量，饮食睡眠方面给予特殊照顾，随时家访，请家长配合管理。

2. 对患有先天性心脏病的儿童注意运动适当，不要过度疲劳，防止其受凉或受感染。如有轻微呼吸道感染症状，及时通知家长就医。

3. 对患有家族遗传的糖尿病、肾炎等疾病的儿童，饮食中注意控制食物不要过甜或过咸。需要治疗的患儿由家长带去医院治疗，定期化验血糖、肾功能。

（六）孤独症

这些儿童不能很好地控制自己的行为，而且不能合群参与集体生活，用语言和同伴交流有困难，多动、坐不住、自控能力差、没有危险意识等，部分儿童还有攻击性行为。保教人员要给予其特殊的关注，严重者需要进行一对一的护理。这些儿童的护理需要家长配合，对症状严重不能参与集体生活或干扰正常儿童生活的，可让家长带其去接受心理治疗，或让家长陪伴其在园生活。（详情见第十一章"常见神经发育障碍"中"孤独症谱系障碍"相关内容）

对行为自控能力差的儿童,可独立护理,如对在上课时间坐不住乱跑的幼儿,可让保教人员单独护理,在进餐、睡觉或如厕时,让其他正常儿童先进行,最后由老师单独照顾其完成。可以安排1~2名正常儿童和他坐一张桌子,因为如果让其独自坐一张桌子进餐,则不利于其心理治疗。睡觉时可让其小床远离其他幼儿,以免干扰别人睡眠。

保健人员要随时到班级关注这些儿童,观察其行为特征,该幼儿所在的班级要排除一切安全隐患。保健人员可学习一些对孤独症幼儿进行康复训练的知识,以便在幼儿园中开展训练。此外,给家长单独训练幼儿的机会,单独训练的效果较好,建议这些幼儿上半天幼儿园,半天回去进行家庭康复训练。

(七)视力、听力问题

1. 对视力、听力有问题的儿童,根据医嘱做好观察护理工作。给予这部分儿童建档管理,保健人员做好观察记录。

2. 有些视力障碍的幼儿会戴矫正眼镜,班级要注意这部分幼儿的视力矫治要求。保健室要有记录,并注意戴眼镜孩子的安全。视力障碍幼儿由家长带去医院诊治,幼儿园做好记录和配合。保健室可每月给幼儿测查视力一次。

3. 听力障碍多是先天性疾患,严重听力障碍会让幼儿参加集体生活有障碍,还会影响其语言能力的发展。老师需细心地给予观察和照顾,还要观察其智力发育情况。

4. 教会儿童用眼、用鼻、用耳的卫生,有条件的托幼机构可以在保健室开展视力听力保健和一些预防治疗活动。

(八)癫痫

癫痫是一种神经系统的发作性疾病,可由各种原因引起,表现为意识障碍、肌肉抽搐、短暂意识丧失。

1. 病因。

(1)原发性,指病因不明或有遗传因素影响。

(2)继发性,指由以下因素引起:

① 脑部疾病,如先天性脑发育畸形、感染、损伤、出血、缺氧、肿瘤等。

② 脑外疾患,如心、肺、肾疾病引起的缺氧性损害。

③ 营养、代谢紊乱,如水电解质紊乱,先天性、代谢性疾病,各种维生素缺乏症。

④ 中毒,由药物或金属或毒素引起。

2. 临床表现及诊断。

全身性发作,有以下几种类型:①强直—阵挛性发作:突然意识丧失,两手握拳,四肢抽动,口吐白沫,呼吸暂停,口唇青紫,舌常咬伤,小便失禁。有时跌倒在地,抽动约1~3分钟而自止,以后入睡,醒后诉头痛、四肢痛。有时于发作前有先兆。②失神小发作:突然活动停止,意识丧失,面色苍白,两眼凝视。手中如有物可坠落在地而人不跌倒,约2~10秒钟而自止。

诊断:可通过脑部CT检查、核磁共振检查得以确诊。

3. 注意事项。

(1)入园时家访、询问病史。

(2)了解幼儿服药情况,癫痫患儿需要长期服药,擅自停药或减量都会引起发作。

(3)癫痫反复发作会造成脑缺氧,影响智力。

(4)癫痫患儿在园期间要受到特别的关注,应引导其注意休息,避免过度疲劳或兴奋。要防止患儿被歧视。因患儿随时有发作的可能,要格外关注,以防意外事故的发生。可以和家长协商,避免发生意外而造成家园矛盾。

(九)高热/无热惊厥、突发性休克

幼儿常见的惊厥有高热惊厥、无热惊厥、突发性休克等,这类症状发生时,老师们如何处理是关键。

1. 高热惊厥、无热惊厥。

这类惊厥常发生于学龄前儿童。(处理方式见第六章"常见症状鉴别与处理"中"惊厥"相关内容)

2. 突发性休克。

这种休克多是短暂性的,突然面色苍白,四肢冰凉,大量出汗,嘴唇微抽搐,甚至丧失意识。多见于体检时抽血前后。这部分幼儿由于紧张,心率加快,甚至出现低血糖状态(个别幼儿家长认为是因为抽血之前没有给孩子吃早餐)。幼儿晕厥来得较突然,老师应密切关注,及时发现,避免幼儿突然摔倒而造成二次伤害。

护理:迅速把幼儿放在空气流通的地方,避免嘈杂环境,尽量让幼儿平躺。可就地取材,如桌子、沙发、铺的地垫等。保持幼儿呼吸道通畅。触摸幼儿脉搏,这时幼儿的脉搏很微弱,但这是短暂现象,老师可在孩子耳边轻声给予安慰,说:"没关系,睡一会吧。"并准备饮料或糖水、巧克力等,等幼儿意识恢复,再给幼儿食用。待幼儿躺半小时后,见其面色转红,可让其回班。不用掐人中、合谷等穴位。

经常发生休克的幼儿,要嘱咐其家长带去医院神经科,利用CT或核磁共振做进一步检查。

3. 保健重点。

在入园时要询问家长幼儿是否有惊厥史,是什么性质的惊厥或休克,如有,则记在保健室全日观察表中,每发作一次记录一次。平时关照班上老师加以注意、观察至幼儿毕业。

(十)注意缺陷多动障碍

幼儿园中有多动的幼儿,经过医疗机构的诊断为注意缺陷多动障碍,在幼儿园中,老师不要总是批评他、孤立他,更多的是要去引导他,指导他去为集体完成一些工作,如去把玩具排列放好,把小画笔收起来,做值日生等,这些小工作轻松愉快,对注意缺陷的孩子有些帮助,他会去执行,并且完成得很好。

可以在班上设置一些注意力课程,如捡豆子,分别把红豆、绿豆捡出来,放入小口瓶中;用彩色毛线缠绕纸板,如绕个小太阳,绕个小松树;也可以观察班上的小植物,长出一片叶子放一个绿纸片,掉下一片叶子放一个黄纸片;等等。顺应性地给多动的孩子去创造"动"的机会。(详情见第十一章"常见神经发育障碍"中"注意缺陷多动障碍"相关内容)

第十一章
儿童心理卫生保健

儿童心理发展的状况，不仅仅是评价儿童生长发育的重要指标，也是衡量其健康的一个重要依据。一个健康的儿童，要没有疾病，体格健壮，还要以良好的行为习惯、健康的心态去参与学习与生活。

随着医学模式的改变，重视儿童心理健康，普及儿童心理保健，已成为托幼机构卫生保健工作以及衡量教学质量的重要内容。

心理卫生即心理健康，是关于保护与增强人的心理健康的心理学原则与方法。儿童心理卫生的总目标是按照儿童心理发展的规律和心理年龄特征，在自身的气质基础上，在家庭和社会的影响下，通过教育、训练以及医疗预防措施，培养儿童健康的心理行为、良好的性格、顽强的适应能力和融洽的人际关系，以增进儿童身心健康，预防心理偏差的发生。幼儿园的儿童正处于学龄前阶段，是心理发展的早期，因其为各种心理行为问题发展的萌芽期，因此也是非常关键的时期，保教人员应在了解儿童心理发展特点的基础上，从卫生保健的角度来培养儿童良好的行为习惯，及时发现儿童的行为问题，及时诊治，以利于儿童身心健康发展。

这一时期的儿童神经系统的生理发育特点是：体格发育呈缓慢而平稳的增长态势，而神经系统发育较快，表现为大脑重量增加。大脑皮质细胞的分化基本完成，神经纤维已形成髓鞘化，这一切都为大脑功能的进一步完善、心理活动的日趋复杂增强了生理基础。随着大脑的发育，大脑的机能日益完善，大脑皮层与皮质下中枢的联系日益巩固，使大脑皮层对机体各器官的调控得到加强，同时大脑皮层的兴奋和抑制机能也不断加强，但抑制机能仍不足，兴奋过程占优势，表现为儿童容易兴奋、好动。儿童进入幼儿园后，逐渐学会服从集体，开始控制和调节自己的行为，但也常常会出现一些行为问题。

一、学龄前儿童心理行为发展

学龄前儿童认知能力迅速发展，行为控制能力增强，基本掌握本民族的口头语言，能较准确地运用语言沟通叙述；注意力增强，想象力丰富，已经获得了基本的学习技能，高级情绪也丰富。同时，学龄前这一阶段也是儿童社会化和人格发展的初期。

（一）心理发展

1. 知觉发展。

学龄前儿童形状知觉发展很快，3岁儿童已能辨别圆形、方形和三角形，4～5岁儿童能认识椭圆形、菱形、五角形等形状。空间方位知觉得到发展，如3岁儿童已能辨别上下方位，4岁儿童能辨别前后方向，5岁儿童开始能以自身为中心辨别左右方位，6岁时虽能完全正确地辨别上下前后四个方位，但以别人为中心的左右方位辨别能力仍不准确。因左右方位本身具有相对性，准确的识别须经过较长一段时间。因此，学龄前儿童对字符的识别经常左右颠倒，例如分不清"d"与"b"、"p"与"q"、"9"与"6"。

儿童掌握时间概念比较迟，故时间知觉发展较晚。4岁儿童开始发展时间概念，但很不准确，需要依靠具体事例进行说明，如早晨起床、晚上睡觉。4岁前儿童对一日间大的时间概念不清，如多数儿童不能正确区分早、中、晚。5～6岁儿童逐渐掌握一周内的时序、一年四个季节和相对时间概念。

2. 言语、语言发展。

学龄前儿童语言发展较快，表达的内容也比较丰富，基本掌握各类词汇和各种语法结构。"提问题"是学龄前儿童语言的一个标志性特点，喜欢反复问成人"为什么""谁""什么时候""是什么""怎么样"等问题。提问题是儿童了解世界、获得知识的方法，体现儿童思维的发展。儿童逐渐学会讲故事，或讲述已发生过的事情。4岁儿童可用较复杂的语句进行表达，学会用代词、形容词、副词等；基本掌握本民族语言，但仍有病语。

3～4岁的学龄前儿童理解与思维能力较好，语言发展尚未成熟。语言表达时可出现不流利（口吃），特别在语句开始时，或急于表达自己的意思时易出现词语的重复。语言表达时出现不流利现象可间断出现或持续数月，男童较多，一般无需矫治。

3岁左右的学龄前儿童仍有部分辅音发音不太清晰，但已完全可听懂语音。4岁儿童的部分翘舌音发音已很清晰，如sh、zh、ch等。

幼儿园儿童处在一个语言的过渡期，会出现自言自语现象。维里茨基将语言分为个体语言、内部语言和社交语言。个体语言是用来控制自己的行为、大声说出来的语言，比如，儿童在玩球时会说"上一下，下一下"。自言自语是儿童心理的表白，是语言发育过程中的一个阶段，为今后的思维发展打下基础，老师应熟悉儿童这一语言特点，但若7岁后仍出现自言自语现象，则应警惕是否存在精神障碍。

在教育上要持积极耐心的态度，切忌不予理睬，不能挫伤孩子的自尊心而使其心理压抑。老师要坚持正面教育，对提问给予正确回答，鼓励儿童勤学好问，并注意语言的文明和规范，以助儿童语言的发展。对于儿童出现的不流利或说话不清楚现象切忌批评、指责和嘲笑，要关注和回应孩子说话的内容而不是形式，可以慢而自然地将孩子的话正确重复一遍，然后认真耐心回答。

3. 注意发展。

学龄前儿童无意注意占优势，注意时间短、易被分散、注意范围小，经常带有情绪色彩。儿童5岁左右始能独立控制自己的注意，5～7岁时集中注意的时间平均约15分钟。3岁儿童一般只注意事物外部较鲜明的特征，4岁时开始注意事物不明显的特征、事物间的关系，5岁后能够注意事物的内部状况、因果关系等。学龄前儿童神经系统调节兴奋过程占主导，行为上表现为易兴奋激动、吵闹、好动，容易被误以为是多动症。

有效的学前教育可促进儿童有意注意发展。此时期保健重点：应注意防范因儿童好动、没有危险意识而造成意外伤害。由于儿童坐不住，故应合理安排儿童上课的时间，不宜太长，注意动静结合。此时期儿童思想活跃而无目的性，注意力不易集中，易受外界影响而转移，各种心理活动都带有很大的不稳定性和随意性，这也是神经系统兴奋性增强的表现。

心理保健工作要求保教人员适当地安排教育活动。游戏是最适合这一时期儿童的活动内容，是寓教于乐的教学活动。不同类型的游戏活动，可使儿童心理过程得到丰富，个性特征得到体现，语言和思维得到发展，各种随意动作得到训练，身体各器官机能得到协调发展。

4. 记忆发展。

3岁前儿童的记忆带有很大的无意性，易记住自己感兴趣的、有鲜明强烈印象的事物。3～4岁儿童逐渐发展有意的记忆，因此成年人的记忆最早可追溯到3～4岁发生的事情。3岁儿童可记忆熟悉的及反复出现的事物，并可简单地表达，也可再现几周前的事情；4岁儿童可再现数月前的事情，一般，5岁后可运用简单的记忆方法来帮助记忆，如重复、联想。

学龄前儿童主要为机械记忆，无意记忆的效果优于有意记忆的效果，以无意的形象记忆为主。虽然学龄前儿童易学易忘,但进行记忆训练有益于入学后的记忆学习。如学习背诵儿歌、诗词,内容的形象化和趣味性可有助儿童想象力的发挥。5岁儿童记忆的能力已与成人相似,信息编码能力随年龄增长,可能与拼读能力和运用记忆策略的能力增长有关。积极的情绪状态有助儿童记忆,因此激发儿童的学习兴趣和积极性是学习的关键。保教人员要注意儿童的这些特点,了解他们的理解力、记忆力是有限的,某些有目的、有一定理解和记忆难度的学习活动,对他们来说是有困难的。不要苛求他们按照成人的标准、成人的喜好去做某些事。家长的期望值不要过高,不要超出儿童生理和心理承受的能力范围,使儿童难以接受。若强迫其接受,则会使其因神经紧张而造成心理压力,极易产生心理障碍,出现逃避、不服从,甚至毁物、强迫症等行为问题。

5. 想象发展。

3~4岁儿童想象能力迅速发展,但想象基本是自由联想,内容贫乏,数量少。学龄前期想象活跃,存在于儿童的各种活动中,幻想或假想是儿童想象的主要形式,常常有沉湎想象的情景,把自己当成游戏中的角色。如3~4岁儿童常常说自己长大了想成为公主或超人。5~6岁儿童有意想象和创造想象的内容进一步丰富,有情节,新颖程度增加,更符合客观逻辑。6岁前儿童在游戏时的有意想象水平较高,而在非游戏时的想象水平较低。需要注意的是学龄前儿童想象的特点是夸张,且易将幻想或假想与现实混淆,常被成人误认为是在说谎。

6. 思维发展。

4~7岁属于皮亚杰认知理论的前运算阶段,即儿童对物体的感受依赖其外在的特征,思维直接受所感知事物的显著特征影响。另一特征是儿童"自我中心"思维,即看待事物完全是从自己的角度出发。随着年龄增长,儿童逐渐跳出"自我中心",开始从他人的角度思考。如3岁儿童可认识别人的内心想法,知道别人的需要和情绪与自己的不一样;4~5岁儿童可意识自己内心的愿望和信念,也能理解别人的愿望;5~6岁儿童开始理解别人的想法,能意识到自己的错误或成绩,可进行简单的抽象思维和推理。

(二)情绪发展

情绪是对一系列主观认知经验的通称,是人对客观事物的体验以及相应的行为反应,一般认为,情绪是以个体愿望和需要为中介的一种心理活动。有关幼儿社会和情绪成熟能力的研究指出,一个人成年后的社会能力和学术成就,可以由幼年的情感和社会能力作出预测。

3岁儿童情绪调控能力较差,情绪反应比较强烈,较易冲动,随着年龄的增长情绪调控能力逐渐增强。3~7岁儿童的情绪体验已相当丰富,可体验成人情绪、情感,经历过愤怒、焦虑、羞怯、嫉妒、兴奋、愉快、挫折、悲伤和快乐等情绪体验。学龄前儿童情绪保持时间比婴幼儿长,但仍不稳定、多变。常将害怕或焦虑内容想象为实际事物,对动物、黑暗、嘲笑、有伤害性的威胁等的恐惧情绪增加,如害怕黑暗中有鬼怪等。

1. 自我控制。

学龄前儿童情绪发展的主要学习内容是自我调控与互动交往,学会调控自己的冲动、情感与行为。儿童自主性的迅速发展使3~4岁儿童喜欢简单地说"不",违抗成人的要求;5~6岁儿童在不愿服从成人要求时,可以用复杂语言与大人协商。多数儿童3岁进入幼儿园新的集体环境需学习遵守规章制度、游戏规则,学习与其他小朋友和睦相处、建立平等的伙伴关系,同时也学习控制自己的情绪、调节自己行为,逐渐学习忍耐、自制、坚持等能力。随着独立生活能力的提高,儿童能在成人的要求下做一些非自愿、不感兴趣的事情。自我的控制和独立感发展,使儿童能参与同伴的活动,将一部分对家长的依恋转向同伴,并与同伴产生同感,建立友爱的伙伴关系。

学龄前儿童的自我控制能力也表现为抗拒诱惑和延迟满足,如能有意识地抑制自己不符合客观要求的愿望或成人不允许的行为,能根据成人要求等待或延迟自己的行为或延缓满足自己的需求。但学前儿童耐心等候满足的时间短暂,多小于15分钟,不会主动采取分散注意的方法,需在成人的帮助下用唱歌、做游戏等分散注意的方法延长等候时间。

2. 气质。

气质是人个性心理特征之一,指日常生活中对不同情形的行为反应方式,以生物遗传学为基础,具有相当的稳定性,但也受后天环境因素的影响。气质是人对体内外刺激以情绪反应为基础的行为方式,表现人的典型的、稳定的心理特征,如心理活动强度(情绪,意志)、速度(操作,适应)、稳定性(情绪,注意)、灵活性(反应性)与指向性(内、外向,兴趣)等。气质与人的生物学素质有关,受遗传与神经系统活动过程的特性控制,不易随环境改变,是人格发展的基础,性格的核心。

气质分型依据9个特征(维度、因子)即活动水平、节律性、趋避性、适应性、反应强度、心境、注意广度与坚持度、注意分散度、反应阈的分布差别,分为以下四型。

(1) 易养型。生物功能的规律性强,易接受新的事物和陌生人,情绪多为积极,情绪反应的强度适中,适应快。易养型气质儿童易于抚养,占儿童的40%。

(2) 难养型。生物功能不规律,对新的事物和陌生人退缩,适应较慢,经常表现出消极的情绪且情绪反应强烈。难养型气质儿童难以抚养,约占儿童的10%。

(3) 启动缓慢型。对新事物和陌生人的最初反应退缩,适应慢,反应强度低,消极情绪较多。启动缓慢型气质约占儿童的15%。

(4) 中间型。分为中间偏易养型和中间偏难养型。

3. 性格。

性格是人的人性心理特征,它表现着人对现实的态度,并且体现在人的行为中,如有的儿童对人热情,有的儿童对人冷漠;有的儿童对任何事都认真仔细,有的儿童粗心大意、马马虎虎;有的儿童比较谦虚懂礼貌,有的儿童骄傲不讲理。这些就是在不同儿童身上表现出来的对事、对人和对自己的不同态度,它们形成了习惯的行为方式。

性格并非先天决定,而是在后天的生活环境中形成的。3~6岁是性格的形成期,一个人的性格形成之后,就有相对的稳定性,但也有一定的可塑性,特别是在学龄前阶段。人的性格由多种多样的性格特征组合而成,不同的人,由于性格特征组成的方式不同,表现出各种不同的性格。

(1) 影响性格形成的因素。

① 遗传因素:性格不是遗传的,但遗传素质是形成性格的一种生理条件,它不预定人的性格方向。

② 气质特点:气质与性格密切关联,它影响性格的表现方式,使性格涂上一层独特的色彩,如抑郁质的人谦虚中带有怯懦的色彩。性格与气质是互相渗透、互相制约的。

③ 生理因素:健壮的儿童多好动,而体弱多病的儿童则好静。

④ 家庭因素:性格是在后天生活环境中形成的,并随生活环境的改变而得到质的改变。家庭是儿童生活的第一个环境,对儿童性格的形成起着重要的作用,如父母的言行,家庭成员之间的关系,父母对孩子的态度、教育方式等都影响儿童性格的形成。

⑤ 社会因素:儿童性格的形成,经历一个从量变到质变的复杂而长期的过程,而社会环境、幼儿园环境、教师的态度和教育方法对儿童性格的形成和发展均有影响。

(2) 个性分类。

① 按照儿童个体独立性分类。

独立型:独立型的儿童自信心强、坚定、独立,但听不进别人的意见。

顺从型：顺从型的儿童老实、遵守纪律、听话，但易受暗示，不能应付紧急情况。

② 按照儿童心理活动倾向分类。

内倾型：内倾型的儿童喜于内心活动，显得沉静、稳重、内向，但反应较慢，不容易适应新环境。

外倾型：外倾型的儿童心理活动、言语动作均外露，活泼、开朗，善于交际，但容易冲动。

（3）教育态度在儿童性格形成过程中的重要性。

在儿童性格形成过程中，教育者对儿童的态度非常重要。父母通情达理，关心、爱护、支持儿童，培养出来的儿童很少有破坏性的防御行为；过分限制的父母，培养出来的儿童往往变得怯懦或顽固，并易产生心理行为障碍。如果父母一味溺爱、迁就，总给孩子在家庭中以特殊的地位，培养出来的儿童将表现出较多的消极性格特征，如任性、爱发脾气、唯我独尊、怕劳动、怕困难等。儿童在生长发育过程中，经历着一系列的关键性生理情绪阶段，如果家长过分放任儿童某一特定发展阶段的欲望要求，或者不给予足够的满足，就可能使儿童产生永久的人格损害。（见表11-1）

表11-1 父母教育儿童的态度与儿童性格的关系

父母的态度	儿童的性格
民主型	独立，大胆，机灵，善于与别人交往，有分析思考能力
过于严厉，经常打骂	顽固，冷酷无情，倔强，或缺乏自信、自尊
溺爱	任性，缺乏独立性，情绪不稳定，骄傲
过于保护	被动，依赖，沉默，缺乏社交能力
父母经常有分歧	警惕性高，两面讨好，易说谎、投机
过于支配、控制	顺从，依赖，缺乏独立性

因此，家长应从小培养儿童积极的性格特征，对儿童的需求给予敏感的、适宜的、正确的反应，使儿童生活在民主、和睦、互相关爱的家庭中，为儿童良好性格的形成提供有利条件。

幼儿园是儿童接触的更大范围的环境，儿童的性格受其在所处班集体中的位置、教师态度、班风的影响。一般来说，什么样的集体塑造什么样的性格特征。团结友好、互相关心的集体，有利于儿童同情心、谦让等良好性格特征的形成；反之则容易让儿童形成自私、孤僻等不良性格特征。因此保教人员应帮助儿童发扬优点、克服缺点，有效地促进儿童良好性格的形成和发展。

（三）社会性发展

1. 自我意识的发展。

儿童一般在2岁左右开始使用代词"我"，自我意识一般在2岁左右出现。学龄前儿童处于前运算阶段，常根据自己的身体特征、所有物和偏好来描述自己，能独立意识到自己的外部行为和内心活动，并能恰当地评价和支配自己的认识活动、情感态度和动作行为，逐渐形成自我满足、自尊、自信等性格特征。儿童良好的自我意识与家长的态度有关，家长尊重、鼓励、支持儿童，有助于儿童积极的自我意识产生，如自信心；而对儿童过分保护、控制或忽视、冷漠则形成儿童消极和自卑的自我意识。有积极自我意识的儿童为满足自己的需要可努力采取行动改变周围环境。

4岁儿童已建立自尊感，能自我评价，如说"我是个好（坏）孩子"。家长的教育方式与儿童自尊的形成有关，如家长对儿童的教育态度温暖、支持、民主，则有利于儿童自尊的形成。儿童5~6岁时可有意识地把自己同其他儿童比较，进行独立的自我评价，或评价他人，但儿童的自我评价往往与自己的情绪有关。随着年龄的增长，儿童对自身的评价逐渐较为客观，如"我跑得比某某快"。但家长常将儿童与其他儿童比较并说别的儿童好，反而易使儿童有自卑感。

2. 性别感发展。

儿童从出生到 5 岁都经历着学习性别概念的过程,2 岁多的幼儿已可从外表区别性别,4～5 岁儿童能比较准确地理解性别的概念,知道性别是固定的,5 岁左右能认识到男女的关键不同,与衣着没有关系,如穿女童衣服的男童仍然是男童,女童长大做妈妈等。儿童理解性别的社会属性与社会环境影响有关,如男童、女童做事的差别。

大量的研究表明,在西方文化中男孩、女孩的性别角色,如玩具偏爱、游戏、同伴群体行为和认知发展等都是不同的。男孩更喜欢玩具卡车和玩具枪,女孩更喜欢玩具娃娃和餐具。男孩具有竞争性,女孩更具合作性。女孩比男孩表现出更快的言语发展和更早的数学能力。在青春期,男孩的数学能力开始超过女孩,而且他们的言语能力的差异也拉平了。男性较女性在完成空间任务时成绩要好,而且终生都是如此。

性教育是家庭教育、幼儿教育、社会教育中不可忽视的内容。童年时期儿童开始或多或少地接触到性的问题,自觉不自觉地从各个途径接受性教育。由于他们年幼,分辨是非能力差,有些儿童会有一些性不良行为。因此开展早期性教育,是儿童心理卫生教育的重要内容。

(1) 进行性别观念的教育。

儿童从 3 岁开始,就认识到男女在外生殖器上的差别,并对成人或同伴的生殖器官、男女小便姿势的不同产生好奇,并可能会产生与性有关的游戏和对性的探究行为。幼儿时期的这种心理活动是很自然的,这与他们因对一切事物感到新鲜好奇而萌发的探究心理一样,是一种求知的欲望。成人应了解儿童的心理特点,对他们提出的性别差异等有关问题,不失时机地给予回答。宜用最简单的道理和比喻,在儿童能理解的水平上,介绍人体生殖系统知识,使儿童初步懂得人类性别上的生理差异和自身的性别角色,懂得生殖器官是人体不可缺少的部分,有自己的用途,从而消除性的神秘感。

性别教育还要注意进行性别同一意识和行为的培养教育,包括让儿童的穿着打扮、言谈举止都和性别要求相符,以避免性意识障碍等心理疾病发生,如不要给男孩梳小辫子、穿花裙子等,因为长期的和性别不相符的行为举止容易造成儿童成年后的心理变化。

生活中儿童有时会提出"自己是从哪里来的"之类的问题,成人宜用最浅显易懂的比喻讲道理,教给他们一些初步的人类生育方面的知识,消除他们的神秘感,如"爸爸妈妈共同培育了一粒种子,种子成熟了变成了小宝宝,医生就帮助妈妈把小宝宝接出来了",口气要轻松自然,讲解简单明了,切忌说谎哄骗或拒绝回答、有意回避,回避只能刺激儿童的好奇心,误导儿童,影响其心理的健康发展。

(2) 性卫生习惯的培养。

培养儿童性卫生习惯可以减少一些不良行为的发生。儿童要勤洗澡、勤换内裤,女童要每晚用水清洁外阴,保持外生殖器官的清洁卫生。阴茎包皮过长的男童要注意包皮内藏纳的污垢,如不能翻开清洗,可尽早施行手术治疗。要为儿童提供良好的卫生条件,男女童尽量从小就穿满裆裤。内衣应宽松、柔软、清洁,严格做到儿童用品专人专用。儿童 5 岁前和家长分床睡,5 岁后和家长分房睡。3 岁后大小便用蹲式厕所,有条件的园/所男女厕所分开,只有一个厕所时可男女分开上。对儿童玩弄外生殖器的不良习惯要采取分散注意力的方法,否则易由于不洁引起性器官感染。

(3) 性不良行为的干预。

由于儿童的生理特点,其不良性行为是无意识的,大多与不良影响和好奇模仿有关。性教育的原则是分散注意力,教育方法切忌简单粗暴,不可大惊小怪地指责或嘲笑,甚至歧视,否则会使其心理压力更大,不利于不良行为的纠正。

纠正的方法是:① 加强心理卫生教育,在教养活动中要多注意观察儿童的行为,发现异常行为时采取分散注意力的方法，不能频繁地提醒。日常教养活动应尽量安排得紧凑些，转移他们对这方面的注意力，使异常行为渐渐淡化，以至完全消失。② 家园教育要互相衔接、紧密配合，不让儿童看少儿不宜的影视节目，同时还要培养儿童按时作息的好习惯，"困了才上床，睁眼就起床"，不给不良性行为发生的机会和时间。对有性关注行为的儿童，家长可以让儿童很瞌睡时再上床睡觉。③ 改善居住环境和条件，有利于预防和纠正不良的性行为。儿童和父母同床共寝易激起儿童的好奇、空想，应尽早地让儿童拥有自己的卧室，独睡一床，可避免因过早窥视成人性活动而产生模仿，杜绝以后性犯罪的隐患。④ 生理性疾病所导致的性不良行为，只有在确诊并矫治后才能消失，应检查儿童肛门、会阴有无感染性疾患，如寄生虫、细菌感染引起的瘙痒和不适。男童包皮过长，藏纳污垢，易致龟头充血发炎。还有因儿童穿着不当引起的不良反应，如内裤过小过紧，牛仔裤、裤袜包裹太紧，刺激阴部充血引起冲动与不适，都是诱发某些不良行为的病因。经过适当的纠正和治疗，不良性行为会改善或消失。⑤ 教育幼儿避开异性长辈的抚摸亲吻，尤其要告诉幼儿身体有几个部位是不能碰的，如遇到隐私部位遭碰触的情况，要大声呼叫，挣扎跑开。

3. 道德发展。

3岁儿童常表现对规则感兴趣，并逐渐学习遵守规则；对伤害到他人或明显引起他人不满的行为比较敏感，并觉得内疚。随着自我概念发展，儿童感到自己应受到尊重，如过多体验内疚和羞愧的儿童可感到自己是道德的失败者。出生后5年为"前道德期"，儿童可用语言来调节自己的行为，如想要打人时会说："不能打人"，并逐渐将语言内化为道德意识。儿童已有理解和共享别人感情的能力，产生情感共鸣是道德情感发展的基础，如看到别人痛苦的表情会表示关心。

最初儿童只是从具体到一般道德进行判断，多以自我为中心，或只关心直接的后果，以为所有的事情都应满足自己、符合自己的意愿；随着年龄增长，儿童逐渐学习注意别人的愿望与要求。学前儿童的道德价值受外界支配，主要来自事物的外部特征或权威，如对老师的绝对服从，或为避免惩罚而服从，或根据行为后果判断好坏。成人适当地利用表扬—奖励、表扬—说明方法，可促进学龄前儿童道德认识成熟。

能够作出成熟的道德判断并不意味着儿童就一定能表现出道德行为或亲社会行为，如合作、分享和帮助他人。道德行为更取决于儿童对良好品行准则的内化程度。童年期开始，孩子已经意识到自己的行为可能会引起父母及其重要依恋对象的赞许或反对，这种认识促使儿童不断地将行为准则进行内化，这是儿童是否能够表现出道德行为的决定因素。有利于道德行为内化的养育环境因素包括：

（1）安全型的亲子依恋，包括关怀和交流。

（2）明确可执行的道德规则。

（3）惩罚具有前后一致性。

（4）采用奖励、引发焦虑的惩罚，而不采用引起愤怒情绪的体罚作为具体措施。

（5）对孩子使用说理和解释的方法。

（6）让孩子分担与年龄相适宜的责任。

（7）宽容孩子的自我表达。

儿童对于分配奖励的公平概念也随着认知的成熟而完善。4岁的儿童在完成团体任务时，如果让他们分配奖给团体的物品，他们倾向于将大部分奖品留给自己。到5、6岁时，他们倾向于将奖品在团体成员中进行平均分配。7岁以后，他们则将奖赏和每个人的付出联系起来进行分配。

二、学龄前各年龄段的能力特点

儿童的能力分为运动能力（其中又分为精细动作能力和大动作能力）、语言能力、思维能力、记忆能力、想象能力、认知能力等。

(一) 0~12月龄婴儿能力发展特点

1. 动作能力。

(1) 1个月内的新生婴儿对外界的光源、声音、成人的体温有了感觉,会眨眼、惊颤等。

(2) 2个月的婴儿会转头,物体距离婴儿眼距30~35厘米时,婴儿会追随物体转头至180度。

(3) 3个月的婴儿会俯卧趴,此月龄的婴儿趴时双手肘部不能撑起,但头能抬起,仰卧时,成人拉住婴儿双手,可仰面拉起婴儿,婴儿头能随身体抬起。

(4) 4个月的婴儿,成人抱起时,头能竖直,在成人扶着时能坐。

(5) 5个月的婴儿自己靠着会坐。

(6) 7个月的婴儿会独坐,在成人扶着的情况下双腿可站立,会从小匙中吃东西。

(7) 8~9个月的婴儿会爬。

(8) 10~12个月的婴儿会扶着东西站立部分会扶着走,会自己拿小匙吃东西。

2. 语言能力。

0~4月龄为单音节阶段,2月龄以内婴儿以发元音为主,3~4月龄开始发出辅音,逐步能将元音与辅音组合起来,发出如"ha""la"等语音。4~8月龄为多音节阶段,会出现类似成人语言中的音节,如"baba""mama"等,多为无意义发音。7月龄开始婴儿能逐步理解一些语言,如7月龄能听懂自己的名字,8~9月龄能听指令表演"欢迎""再见"等。9~12月龄为学话萌芽阶段,能正确模仿成人的语音,一般能在12~14月龄开口说出第一个真正有意义的单词。

(二) 1~2岁幼儿能力发展特点

1. 动作能力。

(1) 13~14月龄时,幼儿开始会独走,但重心不稳,身体平衡能力差。18月龄开始能尝试自己坐小凳子,会弯腰拾物。托育机构内可设立围栏站床,教室里的家具护角要包好,墙裙做软包墙。

(2) 18月龄~2岁时,幼儿走路会逐渐平稳,会爬沙发,会从20厘米高度的物体上往下跳,但不会双脚落地,会一只脚先下来,另一只脚再下。托育机构老师带领18月~2岁幼儿外出活动时,往往让他们一个挨一个拉着绳子走;坐的小椅子的高度为35厘米,宜选择有扶手的小椅子。

2. 语言能力。

18月龄以内的幼儿会有意识地叫"爸爸、妈妈",会指着电灯说"亮亮"等,逐步能看懂同伴手势的指令,指认五官等;在18个月~2岁期间,幼儿词汇量增加最多,这是因为他们学会走路后,接触范围扩大,思维能力开始发展;到2岁时,会将两个字组合成短语来表达自己的要求,如"宝宝要",同时开始出现代词"我"。

这个年龄段的语言能力迅速发展,认识一些小动物、交通工具,会根据成人指令去完成简单的任务,如成人说"去把爸爸的鞋子拿来""去把小汽车拿来",他们都能很好地完成。进食时,知道选择喜欢吃的食物和推拒不喜欢吃的食物。看见妈妈背包知道妈妈要走了,马上会缠着妈妈。在托育机构里,能和同伴交流,虽然语言沟通不多,但肢体语言很丰富,想玩某个玩具会从同伴手中抢过来。

这一时期的保育重点是完善幼儿的大动作,培养精细动作,如引导他们搭积木、捏小珠珠、翻书、自己吃饭喝水等。要多给他们念儿歌、讲故事,同时用语言描述孩子关注的物品或活动等,帮助孩子建立语言符号与实际情境之间的联系。在行为习惯培养上要帮助其建立良好的秩序感,如按时进餐、游戏活动、睡眠等。

(三) 2~3岁幼儿能力发展特点

1. 动作能力。

这个年龄段的幼儿的大运动能力有了较大发展,开始尝试小跑,动作还不太协调,走路时有磕绊现象,会爬20～30厘米的高物,到30月龄时,开始尝试独足站立1～2秒、原地双足跳。精细运动方面会用手抓物,但精细动作尚不完善。这时期的幼儿能理解成人的指令,能按指令完成动作。妈妈离开会哭;知道要大小便,会自己去找坐便器;会自己吃饭,但桌面狼藉,撒的较多。

2. 语言能力。

这个年龄段的幼儿开始尝试说完整的句子,在托幼机构里,会和小朋友简单交流,如"给我""坐坐""汽车开动了""娃娃哭了"等,到30月龄左右开始尝试提问,但说话会说不清楚,如将"消防车"说成"消法车"、西瓜说成"xi dua"等,原因是孩子的口腔功能还不协调,成人不用刻意纠正或批评,示范正确发音即可。

3. 感知觉能力。

这个年龄段幼儿的感知觉发展较为迅速,2岁视力可达0.4～0.5,3岁视力可达0.5～0.6,开始出现精细的视觉反应动作,如在操场玩,会去捡拾小果子,会注意到在飞的小虫,会用手指捏小珠珠。听觉很灵敏,能分辨出老师在叫哪个小朋友,当老师叫他时,能很好地注视老师,听老师说话。

知觉方面开始建立空间方位的概念,30月龄能理解空间方位词如"里""上"等。时间知觉始终有,表述中开始出现一些时间名词,如"昨天",但可能不正确。玩轨道车知道要成人把轨道接起来,轨道上有山洞桥,他知道俯下身体看火车怎么从桥洞下开过来。

注意力开始发展,但易受干扰,如幼儿正在安静地上课,窗外有飞机声,他会突然说"飞机",还有的幼儿说"飞飞";如果正在安静吃饭,有只小虫飞过,他的眼睛会一直追随小虫;有时老师正在组织活动,他会独自跑出群体,自言自语,手舞足蹈。

4. 能力培养要点。

对这个年龄段的幼儿,成人的态度要和蔼亲切,常常给予幼儿抚摸、拥抱,多给予肯定、鼓励。在大动作发育上,这阶段幼儿走路平衡协调性弱,身体往前倾,容易磕绊摔跤,因此要排除地面的危险因素,老师可组织幼儿做操、游戏,活动常常需要设立参照物,如拉绳、画线、画圆等。同时多安排一些桌面玩具,如木质或塑料的形状大一点、不复杂的拼插玩具、小汽车、娃娃、毛绒玩具等。在语言训练上,以短句、儿歌等为主。

这时期的幼儿,和同伴合作完成游戏或有创意地玩玩具的能力尚不成熟,常常是各玩各的,或者把玩具抱在手里,不玩也不给同伴,如果别人把玩具拿走则会用哭来表示不满;争抢行为不明显,更不会吵架,但会有攻击性行为,如会打人、抓人、咬人。此时老师不宜采取批评或讲道理的方式,可以"惩罚"抢玩具或打人的幼儿,可以剥夺权利,如让他停玩一会儿玩具,或让他哭一会儿,主要目的是让他知道这是他争抢和打人的不良后果。

(四) 3～4岁幼儿能力发展特点

这个年龄的幼儿进入了幼儿园小班,在生理和心理上有了更进一步的发展。

1. 动作能力。

这时期幼儿动作发育趋于稳定,跑步协调,会独足跳,独自像成人一样上下楼梯,完全进入集体生活状态,会做模仿操,手眼动作开始协调,会将纽扣套进洞里,但动作笨拙,会自己扣尼龙鞋襻,自己吃饭撒出的量减少,能配合成人穿脱衣裤,会自己搬小椅子,知道大小便要拉下裤子,洗手时会用肥皂搓手。

2. 语言能力。

这时期幼儿语言表达能力发展迅速,能说完整的歌谣,叙述事件时开始使用关联词,但表达常常前后不连贯,让成人困惑,还会用情绪代替语言,如用不高兴、气愤、哭泣等行为方式表示不满意,但口齿清晰程度有所提升,陌生人基本能听懂75%。在小班的幼儿,上学期会用肢体语言去影响同伴,到下学期知道用语言去沟通影响同伴,如说"坐坐""去开飞机""吃饼干啦""我的东西"等。

3. 感知觉能力。

这时期幼儿空间方位的知觉概念进一步完善,懂得分辨"内""外""前""后"等,但还不能辨别左右。时间知觉的概念逐步清晰。

4. 注意和记忆能力。

这时期幼儿有了一定的记忆能力,包括识别、记忆,也从无意记忆发展到有意记忆,这种能力通过复杂的心理活动来表达。如上幼儿园后,下午家长来接时,幼儿很兴奋,可是一到吃晚饭时、睡眠时、早上起床时这三个时间段,分离焦虑情绪便开始发作,因为他想起来要上幼儿园了;还有的幼儿,一走到幼儿园熟悉的道路上,就开始哭泣或抗拒。

5. 想象力、思维能力。

这阶段的幼儿有了初步的想象力,以无意想象为主,如当幼儿抱娃娃玩时,她会模仿妈妈抱着娃娃并抚拍娃娃;当有意想象时,她就会去创设"娃娃家"的环境,设立小床、奶瓶等。如这时期让幼儿画画,他们拿颜料乱涂,在无意中画了圆,他们会想象这是气球;乱涂时,他们会说这是下雨——尽管在成人看来什么也不像。上幼儿园以后,在老师的教育下,幼儿有了认知能力,知道什么是集体行为,有了秩序感,知道什么时间该做操、上课、吃饭、午睡,知道吃饭前要洗手,知道掉在地上的东西不能吃。

当然,想象也受兴趣的影响,有意想象是在无意想象的基础上发展的,一直到认知能力构建完成。通过讲故事活动可以了解幼儿的想象力和认知能力水平,如讲小兔子和大灰狼的故事时,幼儿会很关注有谁敲门了,是不是大灰狼,知道妈妈没回来门是不能开的。总之,幼儿认知能力的发展是一种多能力的综合,最初由视觉、听觉感受构成,发展到观察、记忆、想象、思维。

需要注意的是,部分幼儿会用臆造出来的情节代替现实,如成人问:"你今天吃了几只虾?"幼儿回答:"1只虾。"这时幼儿通常还没有数的概念,成人纠正说:"不对,是吃了3只虾吧?"他马上会说:"3只虾。"还有幼儿会说:"我爸爸会开火箭。"而这是看了电视或听了故事臆想出来的,这不能说是幼儿撒谎,因为幼儿容易混淆自己感知到的事物,分不清想象和现实,所以切忌给孩子贴上撒谎的标签。

6. 情绪管理能力。

这个年龄段的幼儿情绪最不稳定,伤心或者兴奋的时间短暂,喜怒无常,成人多半用哄的方式解决。有时不妨用不理睬的方式让他宣泄一会儿,如午睡时,有些幼儿习惯睡到下午3点,可是幼儿园下午2点半必须起床,他的起床焦虑症就会发作,导致一下午不开心。面对这样的幼儿,老师可提前15分钟叫醒他:第一个5分钟让他闭着眼睛躺一会儿,第二个5分钟让他睁开眼睛在床上玩一会儿,第三个5分钟让他自己穿衣服(或老师帮助穿),有了这15分钟的过渡,可以大大减少幼儿的情绪焦虑。

7. 能力培养要点。

对这个年龄段的幼儿,主要是缓解他们的分离焦虑情绪,培养其集体意识以及与同伴交流、合作的能力,此阶段幼儿多数已经不需要成人抱,喜欢自己走、跑。老师带他们到户外是他们最开心的时间段,这个时段应以发展他们的手、眼动作协调能力为主。

在语言发展上,要知道他们说的是什么、要达到什么目的,因为在这个年龄段,幼儿的词汇大量增加,要逐步引导孩子。

这个年龄段幼儿的注意力持续时间是短暂的,极易被外界事物干扰。可以训练他们往小口瓶里丢豆子,训练时间3~5分钟;训练他们收拾积木,把积木杂放进筐里(不求整齐,这个年龄的幼儿尚不会整齐地摆放积木);要求幼儿上课时能保持安静。

在这个年龄段,集体意识的培养是关键。如,应该让幼儿知道哪些是自己的饭菜,不把自己不吃的菜丢到别人碗里,也不要因为喜欢吃某个菜,自己的吃完了就去吃别人的;要求幼儿能坐在自己的小椅子上,睡自己的小床,用自己的茶杯和毛巾等。

(五) 4~5岁幼儿能力发展特点

1. 动作能力。

这个时期幼儿动作能力完善和成熟起来,会熟练地跑跳,能很好地控制自己的身体,能沿着直线行走,能手脚互动。这个时期的幼儿正处于最活泼好动的年龄段,手指的灵活性加强了,会摆弄、拼拆玩具,会很好地握笔画画,会从高处往下跳,动作的协调性较好。但这个年龄段幼儿危险意识比较薄弱,他们不像小班幼儿那样胆小,又不像大班幼儿能分辨是非,所以这个时期也是幼儿意外损伤的高发年龄段。

2. 语言能力。

这个时期幼儿开始使用关联词,如"当、这样、因为、如果"等,会模仿成人看图、讲故事,好奇好问,语言的表达陌生人基本都能听懂,个别音如s、r、l等可能仍然有错。这个阶段成人应更多地让幼儿表达自己的诉求,提高幼儿语句的完整性和条理性,同时引导幼儿学会观察和倾听。

3. 感知觉能力。

这个时期幼儿的视敏度距离达到2~2.1米,相应的视力为4.9~5.0,能辨别多种颜色。听觉发展较成熟,可以根据听到的内容去迅速寻找相对应的事物,并且有了方位感,知道上、下、前、后。感知觉也较敏感,知道汤很烫不能碰,钉子戳手,辣椒辣不能吃。对感官能力的培养要从小开始,成人要提醒他们注意眼、耳、鼻、嗓子、牙齿的卫生,告诉他们爱护身体器官的简单知识。

4. 注意和记忆能力。

这个时期幼儿注意力不稳定,会受环境影响而分散,如老师在讲故事,幼儿的有意注意很强烈,全神贯注;但当窗外有声音时,他们的无意注意生发出来,很快就被分散了注意力。因此,对这个年龄段的幼儿,上课时间不宜长,20~30分钟为好。

这个时期幼儿记忆力不准确,常常把事物混淆,而形象记忆能让他们记住一些简单的儿歌,如"一根手指像棍子,二根手指像筷子",当问他们一根手指像什么时,能很快回答"像棍子"。因此,儿歌对语言发展能起到很好的帮助和促进作用。

5. 想象力、思维能力。

这个年龄段幼儿的想象力和思维能力不能很好结合,如他会随意画个圆,然后把无意想象变成有意想象:他会不经意地添一条线,说"这是气球",或者添两只眼睛,说"这是娃娃"。

这个年龄段幼儿的思维能力还较为简单,如抱着娃娃时会想到娃娃要睡觉了,会把娃娃放到床上,还会找块布给娃娃盖"被子"。但这个年龄段的幼儿不会把想象思维发展得很具体、很抽象、很符合逻辑,比如上完厕所他们知道要洗手,但不知道洗完手后还可以做什么,而大一点的幼儿就会想到,我洗完手了,可以吃一块巧克力,可以摘一颗洗干净的葡萄吃等等。幼儿园有秩序的行为习惯培养了幼儿的认识能力,这也是儿童心理发展的一个重要过程。

6. 能力培养要点。

针对这个年龄段的幼儿,要重点培养其情绪认知和管理能力。在幼儿教育中,我们都知道小班幼儿听话、大班幼儿懂事,而中班幼儿的情绪在两者之间动荡。情绪是人对客观事物的反应,情绪宣泄是人的一种心理过程,如中班幼儿,早上家长送入园,他们不想上幼儿园,既不能像小班幼儿那样放开哭,又不像大班幼儿那么明事理,所以他们选择难过压抑。这时成人应给予爱的抚慰、拥抱,指引他们去关注具有吸引力的事物。这个时期的幼儿,若玩具被同伴拿走,他们会去抢或做出其他攻击性行为,成人不要过早干预,可以对他们说:"你们都想要这样东西,找一找,哪里还有?"等他们找到了,你把东西拿过来说:"现在我拿走,你们愿意吗?不愿意?那你们下次也不要拿别人的东西哦。"也可以对他们说:"只有一件玩具,你俩一起玩才有意思。你看,他拿了小车,你拿3块积木,搭一条马路,让他的小车在马路上开呀。"以这种引导方式来舒缓幼儿们的情绪。

(六)5～6岁幼儿能力发展特点

1. 动作能力。

这个时期的幼儿能力发展迅速,精细动作成熟,会扣纽扣、系鞋带、会穿珠,会拼插难度较高的玩具;体能运动发展较完善,会规范地踢腿、弯腰、弹跳,足尖对足跟走,会参与竞技体育;可与同伴合作抬桌子,会帮助成人完成部分劳动,如扫地、叠被、洗手帕等,会拎东西上下楼梯,能很好地收拾玩具、图书;会跟着音乐舞动手脚。

2. 语言能力。

这个年龄段的幼儿开始用语言进行思考,如问:"为什么西红柿又是蔬菜,又是水果?""冬瓜是冬天的瓜吗?那西瓜为什么不叫夏瓜?"语言顺畅且符合逻辑。当受到成人指责时会反驳,也开始记事,可以帮助成人转达意愿,如成人对幼儿说:"晚上别忘了提醒爷爷吃药。"他会很好地记得。这个时期也是成人培养幼儿对语言兴趣的关键期,可以通过讲故事、看儿童剧、唱歌、复述故事等方式来引导,也可以提问,如:"爸爸上周出差时对你说的话是什么?"让幼儿回忆、回答,以此发展幼儿的完整有条理地叙述事件的能力。

3. 注意力。

这个时期是幼小衔接时期,注意力的培养是关键,幼儿对某种事物的关注,从无意注意开始转变为思考、想象,当有意注意时他要知道结果,所以大班教育的重点是对幼儿关注力的培养。

倾听是一种非常好的行为习惯,既尊重了讲者,又学到了知识,如老师讲故事:"树上有5只鸟,有个猎人朝树上开了一枪,树上还有几只鸟?"常人会说树上没有鸟了,但幼儿的创造力在此显现,他们会说:"还有3只,因为鸟爸爸被打死了,鸟妈妈被枪声吓跑了,剩下鸟窝里3只没长翅膀的小鸟。"有的幼儿会说还有4只,因为"鸟妈妈不会离开孩子的"。这说明幼儿在倾听中开始思考。

4. 思维能力、想象力、创造力。

这个时期的幼儿能根据自己的想象去创造,还会改造,也能和同伴很好地沟通、合作,如说"我们来玩超市的游戏",他们就会给想象中的超市配备很多东西。当牛奶较烫时,他们会用嘴去吹。

除了思维和想象能力,幼儿的创造力也大幅提高,他们会帮助老师,参与活动内容设计。

5. 情绪管理能力。

这个年龄段的幼儿主动性较强,想象力丰富,肢体语言丰富,易兴奋,成人要注意管理他们的情绪,让他们学会克制,遵守纪律。对幼儿的要求,应延迟满足,必要时也可以引导幼儿学会放弃,如对幼儿说:"冰激凌放到晚饭后吃。"有忍耐力的幼儿就去做自己的事了,没有忍耐力的幼儿则会围着冰箱转个不停。再如,幼儿问妈妈为什么今天不去公园了,妈妈说:"今天奶奶生病了,我们不去。"行为分辨能力强的幼儿会很平淡地接受,反之,有的幼儿又哭又闹,因此,心理的引导,也在于对行为习惯的培养。

幼儿园时期是儿童个性开始形成的时期,幼儿自我意识开始萌芽,心理活动进一步丰富发展,各种心理过程之间逐步达到相互协调统一,并在一定生活环境的影响下,逐步开始形成比较明显的个性倾向。个性在形成初期,是不稳定的、易变化的,可塑性强,因此儿童教育应抓早、抓小,培养和塑造儿童良好的个性品质,使他们的个性从形成初期就能得到正确的引导。

6. 能力与个性培养要点。

(1)儿童个性受遗传因素和环境共同作用。父母品质的优劣、家庭环境的好坏决定着幼儿早期个性的倾向性。家长应坚持民主教养,正面启发诱导,避免专横型教育、溺爱型教育,造成儿童自我意识的畸形发展,不利于儿童的成长。家长的榜样作用、家长的良好素质对儿童个性发展起着潜移默化的作用。

(2) 随着年龄的增长,个性逐渐形成,通过良好的幼儿教育,可使儿童逐渐形成对现实的正确态度和行为的正确倾向性,使其个性的优势方面被肯定并得到发展,个性的特殊才能得到重视和培养,不良行为习惯得到纠正,逐步形成良好的个性品质。

(3) 在教养工作中,老师要不断向儿童提出新的要求和目标,促进其转化为儿童的需要,推动儿童个性积极性的进一步发展,从而形成新的更多更好的个性品质。

(4) 在引导儿童心理发展的过程中,要注意满足儿童各种合理的需要,以激发儿童的积极性,对不合理、不正确的需要和动机,应及时纠正或制止。

三、常见心理行为问题

儿童的需要分两大类:生理需要和心理需要。生理需要包括睡眠、饮食、运动、休息、活动、衣着、大小便等;心理需要包括情感、安全感、独立感、荣誉感和自尊心等,年龄越小,基本生理需要越多,随着年龄的增长,心理方面的需要越来越多,也越来越迫切。

当儿童生理或心理需要得不到满足时,就会产生消极情绪和偏异行为,造成心理异常。心理研究资料表明,儿童时期的心理问题大多表现在行为方面的某种孤立和偏异,虽然没有形成心理疾病,但也不可轻视,因为这有可能成为成人期心理障碍的隐患。

(一) 吮手指、咬指甲

3~4个月后的婴儿生理上有吮吸要求,常自吮手指尤其是拇指以自慰。这种行为常发生在饥饿时和睡前,多随年龄增长而消失。部分儿童会因心理上得不到满足而精神紧张、恐惧焦急,未获父母充分的爱,又缺少玩具、音乐、图片等视听觉刺激,孤独时便吮拇指自娱,渐成习惯,直至年长时尚不能戒除。长期吮手指可影响牙齿、牙龈及下颌发育,致下颌前凸、齿列不齐,妨碍咀嚼。咬指甲癖的形成过程与吮拇指癖相似,也系情绪紧张、感情需求得不到满足而产生的不良行为,多见于学龄前期和学龄期儿童。对这类孩子要多加爱护和关心,消除其抑郁孤独心理。当其吮拇指或咬指甲时应将其注意力分散到其他事物上,鼓励幼儿建立改正坏习惯的信心,切勿打骂讽刺,以避免其产生自卑心理。在手指上涂抹苦药等方法也往往起不到好的效果。

(二) 屏气发作

屏气发作表现是呼吸运动暂停的一种异常性格行为问题,多发于6~18个月婴幼儿,5岁前会逐渐自然消失。呼吸暂停发作常在情绪急剧变化时,如发怒、恐惧、剧痛、剧烈叫喊时出现,常有换气过度,使呼吸中枢受抑制,哭喊时屏气,脑血管扩张,脑缺氧时可有昏厥,丧失意志,口唇发绀,躯干、四肢挺直,甚至四肢抽动,持续0.5~1分钟后呼吸恢复,症状缓解,口唇返红,全身肌肉松弛而清醒,一日可发作数次。这种儿童性格多暴躁、任性、好发脾气。对此类儿童应加强家庭教养,遇矛盾冲突时应耐心说理解释,避免粗暴打骂,尽量不让孩子有发脾气、哭闹的机会。有时需与癫痫鉴别。

(三) 尿频

3岁左右正常的儿童开始能控制大小便。部分儿童在清醒时有尿意但不能抑制排尿反射,或在睡眠中失去排尿警觉而将尿排在床上。尿床大多发生在睡眠开始后几小时内,孩子醒来不觉得有排尿的梦境,少数发生于后半夜,醒来有排尿梦境记忆。排尿的次数不定,也有间隔的,患儿常有较深自卑感而不愿与小朋友交往,睡觉前自己也会为排尿感到紧张,白天易频繁去厕所。

造成控制大小便能力差的原因有以下几种:

1. 发育不成熟。泌尿系统功能发育欠成熟、膀胱容量小、括约肌控制能力差。
2. 心理因素。环境改变导致兴奋激动、观看了恐怖电影、受父母责打、失去父母爱抚、父母不和、家庭气氛紧张等,使儿童过度紧张、恐惧、疲劳,造成大脑皮质和皮质下中枢功能失调。
3. 教育因素。父母对儿童的排尿教育不得法,频繁地叫孩子小便,儿童未形成自主控制排尿的习惯。

对于尿频的儿童可先检查尿常规、尿比重、泌尿系统B超,排除尿路感染,了解膀胱容量及残余尿量等。如无特殊,先进行心理教育训练,最重要的是消除各种紧张因素,父母及亲人应理解支持幼儿,不能讥笑或责打他,否则会增加幼儿的紧张和恐惧,效果会适得其反。老师可提醒幼儿课间去小便,如课堂上要小便,淡化处理,允许的同时不让幼儿觉得得到过多关注,同时可鼓励其延迟排尿,如能延迟则予以肯定奖励。晚上适当限制饮水和避免兴奋激动,可训练幼儿排尿,如由成人在夜间唤醒孩子起床排尿;还可采用一种膀胱训练方法,白天对儿童进行憋尿练习,即先饮大量的水,使膀胱扩张,出现尿意时主动憋住不排出来,从开始时推迟1~2分钟,逐渐延长至半小时以上,以提高其控制排尿的能力,增加膀胱的容量,提升括约肌的功能,提高夜间容留尿阀,从而消除遗尿。

(四)擦腿综合征

儿童擦腿综合征是儿童通过擦腿引起兴奋的一种运动行为障碍。常见发生在入睡前、睡醒后或无聊时,儿童用手抚摸生殖器,或用椅子角、床沿边等突出部分摩擦生殖器,有的表现为两腿交叉内收进行摩擦动作,女孩更多见。发生擦腿综合征的儿童智力正常,发作时神志清醒,可被分散注意力而终止。发作时,女孩喜坐硬物,手按腿或下腹部,双下肢伸直交叉夹紧,手握拳或抓住东西使劲;男孩多表现为伏卧在床上来回蹭,或与女孩表现类似。女孩发作后外阴充血,分泌物增多或阴唇颜色加深;男孩阴茎勃起,尿道口稍充血,有轻度水肿。父母和老师要和蔼可亲,耐心、细心地了解和找到诱发因素。发现儿童有此现象时,尽量用分散注意力的方法,而不要去批评指责。同时注意让幼儿在睡前适当活动,不要过早让孩子上床,可等到其很瞌睡时再上床。让幼儿入睡时不要将手夹在两腿间,醒后立即起床,使其无机会进行。幼儿平时衣着应宽松,尤其是裤子不能过于紧身,以减少摩擦。引导幼儿从小养成良好的生活卫生习惯,做好外阴清洁,如果是因生殖器局部疾病而引发的,应及时到医院治疗,消除诱发因素。儿童擦腿综合征多随年龄增长而逐渐自行消失。

预防儿童心理问题,应注意防止生理和心理因素给儿童造成的心理压力,生理因素包括基本生理需要,如温饱、空间、噪音、照明等,心理因素包括人际关系、社会关系、过高要求以及儿童需要得不到满足后产生的内在压力等。普及儿童心理卫生知识,使保教人员在工作中自觉为儿童创造优化心理的社会环境,减少外界环境给儿童造成的心理压力,有利于维护儿童的心理健康。

四、常见神经发育障碍

(一)孤独症谱系障碍

孤独症谱系障碍(autism spectrum disorders,ASD)也称自闭症,是一组以社会交往和沟通障碍、狭隘兴趣和重复刻板行为以及感知觉异常为主要特征的神经发育性障碍。

孤独症曾被报道为罕见病,近年来的流行病学调查数据显示,全球范围内ASD患病率均有上升趋势,据估计全球范围内ASD的发病率为1%。ASD的病因至今尚未明了,但可以肯定的是遗传因素在ASD的发病中起着非常重要的作用。同时,由于近年来ASD发病率显著上升,环境因素也被认为参与ASD的发生。

社会交往与交流障碍、狭隘兴趣和刻板行为及感知觉异常是ASD的核心症状,同时患儿在智力、情绪等方面有相应的特征表现。

1. 患儿喜欢独自玩耍,对父母的多数指令常常充耳不闻,但听力正常;患儿缺乏与他人的交流意愿或交流技巧,不愿意或不懂得如何与人互动,缺乏与亲人的目光对视,不能参加合作性游戏,但通常不怕陌生人;与父母之间似乎缺乏安全的依恋关系或表现为延迟的依恋,对亲人离去和归来缺乏应有的悲伤与喜悦。

2. 非言语沟通和言语沟通能力落后。患儿在非言语沟通—躯体语言方面,较少运用目光注视、共同注意、点头或摇头、手指指点等肢体语言表达需求。部分ASD患儿具备语言能力甚至语言过多,但其语言缺乏交流性质,表现为多使用指令性语句,单向交流,以自我为中心,或为无意义、重复刻板的语言,或是自言自语。

3. ASD患儿常对某些特别的物件或活动表现出超乎寻常的兴趣,并有重复、刻板的行为或动作,例如转圈、玩弄开关、来回奔走、排列玩具和积木、挥舞双手、特别依恋某一物件、反复观看电视广告或天气预报、爱听某一首或几首特别的音乐,但对动画片通常不感兴趣。

ASD的诊断需综合病史、临床表现,结合各类评估工具,并参考《精神疾病诊断与统计手册》或国际疾病分类中的诊断标准进行。

ASD的治疗以教育训练为主,精神药物治疗为辅。教育训练的目的是改善患儿核心症状,同时促进智力发展,培养生活自理和独立生活能力,减轻残疾程度,改善生活质量,力争使患儿在成年后具有独立学习工作和生活的能力。

教育训练原则:①早期干预:尽可能早发现、早干预,对疑似患儿即应开始进行教育干预;②科学性:指选择经循证医学验证的有效方法进行干预;③系统性:指干预应全方位促进儿童整体发展;④个体化:在充分评估患儿个体特征、疾病状况和各项能力的基础上开展有计划的个体化干预,小组训练也应由能力相近的儿童组成;⑤长期高强度:强调每天干预,干预时间应达每周20小时以上,干预计划按年进行安排;⑥家庭参与:应对家长进行支持和教育,指导家长选择和采用合适的干预方法,并提高家长参与干预训练的能力;⑦社区化:以社区训练为基地可使ASD儿童就近训练。

教育训练方法:ASD干预方法众多,一些干预方法有互相学习和融合的趋势。目前多主张灵活采用结构化教育为训练基本框架,以社会交往为训练核心内容,兼顾行为矫正、情绪调控、认知促进、生活自理、运动训练和语言训练等,以行为强化,辅助温和行为处罚为基本方法。

(二)注意缺陷多动障碍

注意缺陷多动障碍(attention deficit hyperactivity disorder,ADHD),俗称多动症,是一种常见的神经发育障碍,主要表现为与年龄不相称的注意力涣散,与环境不相宜的活动过度和行为冲动,常伴有认知障碍和学习困难,对儿童的学业、职业和社会生活产生严重影响。这类儿童很难有选择地集中注意力注意某一目标且维持较长时间,注意力特别容易受外界声音、景物等的干扰而转移,听课时注意力也不能集中15分钟以上;容易活动过度,凡是能碰到的东西都想要碰一下,几乎动个不停,在一些场所或在客人面前失去控制;容易冲动,做事杂乱,不能完成所规定的动作行为,对行为缺乏考虑,喜欢奔跑、爬高,不知危险,不顾后果,如果需求得不到满足就发脾气。多动症的这些表现导致的继发性后果是学习困难、因不受小朋友欢迎而自卑等。

ADHD的患病率男女比例为4∶1~9∶1,2018年一项研究结果显示中国儿童青少年ADHD整体患病率估算为6.3%。ADHD儿童症状常在学龄前表现出来,入学后的7~9岁是诊断的高峰年龄,随着年龄增长,共患学习困难和其他精神障碍的概率明显增加,约有70%的患儿症状持续到青春期,30%~35%持续至成年期。因此,儿童精神科学学者普遍认为ADHD是一种影响终身的慢性疾病。

ADHD病因和发病机制比较复杂,目前尚不完全清楚。但大多数学者认为,ADHD主要是由于遗传因素、生物因素、社会因素和心理因素等多种因素单独或协同作用所致的一种综合征。有研究显示，ADHD具有明显的家族聚集性，其遗传度高达80%。

ADHD诊断属于症状学诊断，诊断主要依据病史和对行为症状的观察和描述，因此在对患儿进行诊断前，需要进行细致的病史采集、体检检查，同时可采取必要的辅助检查和评估来辅助诊断和鉴别诊断。

ADHD的治疗应该是一个长期的过程，需制订综合性的长期治疗计划，不同学科的医师根据各自角色承担相应的治疗任务。治疗的首要目标应该是功能最佳化，改善亲子、同伴和师生关系，减少破坏性行为，提高学习效率和成绩，增强自我照顾能力，改善自尊等。2011年美国儿科学会《儿童青少年ADHD诊断、评估和治疗的临床实践指南》建议对4~5岁的学龄前ADHD儿童以行为治疗为主，如行为治疗无效可考虑药物治疗；6~11岁学龄期ADHD儿童建议首选药物治疗，推荐药物治疗和行为治疗的联合疗法。

多动症儿童应与儿童好动行为区别开。好动多发生于学龄前及学龄早期的儿童，男孩多见，表现出来的好动和有意注意时间相对较短。但其多动的表现多和环境及身体状态和习惯有关，如外界刺激过多、疲劳、注意缺乏训练、平时未养成做事有始有终的习惯等，且这些多动并没有导致儿童有任何社会功能受损，他们的多动是可控制的，且多有目的性。

（三）抽动障碍

抽动障碍(tic disorder, TD)是一种以不自主、反复、快速、无目的的一个或多个部位肌肉运动或发声抽动为主要表现的神经精神疾病。遗传、神经生物、神经免疫和社会心理等多种因素与TD的发生有关，治疗需要从心理支持、行为治疗和药物治疗等多方面入手，家长的耐心配合、学校干预等亦对疾病转归有重要作用。

TD病因和发病机制尚不清楚。近来的研究提示TD可能与多种因素有关，包括遗传因素、神经生物因素、心理和环境因素等，是这些因素在儿童生长发育过程中综合作用的结果。

抽动障碍的临床表现分运动型、发作性、感觉型三型，以运动型抽动最常见，是由躯体某些部位的单一抽动到多个部位或肢体的复杂复合抽动。通常从头面部肌肉的抽动开始，逐渐转向肩颈部、四肢、躯干部。多表现为眨眼、摇头、努嘴、皱鼻皱眉、点头、仰头、伸舌、舔嘴、耸肩、斜颈、摇手、握拳、举臂、踢腿、跺脚、收腹、挺胸、扭腰等，也有做鬼脸等其他复杂、怪异的行为。

TD的临床诊断需详细询问病史，完善体格检查、神经系统检查和精神检查，同时做好相关的辅助检查。临床医生可通过与儿童的会谈，观察其行为表现。但少数儿童在医生诊断室可短暂控制症状，易被忽视。

症状严重会影响儿童日常生活、学习和社交，心理行为治疗是短暂性抽动障碍、轻度慢性抽动障碍的主要治疗方法，也是严重抽动患者综合治疗的一个方面，目标在于改善抽动障碍，干预共患病，改善社会功能。心理治疗不仅针对儿童，对家庭和学校的干预同样重要。

1. 心理支持。通过进行支持性心理咨询，使儿童了解疾病的性质，减少因疾病而产生的自卑、自责，正确处理同伴关系，理性面对同伴的误解和嘲笑。急慢性应激可加重抽动症状，因此应教会患儿应对应激的方法及应对同伴排斥和讥讽的方法。对于合并ADHD的患儿，亦应给予相应的治疗。

2. 家庭教育。使家长了解疾病的特征，儿童的表现是疾病所致而非故意调皮捣蛋，缓解家长的担心和焦虑，避免过度关注儿童的抽动行为。调整生活方式，密切观察和耐心等待抽动症状的消失通常是有效方法。心理咨询可缓解家长焦虑、紧张心情。

3. 学校干预。学校老师和同学宣传TD基本知识，包容和关心抽动障碍儿童。因患病而影响学习的儿童，应适当减轻学习负担，鼓励儿童参加正常的学校生活，帮助其维持正常的伙伴关系，提高自尊心。

单纯心理行为治疗无效者应及早转诊儿童精神心理专科,在专科医生指导下进行合理的药物治疗。

(四) 感觉统合失调

近年来感觉统合训练已在医学部门及托幼机构中广泛应用,尤其是医学部门将其用于某些疾病的辅助治疗。托幼机构则利用游戏活动,将感觉统合器材与体育游戏结合,面向全体幼儿进行训练。

感觉统合就是神经系统把各种感官获得的感觉刺激(信息)综合起来,以供大脑使用,使大脑做出正确的反应。当大脑对感觉信息的统合发生问题时,就会使大脑机能不运作,称为感觉统合失调。

儿童感觉统合失调意味着儿童的大脑对身体各器官失去控制和组合能力。患有此症的儿童往往存在着性格及行为上的障碍,如注意力不集中、多动、紧张、胆小、退缩、不合群、吃饭挑食、暴饮暴食、写字过重或过轻、字的大小不一、写字出格、阅读困难(常常漏字窜行)、计算粗心、动作不协调、手脚笨拙等。这些孩子智力正常,但由于感觉统合失调,智力水平没有得到充分发展,在学习、运动、社会适应等方面都存在障碍。

1. 造成前庭网膜功能失常的因素。

在人脑的前方有一个前庭网膜,胎位不正、早产、婴儿活动动作不足、人工助产、早期脑刺激不足或零岁教育造成右脑刺激过度而左脑生长不足,脑发育缺陷的幼儿爬行不足、竖颈障碍、颅脑外伤等都会使得前庭网膜功能失常。

2. 失常引起的症状。

(1) 听觉识别不足:听觉神经形成最早,但成熟最晚。声音刺激过大、过小都会造成幼儿和别人沟通困难,变得脾气古怪、注意力分散,造成学习障碍。

(2) 前庭平衡失常:重力,也就是地心吸引力,对人类的影响很大,人类爬、坐、站、跑都和重力有关。而掌握重力感的是前庭网膜,前庭网膜不但可以掌握身体的操作,更可协助身体和周围环境的协调,即对平衡感、方向感、距离感的正确掌握。胎位不正、早年活动不足、爬行不足、长时间坐都会导致幼儿前庭平衡的失常。症状是经常左右手不分、方向感不明、鞋子左右穿颠倒;经常撞到墙、碰到桌椅;喜欢爬高、追着圈子跑、旋转不会环绕;怕爬楼梯或走平衡台;注意力无法集中;喜欢捉弄人、脾气坏;做事没信心,学习能力差;等等。

(3) 本体感不足:蒙台梭利认为幼儿学习就是"工作",是工作就要有"工作计划"。本体感不足的幼儿笨手笨脚,做事消极,缺乏自信,手眼动作不协调,脾气暴躁,粗心大意,并有严重的语言障碍。由于掌握小肌肉及手眼协调的脑神经和掌握舌头、唇部肌肉、呼吸和声音动作的神经是相同的,所以本体感操作不良的孩子,唇部、舌头运作不佳,发音常不准确,而且呼吸不顺畅,使声带受影响,会造成口吃或不喜欢说话。

(4) 触觉敏感过度:由于皮肤和脑神经同质,所以幼儿的皮肤触觉最为敏感。触觉敏感过度的婴幼儿普遍怕人摸,怕洗脸,怕洗澡,怕剪指甲,怕换衣服等。

早产儿、低体重儿,以及活动限制太多的婴儿易产生触觉敏感过度症。这部分孩子神经质,惊慌胆小,爱哭泣,害怕人多,怕羞认生,喜欢独处,不爱群体活动,孤僻,注意力不集中,喜欢黏人等。

3. 训练与治疗。

感觉统合训练涉及心理、大脑和躯体三者之间的相互关系,而不只是一种生理上的功能训练。儿童在游戏训练中获得熟练的感觉,增强自信心和自我控制的能力,并在指导下感觉到自己对躯体的控制,使原来焦虑的情绪变为愉快。

感觉统合训练在临床应是根据家长填写的标准化感觉统合检验表判断儿童有无感觉统合失调,如需训练,训练的项目应根据失调的类别而有所侧重。每次训练约0.5~1小时,国外报道该训练持续时间至少半年。主要训练其注意力集中度、动作协调度、运动能力、学习能力,以及改善胆小害羞、有攻击性行为等问题。儿童经过一段时间集中训练后,动作较之前协调,手的操作能力提高,情绪较稳定,暴怒行为明显减少,注意力得到改善;在低年级中,学习能力有所长进,成绩得到提高。

感觉统合的治疗主要在医疗、保健部门进行,由专业人员制订治疗训练计划,并在专业人员指导下进行训练和治疗。

由于0~6岁幼儿的感官本身仍在成长中,感觉统合不健全也是正常的,因此这期间所有感觉统合的游戏,对于成长中的幼儿都有很大帮助。

第十二章
儿童常见疾病

一、常见呼吸道疾病

(一) 扁桃体炎

扁桃体炎是咽部扁桃体发生急性或慢性炎症的一种病症,为儿童常见病。

位于咽部的扁桃体是人体重要的免疫器官,1岁以前扁桃体还未充分发育,1岁后逐渐增大,4~10岁达到高峰,14~15岁逐渐退化,因此扁桃体炎多见于学龄前和学龄儿童。儿童单纯的扁桃体肿大为生理性肥大,无发热和咽痛,无充血,无脓性分泌物,这是正常现象,不必治疗。

1. 病因。

常见为细菌和病毒混合感染。

2. 临床表现。

(1) 急性扁桃体炎:小儿患扁桃体炎时全身的感染症状明显,主要表现为高烧,可达39℃~40℃。有些幼儿可因高热引起惊厥,同时伴有寒战、全身乏力、咽痛、头痛及全身痛、食欲不振,甚至吞咽困难。检查咽部时可见扁桃体红肿,表面有淡黄色或白色的脓点,下颌淋巴结肿大。细菌感染者可见血白细胞增多。

(2) 慢性扁桃体炎:有急性扁桃体炎反复发作史,发病多在春秋季,当身体受凉、疲劳、抵抗力下降时会发作,儿童发病率较高。表现为咽部不适,有轻度梗阻感或异物感,咽喉疼痛不明显。检查时可见咽部和扁桃体红肿,扁桃体大小不等,表面不平,有黄色分泌物,偶尔有低热及食欲不佳等现象。扁桃体肥大可造成呼吸困难,特别是睡眠时,因舌头松弛后坠,致使鼾声如雷,长此以往会因慢性缺氧而影响生长发育,还会使儿童的智力发育受到影响。

3. 预防。

(1) 加强锻炼,增强体质,特别是冬季,要多参与户外活动,使身体对寒冷的适应能力增强,减少扁桃体发炎的机会。

(2) 注意口腔卫生,保持口腔清洁,多喝水,进食后要漱口。

(3) 不要带儿童到人口密集场所。患病期间多在家休息。

(4) 平时注意加强饮食营养,提高机体抵抗力。

(5) 室内每日开窗通风,下午幼儿离园后用紫外线消毒灯消毒空气。

(二) 急性上呼吸道感染

急性上呼吸道感染系由各种病因引起的上呼吸道炎症,简称"上感",是小儿最常见的疾病之一。该病侵犯鼻、鼻咽和喉部。

1. 病因。

各种病毒或细菌均可引起,但90%以上的病毒为鼻病毒、呼吸道合胞病毒、流感病毒等。病毒感染后可继发细菌感染。

2. 临床表现。

由于年龄大小、体质强弱及病变部位的不同,所以病情的缓急、轻重程度不同。年长儿症状较轻,婴幼儿则较重。

(1) 局部症状:鼻塞、流涕、打喷嚏、干咳等,多于3～4天内自然痊愈。

(2) 全身症状:发热、烦躁不安、头疼、全身不适、乏力等。部分患儿有食欲不振、呕吐、腹泻、腹痛等消化道不适症状。腹痛多表现为在脐周产生阵发性疼痛,不压也痛,可能为肠痉挛所致。

(3) 体征:体检可见咽部充血,扁桃体肿大。有时可见下颌和颈淋巴结肿大。肺部听诊一般正常。

(4) 并发症:以婴幼儿为多见,可引起中耳炎、鼻窦炎、支气管炎及肺炎等。年长儿若患A组溶血性链球菌咽峡炎则可引起急性肾小球肾炎和风湿热。

3. 预防。

主要是加强体格锻炼,加强营养,增强抵抗力。避免去人多拥挤的公共场所。室内每日开窗通风,要勤洗手。(参照扁桃体炎)

(三)急性支气管炎

急性支气管炎是指由于各种病原体引起的支气管黏膜炎症,由于气管常同时受累,故称为"急性支气管炎"。这是儿童常见的、呼吸道疾病,于婴幼儿多见。

1. 病因。

病原为各种病毒或细菌,或为二者混合。能引起上呼吸道感染的病原体都可引起支气管炎。免疫功能低下、特异性体质、营养障碍、佝偻病和支气管局部结构异常等,均为产生本病的危险因素。

2. 临床表现。

大多先有上呼吸道感染症状,之后以咳嗽为主要症状,开始为干咳,以后有痰。婴幼儿症状较重,常伴有发热、呕吐及腹泻等。一般无全身症状。双肺呼吸音粗糙,可有不固定的散在的干啰音和湿啰音。

婴幼儿可能发生一种特殊类型的支气管炎,称为"哮喘性支气管炎",泛指一组有喘息表现的婴幼儿急性支气管感染。除上述临床表现外,其特点为:(1)多见于3岁以下幼儿,常有湿疹或其他过敏史;(2)有类似哮喘的表现,如呼气性呼吸困难;(3)部分病例复发,大多与感染有关;(4)预后大多良好,到3～4岁发生次数减少,但少数可发展为哮喘。

3. 预防。

参照扁桃体炎。

(四)支气管哮喘

支气管哮喘是一种常见的慢性呼吸道疾病,是由多种因素引起的复杂疾病。近年来,在托幼机构中哮喘儿童数量有上升趋势,主要症状是气道的炎症引起反复发作性的喘息、呼吸困难、胸闷或咳嗽,夜间和清晨加剧。

1. 病因。

(1) 遗传因素:儿童哮喘有较明显的遗传倾向,起病越早遗传倾向越明显。目前大多数学者认为,哮喘是一种多因子遗传病,其遗传度在70%～80%。哮喘是儿童常见的变态反应性疾病,与其过敏性体质有关。哮喘儿童常伴有个人过敏性疾病史,其中以婴幼儿湿疹、过敏性鼻炎及荨麻疹为主。

(2) 感染因素:儿童哮喘发作常与呼吸道感染有关。有报道称,儿童哮喘70%以上是由呼吸道感染诱发的。哮喘发作与病毒性呼吸道感染关系密切,婴幼儿发作常与呼吸道合胞病毒及流感病毒感染有关,较大儿童发作与鼻病毒和流感病毒有关。病毒感染还能导致哮喘持续。当感染消除以后,如有其他病毒感染又可激发哮喘反复发作。支原体等感染也可引起哮喘发作。

(3) 吸入物因素:分为特异性(抗原性)及非特异性(非抗原性)物质两种。前者如花粉、尘螨、霉菌、动物毛屑及吸入性药物等,后者如工业刺激性气体、烹调时的油味、烟等。季节性发作以花粉、尘螨、霉菌为主要因素,非季节性发作与居住环境、接触物有关。

(4) 气候变化因素:气温的突然变化不仅使呼吸道感染机会增多,而且会诱发哮喘发作。哮喘最易发作时的日均气温是 21℃。空气温度、大气压强及空气离子的变化等都可影响哮喘发作,这是某些过敏原或其他非致敏原与气象因素综合作用的结果。

(5) 饮食与运动因素:部分病人可因食物过敏诱发哮喘发作,幼儿的食物过敏情况高于成人,尤其是具有特殊性体质的婴幼儿。婴儿期食物过敏以牛奶最多,牛乳喂养的婴儿过敏性疾病发作情况比母乳喂养婴儿更多见。一般认为食物过敏现象可随年龄增长而逐渐减少乃至消失。食物过甜、过咸或过酸,也可诱发某些患儿哮喘发作。

运动性哮喘常发生于活泼好动的儿童,尤其是已患哮喘的儿童更易因运动或放声大笑等而诱发。凡在运动后有哮鸣、咳嗽、胸闷或不能耐受大运动量者,皆可怀疑有哮喘,须进一步做肺部功能检查。

2. 主要症状。

(1) 各年龄患病率及发病年龄:很多哮喘自动发病,并且发病年龄也在逐渐提前。我国流行病调查表明哮喘的患病率以 1~6 岁为较高。

(2) 发作类型:哮喘发作类型分缓慢发作及突然发作两种。发作时辰为中半夜,以不规则发作为主,其次为临睡及清晨发作。哮喘发作症状中有眼痒、鼻痒、打喷嚏等症状,其中不少为过敏性鼻炎症状。最主要的症状是咳嗽,约有半数症状有呼气延长及呼吸困难现象,在肺部听呼气有哮鸣音。

3. 防治。

(1) 糖皮质激素是目前最受肯定的抗炎药物,在发作时采取吸入法。它是局部的气道用药,长期应用副作用小,可以预防哮喘发作。

(2) 发作时用支气管扩张剂,如哮喘喷雾剂等。

(3) 哮喘儿童在入园时应到保健室登记,以便保健人员做好对其的日常生活护理。

(4) 在环境中,避免哮喘发作的诱导因素,如花粉、油漆、毛絮、小动物、特殊食物(如海鱼海虾、芒果、菠萝)等。

二、常见营养性疾病

(一) 营养性缺铁性贫血

营养性缺铁性贫血是由体内铁缺乏导致血红蛋白合成减少所致。

1. 病因。

(1) 铁摄入不足:这是缺铁性贫血的主要原因。人乳、牛乳、谷物中含铁量均低,如不及时添加含铁较多的辅食,容易发生营养性缺铁性贫血。

(2) 生长发育因素:生长发育较快,如不及时添加含铁丰富的食物,则容易缺铁。

(3) 铁的吸收障碍:食物搭配不合理可影响铁的吸收。慢性腹泻不仅使铁的吸收不良,而且使铁的排泄增加。

(4) 铁的丢失过多:长期慢性失血可致缺铁,如肠息肉、寄生虫病等可致慢性失血。

2. 临床表现。

(1) 一般表现:皮肤黏膜苍白,以唇、口腔黏膜及手指甲甲床表现较明显。易疲乏、无力,不爱活动。

年长儿可诉头晕、眼前发黑、耳鸣等。

(2) 髓外造血表现：由于髓外造血，肝脾可轻度肿大；年龄愈小、病程愈久、贫血愈重，肝脾肿大愈明显。

(3) 非造血系统症状：①消化系统症状，表现为食欲减退，少数有异食癖、呕吐、腹泻。②神经系统症状，表现为烦躁不安或萎靡不振，精神不集中，记忆力减退，智力多数低于同龄儿。③心血管系统症状，表现为心率增快，心脏收缩期有杂音。

(4) 实验室检查：外周血象血红蛋白降低，比红细胞数减少明显，血红蛋白在90～110克/升为轻度贫血，60～90克/升为中度贫血，＜60克/升为重度贫血。

3. 治疗。

主要为祛除病症和补充铁剂。

(1) 饮食治疗：给予补充含铁丰富的食物。

(2) 药物治疗：口服铁剂，铁剂是治疗缺铁性贫血的特效药。

(3) 轻度贫血的患儿可以采取调整饮食的治疗方法。在原来饮食的基础上注意补充优质蛋白和增加含铁丰富的食物，如肝、动物血、瘦肉等，使每日所供给的蛋白质、铁和热量均高于正常饮食，并给予新鲜的绿色蔬菜和水果，直至消除贫血现象。

(二) 蛋白质-能量缺乏性营养不良

蛋白质-能量缺乏性营养不良是由于缺乏能量和(或)蛋白质所致的一种营养缺乏症，临床上以体重明显减轻、皮下脂肪减少和皮下水肿为特征，常伴有各器官系统的功能紊乱。

1. 病因。

营养摄入不足，消化吸收不良，营养需要量增加；长期患病、做了大手术等。

2. 临床表现。

患儿主要表现为消瘦，皮下脂肪逐渐减少甚至消失，皮肤干燥、苍白、逐渐失去弹性。早期表现为体重不增，随后体重减轻，活动减少；进一步发展为皮下脂肪逐渐变薄、消失，肌肉松弛、萎缩，毛发、皮肤干枯、失去弹性；当病情加重时，身高增长迟缓，水肿，反应迟钝，智力落后，抗病能力下降。

3. 诊断。

(1) 体重低下：其体重低于同年龄、同性别参照人群值的中位数－2SD，如在中位数－3SD至中位数－2SD之间为中度低体重，在中位数－3SD以下为重度低体重。

(2) 生长迟缓：其身高低于同年龄、同性别参照人群值中位数－2SD，如在中位数－3SD至中位数－2SD之间为中度生长迟缓，在中位数－3SD以下为重度生长迟缓。

(3) 消瘦：其体重低于同性别、同身高参照人群值的中位数－2SD，如在中位数－3SD至中位数－2SD之间为中度消瘦，在中位数－3SD以下为重度消瘦。

4. 治疗。

(1) 处理危及生命的并发症。

(2) 祛除病因：在查明病因的基础上，积极治疗原发病。

(3) 调整饮食，促进消化，提倡科学喂养。轻度营养不良在治疗时，热能、蛋白质、脂肪从低值开始，以不影响消化吸收为要，逐步递增到常量；中度营养不良起点量稍低一些；重度营养不良者消化功能差，补充营养应从极少量开始。

(4) 给予促进消化吸收的药物，并注意补充锌、铁，也可采用中医推拿方法。

(三) 单纯性肥胖症

单纯性肥胖症是与生活方式密切相关,以过度营养、运动不足、行为偏差为特征,全身脂肪组织普遍过度增生、堆积的慢性疾病。

1. 肥胖对儿童健康的危害。

肥胖的孩子如果在儿童期不加以控制,很容易发展为成人肥胖。成人肥胖常伴有许多严重的疾病,如糖尿病、心脑血管病等。

肥胖的危害主要表现在以下几个方面。

(1) 心血管疾病。

肥胖会加大患心血管疾病的风险,在肥胖儿童中,有61%的人至少存在一种心血管疾病的危险因素,20%的人存在2种以上心血管疾病危险因素;学龄儿童中,收缩压或舒张压高于正常的比例高达20%～30%,和不肥胖的儿童相比,肥胖儿童出现血压偏高、血脂升高和高胰岛素水平的病状明显多于不肥胖的儿童。

(2) 呼吸道疾病。

肥胖孩子的免疫力降低,容易患呼吸道疾病,如上呼吸道感染、肺炎等。重度肥胖的孩子,由于胸腹部、咽喉部脂肪增多,妨碍正常的呼吸,容易造成缺氧,还会出现夜间睡眠呼吸暂停的现象,严重时会导致缺氧和二氧化碳堆积,危及生命。

(3) 心肺功能降低。

肥胖孩子的运动能力一般比较差,尤其是进行跑步一类的耐力运动时,往往没跑多远就开始喘,跑不动,有时被家长、老师看作是"懒",其实这是心肺功能降低的表现。肥胖程度越重,心肺的负担也越重,运动时,心肺的负荷更重。肥胖导致的心肺功能降低在开始时是可逆的,如果肥胖状况改善,心肺功能会恢复正常;但如果肥胖状况持续下去,以至出现心室肥大等器质性病变,就无法恢复正常了。

(4) 糖尿病。

肥胖孩子的血糖比正常儿童高,糖耐量试验也会出现异常改变,这些都为将来患糖尿病埋下了危险的种子。非胰岛素依赖型糖尿病(Ⅱ型糖尿病)一直被认为是一种成人病,但目前在儿童中发病率不断上升。成年人耐糖量异常降低和糖尿病的发生与肥胖有关,肥胖儿童对此也应引起警戒,不断增加的儿童肥胖发病率很可能明显增加将来糖尿病的发病率。

(5) 心理、行为损伤。

除了对儿童身体健康的损害以外,肥胖还极大程度地影响儿童的情感发育,主要表现在心理发育上。例如,孩子上幼儿园的时候有各种各样的活动,大部分孩子都有表演的欲望,希望在众人面前表现自己,但是在排演节目时,胖孩子常常没有表现的机会,即使上台演出,也多半是扮演逗人发笑的角色。胖孩子由于体型的缘故,还常常被同伴取侮辱性的外号,并成为同伴们嘲笑、排斥的对象。儿童对肥胖孩子的嘲弄和排斥随着他们年龄的增长表现得更加明显。肥胖儿童长期生活在这样的环境里,必然会产生孤独、自卑的心理,这种心理状态将阻碍孩子智力潜能的发挥,对孩子的人际关系和社交能力也将产生不良影响,还可能造成孩子孤僻、内向、退缩的个性。

2. 病因。

(1) 产前因素:出生体重超重。

(2) 家长动机因素:过度喂养。

(3) 食物选择不科学:甜食、软饮料、快餐。

(4) 进食习惯不良:暴饮暴食、大吃大喝、逼迫式劝饮(食)。

(5) 体育运动：运动量小、运动方式少、长期长时间静坐。

3. 诊断。

(1) 身高体重超出同年龄、同性别参照人群值的中位数 1SD 以上是风险。

(2) 身高体重超出同年龄、同性别参照人群值的中位数 1～2SD 是超重。

(3) 身高体重超出同年龄、同性别参照人群值的中位数 2SD 以上是肥胖。

4. 治疗。

见第十章"管理方法"中"肥胖症"相关内容。

三、其他常见病

(一) 小儿腹泻

小儿腹泻是一组由多病原、多因素引起的以大便次数增多和大便性状改变为特点的消化道综合征，是我国婴幼儿最常见的疾病之一，是造成小儿营养不良、生长发育障碍的主要原因之一。6 个月～2 岁婴幼儿发病率高，1 岁以内约占半数。

1. 病因。

(1) 感染因素。

肠道内感染可由病毒、细菌、真菌、寄生虫引起，以前两者多见，尤其是病毒感染，如轮状病毒、诺如病毒感染。

(2) 非感染因素。

① 饮食因素：喂养不当可引起腹泻，多为人工喂养儿。

② 过敏性腹泻：对牛奶或大豆过敏而引起腹泻。原发性或继发性双糖酶缺乏或活性降低，肠道对糖的消化吸收不良而引起腹泻。

③ 气候因素：气候突然变化，腹部受凉使肠蠕动增加，天气过热消化液分泌减少，饮奶过多等，都可诱发消化功能紊乱导致腹泻。

2. 临床表现。

临床分期：连续病程在 2 周以内的腹泻为急性腹泻，2 周～2 个月的为迁延性腹泻，2 个月以上的为慢性腹泻。

(1) 轻型：常由饮食因素及肠道外感染引起。发病可急可缓，以胃肠道症状为主，会使得食欲不振，偶有呕吐，大便次数增多，但每次大便量不多，大便稀薄或带水，呈黄色或黄绿色，有酸味，常有白色或黄白色奶瓣和泡沫。无脱水及全身中毒症状，多数在数日内痊愈。

(2) 重型：多由肠道内感染引起。常急性发病，可由轻型逐渐加重转变而来，除较重的胃肠道症状外，还有较明显的脱水、电解质紊乱和全身感染中毒产生的症状，如发热、精神烦躁等。

3. 预防。

(1) 合理喂养，提倡母乳喂养，及时添加辅助食品，每次限一种，逐步增加，适时断奶。

(2) 对于生理性腹泻的婴儿应避免不适当的药物治疗，不要因为婴儿大便次数较多而怀疑其消化能力，而不按时添加辅食。

(3) 养成良好的卫生习惯，注意生活用品的消毒，托幼机构每餐用过的餐具、奶具都要高温消毒；气候变化时，及时为婴幼儿增减衣物，避免过热或受凉；居室要经常通风。

(4) 对感染性腹泻儿童，应积极治疗，托幼机构应做好消毒隔离工作，防止交叉感染；避免滥用及长期使用广谱抗生素。

（二）厌食症

厌食症是指较长期的食欲减退或消失，缺乏进食欲望。突然的食欲不振往往是疾病的前驱症状，长期食欲不振可能是某些慢性疾病的症状，但是绝大多数食欲不振都是由不良的饮食习惯造成的。

1. 病因。

（1）大多数的厌食症与不良的饮食习惯有关。平时吃过多的零食，餐前饮用大量的饮料，进食时注意力不集中，如边听故事或边看电视边吃饭等，这些不良的习惯，可以扰乱或抑制胃酸及消化酶的分泌，从而使患儿食欲减退。

（2）部分儿童的厌食是家长长期强迫儿童进食的结果。强迫进食的做法，大大影响了儿童的情绪，并逐渐使其形成了条件反射性拒食，最终发展成厌食。

（3）多种急、慢性疾病常常伴有厌食情况，这可能与发热、病原体毒素的作用有关，如病毒性肝炎、结核、肠道有寄生虫、营养缺乏症（锌缺乏、铁缺乏症）等，这些疾病，都可有厌食表现。

2. 预防。

（1）饮食合理搭配。注意各营养素间的比例，以求均衡饮食。每天不仅吃肉、乳、蛋、豆类，还要吃五谷杂粮、蔬菜、水果。要荤素、粗细、干稀搭配，如果搭配不当，会影响小儿的食欲，如肉、乳、蛋、豆类吃多了，因它们富含脂肪和蛋白质，胃排空的时间就会延长；粗粮、蔬菜、水果吃得少，消化道内纤维素少，容易引起便秘。

（2）讲究烹调方法。在饮食结构上，做到荤素搭配、米面搭配、各种颜色搭配。要注意刀工和火候，注意食物的色、香、味、形，激起儿童的好奇心和食欲。

（3）保证儿童充足睡眠，适量活动，定时排便。睡眠时间充足，儿童精力旺盛，食欲就强；适当的活动可促进新陈代谢，加速能量消耗，促进食欲。总之，合理的生活制度能诱发、调动、保护和促进食欲。

（4）改善进餐环境。儿童的注意力容易转移，应该排除各种干扰，让儿童专心吃饭。不能强迫儿童进食，否则儿童会感到有压力，抑制进食要求。应注意保证儿童有愉快的进餐情绪，力求为儿童创造一个安详、和睦的家庭气氛。另外，尽量让儿童与大人共餐，这样可以提高其进餐的积极性。

（5）适当采用"饥饿疗法"，当幼儿对食物失去兴趣时，可暂停进食。

（6）让儿童参与制作食物。在制作过程中，可以让儿童充分发挥自己的创造力，这会使他们对自己的作品充满兴趣，并积极品尝。

（7）食前要有进食的准备时间，不要在儿童玩得高兴时立刻要他进食，也不要让他边吃边玩。每次不要给过多饭菜，宁可吃完以后再添。

（8）家长应以身作则，不偏食、不挑食。

（三）便秘

便秘是指粪便在结肠内停留时间过久，水分被过量吸收，致使大便干硬，大便次数减少，排便困难。必须指出的是，儿童排便习惯的个体差异性较大，有的儿童2～3天才排便一次，但只要大便性状正常，儿童生长发育正常，就不能算是便秘。根据大便性状诊断便秘比根据排便次数诊断更为合理，如虽然每日排便一次，但大便干硬、量少、排便困难，仍有大量坚硬的粪便留在结肠或直肠中，亦属便秘。便秘会使儿童食欲不振、身体虚弱、情绪急躁、坐卧不安，影响学习和生活。便秘还与痔疮、脱肛、肛裂等病症的发生、发展有关。

1. 病因。

（1）饮食因素：进食太少，食物被消化吸收后残渣少，致使大便减少、变稠。大便性质和食物成分关系密切,当食物中含大量蛋白质,而碳水化合物不足时,肠道菌群会发生改变,大便会是碱性、干燥的。纤维素有促进肠道蠕动的作用,小儿偏食,喜食肉类,少吃或不吃蔬菜,造成食物中纤维素太少,也易便秘。饮水量少,特别是在天气炎热时容易便秘。同时,食物中脂肪不足也会引起便秘。

(2) 疾病因素:多种疾病都能引起肠道功能障碍,肠壁肌肉张力减低、蠕动减慢,导致便秘,如巨结肠、营养不良、佝偻病、呆小症、高钙血症等。局部疾病,如肛裂,会使排便时疼痛,易导致便秘,肛周急性炎症或脓肿可使儿童长期抗拒排便,这也是儿童便秘常见的原因。

(3) 生活规律:生活不规律和缺乏按时大便的训练,未形成排便的条件反射可导致便秘。环境与生活习惯的突然改变,以及情绪焦虑,都能引起轻重不等的短时间的便秘。缺少运动,可导致肠壁肌肉乏力、蠕动减慢,因而发生便秘。

2. 治疗。

治疗原则是改善饮食内容和习惯,训练排便,必要时辅以药物治疗。针对不同的病因导致的便秘可以采取不同的治疗措施。

(1) 调整饮食结构。多食粗粮、蔬菜、水果等含纤维素多、有通便作用的食物。便秘时可酌情在食物中加一些芝麻油,吃一些五花肉。

(2) 培养每日按时排便的良好习惯。儿童进食后通常会产生胃结肠反射,要充分利用这种反射,让儿童在进食后大便。切不要长时间蹲坐,否则会引起脱肛,造成排便抑制。

(3) 合理用药。可以用一些微生态制剂。儿童不宜用泻药,以免形成习惯,危害健康。

(4) 每日进行腹部按摩,从脐部开始,逐渐向外顺时针按摩腹部(与肠蠕动方向一致),帮助加速肠蠕动,有一定效果。

(5) 有时用开塞露或小肥皂条插入肛内刺激排便,可收到暂时的效果,但不能常用,因为一旦养成习惯,正常的"排便反射"消失,便秘更难纠正。

(四)湿疹

湿疹是一种过敏性皮肤病,是遗传性过敏体质对环境中某些因素的过敏反应。通常在出生后第二或第三个月开始发生。好发于颜面及皮肤皱褶部,也可累及全身。一般随着年龄增加而逐渐减轻至痊愈,但也有少数病例继续发展至儿童期,甚至成人期。

1. 病因。

(1) 对牛羊奶、牛羊肉、鱼、虾、蛋等食物过敏。

(2) 过量喂养而致消化不良。

(3) 吃糖过多,造成肠内异常发酵。

(4) 肠寄生虫。

(5) 强光照射。

(6) 肥皂、化妆品、皮毛、化纤、花粉、油漆的刺激。

(7) 母亲接触致敏因素或吃了某些食品,通过乳汁影响婴儿。

(8) 遗传因素。

2. 临床表现。

(1) 渗出型湿疹:常见于肥胖型婴儿。初起于两颊,发生红斑、丘疹、丘疱疹,常因剧痒搔抓而显露有多量渗液的鲜红糜烂面。严重者可累及整个面部甚至全身,如有继发感染,可见脓疱及局部淋巴结肿大、发热。

(2) 干燥型湿疹:多见于瘦弱的婴儿。好发于头皮、眉间等部位,表现为潮红、脱屑、丘疹,但无明显渗出。呈慢性时局部皮肤也可表现为轻度浸润性肥厚,有皲裂、抓痕或结血痂。常因阵发性剧烈瘙痒而引起婴儿哭闹和睡眠不安。

3. 护理。

(1) 选择透气、吸汗的纯棉衣服,羊毛化纤衣物切勿直接接触皮肤,避免使用引起过敏的洗衣粉。

(2) 避免进食某些易发生过敏反应的食物,不食用含有人造色素或防腐剂的食物或饮品,均衡饮食,不偏食和挑食。

(3) 保持家居清洁,减少室内尘埃飞扬,避免用地毯,应用湿布或吸尘器除去尘埃。

(4) 尽量避免饲养有毛的宠物及种植有花粉的植物。

(5) 注意手的清洁,指甲要剪短,避免抓破皮肤引起感染。干燥性湿疹可减少洗澡次数,每次洗完澡涂保湿乳。

(6) 尽量避免在阳光剧烈时做户外活动,避免太热及出太多汗。

第十三章
儿童常见传染病

一、流行性感冒

流行性感冒简称流感,是由流行性感冒病毒引起的急性呼吸道传染病。病毒种类每年都会发生变化。

1. 流行病学。

(1) 传染源:流感患者及隐性感染者为主要传染源。动物亦可能为重要贮存宿主和中间宿主。

(2) 传播途径:主要经空气中飞沫传播,也可通过接触被污染的手、日常用具等间接传播。

(3) 易感人群:人群对流感普遍易感。

(4) 流行特征:流感病毒有较强的传染性,加之以呼吸道飞沫传播为主要方式,极易引起流行和大流行。我国一般多发生于冬春季,于2~3周内病例达高峰,主要发生于学校、幼儿园及公共娱乐场所等人群聚集的地方。后期呼吸道并发症增多,尤其儿童及老年患者常并发肺炎,有较高的病死率。一次流行持续约6~8周,流行后人群重新获得一定的免疫力。

2. 临床表现。

潜伏期一般为1~3天,最短为数小时,最长可达4日。主要症状为突然出现高热、寒战、头痛、肌痛、全身不适。上呼吸道卡他症状相对较轻或不明显,少数病例可有腹泻,大便呈水样。发热3~5天后消退,但患者仍感明显乏力。年幼或老年的流感患者及原有基础疾病或免疫受抑制的病人感染流感,病情可持续发展,出现高热不退、全身衰竭、剧烈咳嗽、呼吸急促、发绀等现象。

3. 预防。

(1) 在流感流行时,应尽可能隔离患者,加强环境消毒,减少公共集会及集体娱乐活动,以防止疫情的进一步扩散。

(2) 对易感人群及尚未发病者,亦可给予药物预防。

(3) 预防流感的基本措施是接种疫苗。应用与现行流行株一致的灭活流感疫苗接种,可获得60%~90%的保护效果。老年、儿童及易出现并发症的人,是流感疫苗的最适宜接种对象,但他们对疫苗的反应率较低,一般只能获得50%~60%的保护效果。流感疫苗有一定的全身和局部副反应,接种后应注意观察和处理。

(4) 托幼机构保持每日开窗通风,湿扫湿抹。

二、流行性腮腺炎

流行性腮腺炎是由腮腺炎病毒引起的急性呼吸道传染病。

1. 流行病学。

通过直接接触、飞沫、唾液污染食具和玩具等途径传播,一年四季都可流行,以冬末春初多见。学龄前期和学龄期儿童多见,2岁以下少见,在托幼机构和学校中易流行。感染本病后可获终身免疫。

2. 临床表现。

通常潜伏期为8～30天,平均18天。多数患儿无前驱症状,少数可表现为发热、头痛、肌痛等。腮腺肿大常是腮腺炎首发体征,一般一侧先肿1～4天后,对侧腮腺亦出现肿大,有时肿胀仅为单侧,腮腺肿大可同时伴有颌下腺肿大,或仅有颌下腺肿大而无腮腺肿大。腮腺肿大的特点是以耳垂为中心,向前、后、下扩大,边缘不清,触之有弹性感,有疼痛及触痛,表面皮肤不红,有灼热感,张口、咀嚼特别是吃酸性食物时疼痛加重。肿痛在2～3天达到高峰,持续4～5天后逐渐消退。

并发症:脑膜炎、脑膜脑炎为儿童期最常见的并发症。睾丸炎是男孩最常见的并发症。

3. 预防。

(1) 被动免疫:可给予腮腺炎免疫γ球蛋白,效果较好。

(2) 主动免疫:常规给予减毒腮腺炎活疫苗或麻疹、风疹、腮腺炎三联疫苗,99%可产生抗体。

(3) 隔离:患儿隔离至腮腺肿胀完全消退,有接触史的易感儿应检疫21天。托幼机构在检疫期间要加强晨检和消毒工作。

三、手足口病

手足口病是肠道病毒引起的常见传染病之一,多发生于5岁以内的婴幼儿,可引起发热和手足、口腔等部位的皮疹、溃疡。引起手足口病的病毒有20多种,其中以柯萨奇病毒A16型和肠道病毒EV71型最多见,部分EV71感染者引起无菌性脑膜炎、脑干脑炎等严重并发症。

1. 流行病学。

患者、隐性感染者为该病流行的主要传染源。该病主要经粪—口途径传播,其次是呼吸道飞沫传播和密切接触传播(口鼻分泌物,疱疹液及被污染的手及物品)。

手足口病的患者主要为学龄前儿童,尤以3岁及3岁以下幼儿发病率最高,4岁以内发病的患者数占发病总数的85%～95%,故幼儿园和托儿所易发生集体感染。手足口病四季均可发病,但流行的高峰期是春季、夏季和秋季,冬季发病较为少见。一般在发病后一周内传染性最强。本病传播途径复杂,流行强度大,传播快,在短时间内即可造成大流行。

2. 临床表现。

潜伏期一般为2～10天,没有明显的前驱症状,多突然发病。约半数病人于发病前1～2天或发病的同时发热,多在38℃左右,1～2天内手、脚和口腔内出现疱疹。口腔疱疹可发生在口腔黏膜的任何部位及咽、舌和牙龈处,疱疹破溃后形成溃疡,较大的孩子常诉口腔和咽喉疼痛,较小的孩子表现为哭闹、拒食、流口水。手和脚上的疱疹多出现在手掌、脚掌和手指、脚趾间的皮肤上,有时肘部、整个下肢甚至到臀部周围都可出现疱疹。疱疹为红色斑丘疹,周围有炎性红晕,疱内液体较少。多数感染者症状轻微,可自然痊愈,病程约为7～10天。少数患儿为重症,发病1～5天出现脑膜炎、脑炎、肺水肿,病情危重的可致死亡。

3. 预防。

(1) 做好疫情报告,及时发现病人,积极采取预防措施,防止疾病蔓延扩散。

(2) 加强消毒隔离工作。首先应及时将患儿隔离,留在家中,直到热度、皮疹消退及水疱结痂。一般须隔离2周。患儿用过的玩具、餐具或其他用品应彻底消毒。一般常用含氯的消毒液浸泡消毒或煮沸消毒,不宜蒸煮或浸泡的物品可置于日光下曝晒。患儿的粪便须经含氯的消毒剂消毒2小时后方可倾倒。其次,疾病流行期间托幼机构应加强晨检和消毒工作。

(3) 养成良好的卫生习惯。让幼儿知道勤洗手，不与别人共用毛巾、牙刷和餐具，避免病从口入。

(4) 加强营养，让孩子经常参加室外活动，提高抵抗力。在病毒流行期间，家长要少带孩子去人多的公共场所，注意室内通风。

(5) 根据国家免疫计划按时为幼儿接种疫苗。

四、水痘

水痘是由水痘带状疱疹病毒初次感染引起的一种传染性极强的儿童期出疹性疾病。

1. 流行病学。

本病以冬春季发病为主。患者为主要传染源，易感儿童接触带状疱疹患者后，也可发生水痘。可通过直接接触、飞沫及空气传播。婴幼儿、学龄前儿童发病率高，为易感者。

2. 临床表现。

(1) 典型水痘：皮疹出现前24小时可呈现前驱症状，如轻、中度发热，不适，厌食等，幼儿常无前驱期。皮疹特点：分批出现红色斑疹或斑丘疹，迅速发展为清亮、圆形、露珠状小水疱，周围有红晕，经24小时，水疱内容物变混浊，水疱易破溃，疱疹持续3~4天，然后开始干缩、结痂，在疾病高峰期可见到丘疹、新旧水疱和结痂同时存在；皮疹分布呈向心性，开始为躯干，以后至面部、头皮，四肢远端较少，瘙痒感重；黏膜皮疹可出现在口腔、结膜、生殖器处，易破溃形成浅溃疡。若无继发感染，水痘结痂脱落后不留疤痕，如继发细菌感染，可留疤痕。

(2) 重症水痘：多发生于体弱儿、应用激素或免疫功能受损病儿。病情较重，高热，疱疹布满全身，呈大疱状。继发细菌感染可引起败血症。

3. 预防。

(1) 管理传染源：对可疑或确诊为水痘的患者应进行隔离，一般可在家中隔离，隔离患儿至皮疹全部结痂为止，一般两周左右。

(2) 切断传播途径：托幼机构中对已经接触患者的易患者应检疫21天，要加强对空气和物品的消毒，以防止疾病流行。

(3) 保护易感者：①被动免疫。对使用大剂量激素、免疫功能受损和患恶性病的患者，在接触水痘72小时内可给予水痘带状疱疹免疫球蛋白，进行被动免疫。②主动免疫。接种水痘减毒活疫苗，预防自然感染的效果达68%~100%。

五、诺如病毒感染

1. 流行病学。

诺如病毒是一种可引起人类病毒性腹泻和胃肠炎的主要病原，也是引起儿童病毒性腹泻的第二位病原（仅次于轮状病毒），它通过污染水源、食物引起爆发性流行。诺如病毒感染性胃肠炎是粪-口途径传播的疾病，媒介为污染的水、食物、手等；人与人之间的直接传播也很重要，主要由呕吐物等传播。

2. 临床表现。

潜伏期1~2天，病程12~72小时。感染率没有年龄和性别差异。起病急，首发症状多为阵发性腹痛、恶心、呕吐和腹泻，全身症状有畏寒、发热、头痛、乏力和肌痛等，可有呼吸道症状。吐泻频繁者可发生脱水及酸中毒、低钾。儿童发病时呕吐多于腹泻，而成人则腹泻较为常见。

3. 预防。

(1) 目前切断传播途径为主要的预防方法。

(2) 有效洗手,不接触污染的水和食物,可减少疾病的传播。

(3) 为减少食物引起的诸如病毒感染性疾病暴发频率,一定要注意食品卫生,尤其是避免生食海鲜。

(4) 要做好清洁消毒,开窗通风,用含氯消毒液擦洗物品和物体表面。餐具、水杯、毛巾等高温消毒。

(5) 对幼儿用过物品消毒清洁,对病人呕吐物、排泄物,用浸了消毒液的抹布盖住,30分钟后再清除。

六、疱疹性咽峡炎

疱疹性咽峡炎是由肠道病毒感染引起的急性传染性疾病。

1. 流行病学。

好发于1~7岁儿童,主要通过粪-口或呼吸道传播,春、秋季为该病的高发季节。该病为自限性疾病,潜伏期2~4天,病程大概4~6天,偶尔有延长到2周者,同一患儿可重复发生该病。

2. 临床表现。

发热:患儿表现为低热或中等程度发热,偶尔也可高达40℃以上,甚至引起惊厥,热程2~4天。

咽痛:年龄较大的患儿多表现为咽痛,咽痛严重者可影响吞咽。

其他不典型症状:婴幼儿主要表现为流涎、拒食、烦躁不安,有时伴头痛、腹痛或肌痛;5岁以下小儿25%可伴发呕吐。

典型体征表现为咽部充血,病程2天内口腔黏膜出现少则1~2个,多则达10余个较小的灰白色疱疹,周围绕以红晕,2~3天红晕会加剧扩大,疱疹破溃形成黄色溃疡,多见于扁桃体前柱,也可以出现于软腭、悬雍垂、扁桃体以上,但一般不会累及牙龈。

3. 预防。

(1) 隔离患儿7~10天。

(2) 饮食清淡,不吃刺激性的食物,每日使用漱口水漱口。

(3) 发烧时给予物理降温,洗温水澡,体温38.5℃以上使用退热药。

(4) 清洁消毒,开窗通风,用含氯消毒液擦洗物品和物体表面。餐具、水杯、毛巾等高温消毒。

七、乙型脑炎

乙型脑炎,简称乙脑,在国际上称日本脑炎,是由乙型脑炎病毒引起的以脑实质炎症为主要病变的急性传染病。

1. 流行病学。

(1) 传染源:乙脑是人畜共患的自然疫源性疾病,人和动物(包括猪、牛、羊、马、鸭、鹅、鸡等)感染乙脑病毒后可发生病毒血症,成为传染源。人感染后,病毒血症期短暂,血中病毒含量少,不是主要的传染源。

(2) 传播途径:蚊子是乙脑的主要传播媒介,带乙脑病毒的蚊虫经叮咬将病毒传给人和动物。蚊感染乙脑病毒后不发病,但可带病毒越冬或经卵传代,成为乙脑病毒的长期储存宿主。

(3) 易感人群:患者大多为10岁以下儿童,以2~6岁儿童发病率最高。

(4) 流行特征:乙脑呈季节性流行,80%~90%的病例集中在7、8、9月。

2. 临床表现。

潜伏期为4~21天,一般为10~14天。

(1) 初期:病初的第1~3天。起病急,体温在1~2天内高达39℃~40℃,伴头疼、恶心和呕吐,多有嗜睡或精神倦怠现象,可有颈部强直及抽搐症状。

(2) 极期:病程第4～10天。初期症状逐渐加重,主要表现有以下几点。

① 高热:体温常高达40℃以上,一般持续7～10天,重者可达3周。发热越高,热程越长,病情越重。

② 意识障碍:包括嗜睡、昏迷、定向力障碍等。神志不清最早可见于病程第1～2天,但多见于第3～8天。昏迷的深浅、持续时间的长短与病情的严重性和预后呈正相关。

③ 惊厥或抽搐:由高热、脑实质炎症及脑水肿所致。多见于病程的第2～5天,先表现为面部、眼肌、口唇的小抽搐,随后肢体呈阵挛性抽搐,伴有意识障碍。频繁抽搐可导致面色发绀甚至呼吸暂停。

④ 呼吸衰竭:主要为中枢性呼吸衰竭,多见于重症患者。表现为呼吸节律不规则及幅度不均。高热、抽搐和呼吸衰竭是乙脑极期的严重症状,三者互相影响,尤以呼吸衰竭为致死主要原因。循环衰竭少见。

(3) 恢复期:极期过后,体温逐渐下降,神经精神症状逐日好转,一般于2周左右可完全恢复,但重症病人可有神志迟钝、痴呆、失语、多汗、吞咽困难等恢复期症状。经积极治疗后,大多数病人于6个月内恢复。

(4) 后遗症期:患病6个月后仍留有神经精神症状称为后遗症。

3. 预防。

(1) 控制传染源:包括隔离病人至体温正常,但主要传染源是易感家畜,尤其是幼猪,要搞好饲养场所的环境卫生,人畜居地分开。

(2) 切断传播途径:主要采取防蚊、灭蚊措施,包括灭越冬蚊和早春蚊,消灭蚊虫滋生地,防蚊用蚊帐、灭蚊剂等。

(3) 保护易感人群:主要通过注射预防疫苗提高人群的特异性免疫力。疫苗的接种应在乙脑开始流行前的1个月完成。接种时注意过敏等不良反应。

八、百日咳

百日咳是由百日咳杆菌所引起的急性呼吸道传染病,以阵发性、痉挛性咳嗽以及咳嗽终止时伴有鸡鸣样吸气声为特征,多发生于儿童。本病病程较长,咳嗽症状可持续2～3个月,故名"百日咳"。

1. 临床表现。

潜伏期2～20日,平均7～10日。临床过程可分三期。

(1) 卡他期:从起病至阵发性痉咳的出现,约7～10日。此期可有低热、咳嗽、喷嚏、流泪和乏力等症状。咳嗽开始为单声干咳,2～3日后热退,咳嗽加剧,尤以夜间为甚。

(2) 痉咳期:病期2～4周或更长。此期已不发热,但有特征性的阵发性、痉挛性咳嗽。

(3) 恢复期:阵发性痉咳次数减少,鸡鸣样吸气声消失,咳嗽终止时不伴呕吐。一般持续2～3周后咳嗽好转。若有并发症,病程相应延长。

2. 预防。

(1) 疫苗:目前常用白喉、百日咳、破伤风三联制剂,每月注射一次,共三次。若百日咳流行时,可提前至出生后1个月接种。此外对密切接触的曾注射过疫苗的7岁以下儿童,可以加强注射一次疫苗。疫苗接种后有效免疫期为4年。

(2) 药物预防:对没有免疫力又有百日咳接触史的婴幼儿可以进行药物预防。

九、猩红热

猩红热是A组B型链球菌引起的急性呼吸道传染病。其临床特征为发热咽峡炎、全身弥漫性鲜红色皮疹和疹后明显脱屑。

1. 流行病学。

(1) 传染源：患者和带菌者是主要传染源。

(2) 传播途径：主要经空气飞沫传播。

(3) 易感人群：任何年龄均可发病，而以2～10岁小儿发病率为最高。

(4) 发病与气候、季节的关系：多发于冬春季。我国北方有猩红热的流行，以长江流域散发病例为主，而在华南却少见。

2. 临床表现。

(1) 潜伏期：1～7日，一般为2～3日，此期进入鼻咽部的细菌在局部繁殖，潜伏期之末即有传染性。

(2) 典型表现：因机体反应性和防治措施有所不同，所以病程亦有所差异。典型者可分以下三期。

① 前驱期：发病大多骤起，开始发冷、发烧，体温上升至39℃～40℃，伴有头痛、恶心、呕吐、咽痛，吞咽时咽部疼痛更剧。婴儿有时可出现惊厥，检查可见咽充血、扁桃体红肿、有脓性渗出物。舌乳头肿胀，凸起于白苔之外，称为"草莓舌"。颈部及颌下淋巴结肿大且有压痛。

② 出疹期：一般在发热半天或2天左右出现皮疹，从耳后颈部开始，迅速蔓延至躯干及四肢，24小时内遍及全身。皮疹为弥漫性针尖大小猩红色密集小丘疹，用手压扪可使红晕暂退，显出苍白色，可历时10秒左右，俗称"掌印"。在皮肤皱褶部位如腋、腕、肘、腹股沟等处，皮疹密集，形成线状疹。病情严重者疹子呈暗红色，成为出血性皮疹。脸部特征：面部潮红，一般不见点状红疹，而口周围苍白，形成杯口状苍白圈。出疹3～4日后，初期灰白色苔脱落，舌边缘充血，舌面光滑呈肉红色，舌乳头红肿突出，形成"杨梅舌"，"杨梅舌"是猩红热的重要特征之一。

③ 恢复期（脱屑期）：从发病一周左右转入恢复期，皮疹按出疹顺序先后消退，一般于2～4天内退尽，重症于一周内退尽。病程从第1周末至第2周初开始脱屑，颜面、颈部脱屑较细，躯干部脱屑为鳞片状，手掌、足底呈手套状或袜套状脱皮，面部呈糠屑样脱皮，皮疹消退后无色素沉着。随皮疹消退，体温逐渐恢复正常。

3. 预防。

(1) 控制传染源是预防本病的主要措施。

① 首先将病人隔离，直至咽部细菌培养两次阴性为止，隔离一般不少于1周。

② 密切接触者实行检疫1周，对托幼机构的儿童要加强晨检，对咽峡炎或扁桃腺炎患儿亦应隔离治疗，有化脓性并发症者，应隔离至并发症痊愈为止。

③ 对带菌者处理：在托幼机构中，食堂人员及保健人员带菌者应予重点管理，给予青霉素30～80万U肌肉注射，共用7天，并应暂时调离工作。

(2) 切断传染途径：猩红热主要通过空气飞沫传播，因此，应改善居住条件，室内要通风换气，保持清洁卫生。流行期间，易感儿童少去人多的公共场所，宜多在空气新鲜的公园锻炼或散步。对病人的分泌物或污物要随时消毒处理。

十、流行性脑脊髓膜炎（流脑）

流行性脑脊髓膜炎简称流脑，是由脑膜炎双球菌引起的化脓性脑膜炎。临床表现为发热、头痛、呕吐、皮肤黏膜瘀点、瘀斑及颈项强直等脑膜刺激征。病死率为5%～10%。脑膜炎会引起脑部损伤而遗留听力下降或耳聋、智力低下等后遗症。

1. 流行病学。

(1) 传染源：传染源是带菌者和病人。病人从潜伏期末开始至发病10天内具有传染性。

(2)传播途径：病原菌借咳嗽、打喷嚏、说话等，由飞沫直接从空气中传播，因其在体外生存能力极弱，故通过日常用品间接传播的机会极少。密切接触，如同睡、拥抱、喂乳、亲吻等，对2岁以下婴儿传播本病有重要意义。

(3)易感染人群：婴幼儿、儿童和青少年最容易感染流脑，特别是居住、生活、学习环境拥挤的人群。近年中小学生、进城务工人员及其子女是发病的主要人群。通过隐性感染获得的特异性抗体效价较低，只能保护机体免于发病，不能防止再感染。本病发病从前一年11月份开始，次年3、4月份达高峰，5月份开始下降，其他季节有少数散发病例发生。流行因素与室内活动多、空气不流通、缺少阳光、居住拥挤、呼吸道病毒感染等有关。

2. 临床表现。

潜伏期1～7日，一般2～3日。其病情复杂多变，轻重不一，一般可表现为三个临床类型，即普通型、暴发型和慢性败血症型。

(1)普通型：约占90%左右。病程可分为上呼吸道感染期、败血症期和脑膜炎期，但由于起病急、进展快，临床常难以划分各阶段。

① 上呼吸道感染期：大多数病人并不产生任何症状。部分病人有咽喉疼痛、鼻咽黏膜充血及分泌物增多等症状。鼻咽拭子培养常可发现病原菌，但很难确诊。

② 败血症期：病人常无前驱症状，突起畏寒、高热、头痛、呕吐、全身乏力、肌肉酸痛、食欲不振及神志淡漠等败血症症状。70%左右的病人的皮肤黏膜上可见瘀点或瘀斑，病情严重者瘀点、瘀斑可迅速扩大，且因形成血栓发生大片坏死。

③ 脑膜炎期：大多数败血症患者于24小时左右出现脑膜刺激征，此期持续高热、头痛剧烈、呕吐频繁、皮肤感觉过敏、怕光、狂躁、出现惊厥甚至昏迷，血压增高而脉搏减慢。脑膜的炎症刺激表现为颈后疼痛、颈项强直、角弓反张、克氏征及布氏征阳性。

(2)暴发型：少数病人起病急骤，病情凶险，如不及时抢救，常于24小时内甚至6小时之内危及生命，此型病死亡率达50%，婴幼儿可达80%。

(3)慢性败血症型：多发生于成人，病程迁延数周或数月。反复出现寒战、高热、皮肤瘀点、瘀斑等症状。

3. 预防。

(1)早期发现病人：就地进行隔离和治疗，做好疫情报告工作。病人须隔离至症状消失后3日，但不少于发病后7日。加强对疫情单位和地区的疫情监视，接触者医学观察7日。

(2)疫苗接种：目前在我国有两种流脑疫苗，A群流脑疫苗和A+C群流脑疫苗，保护率达90%以上，副作用少。A群流脑疫苗：6～18月时接种第一、二剂，两剂次间隔时间不少于3个月；3岁时接种第三剂，与第二剂接种间隔时间不得少于1年；6岁时接种第四剂，与第三剂接种间隔时间不得少于3年。

(3)流行期间做好卫生宣传工作，搞好个人及环境卫生，减少大型集会次数，居室常开窗通风，个人应勤晒衣服，多晒太阳，避免到拥挤的公共场所去。

(4)托幼机构发生病例，要请疾控部门来彻底消毒。全园幼儿观察检疫。

十一、麻疹

麻疹是由麻疹病毒引起的最常见的急性呼吸道传染病之一，传染性很强，临床上以发热、咳嗽、流涕、眼结膜充血、麻疹黏膜斑(科氏斑)及全身皮肤出现斑丘疹为特征。

1. 流行病学。

病人为唯一传染源,病毒大量存在于发病初期患儿的口、鼻、咽、眼结膜分泌物中,由呼吸道经空气、飞沫传播。麻疹减毒疫苗的预防接种已控制了流行,病后可获得终身免疫力。发病前2天出疹后5天均具有传染性。

2. 临床表现。

典型麻疹可分以下三期。

(1) 前驱期:一般为3~4天。主要表现为中度以上发热、咳嗽、流涕、流泪、咽部充血等卡他症状;眼部症状突出,如结膜充血、眼睑水肿、眼泪增多、畏光、下眼睑边缘有一条明显的充血横线,这对诊断麻疹极有帮助。科氏斑在发疹前24~48小时出现于双侧近第二磨牙对面的颊黏膜上,为直径约0.5~1.0毫米的灰白色小点,周围有红晕,以后逐渐增多,可互相融合,一般在2~3天内消失。

(2) 出疹期:一般在发热后3~4天出现皮疹。体温可突然升高至40℃,皮疹为玫瑰色斑丘疹,大小不等,疹间皮肤正常。皮疹自耳后、颈部沿着发际边缘在24小时内向下发展,遍及面部、躯干及四肢,3~5天出齐。病情严重者皮疹常融合,大部分皮疹压之褪色,但亦有出现瘀点者。全身有淋巴结肿大和脾肿大症状,并持续几周。

(3) 恢复期:皮疹出齐后,按出疹顺序逐渐开始消退。体温下降,食欲、精神等也随之好转。疹退后,皮肤留有糠麸状脱屑及棕色色素沉着,7~14天痊愈。

注射过麻疹减毒活疫苗或接种过丙种球蛋白者,症状较轻,表现不典型,可无典型黏膜斑和皮疹,甚至整个病程中无皮疹出现。

常见的并发症有肺炎、喉炎、心肌炎、脑炎及亚急性硬化性全脑炎。

3. 预防。

采取以预防接种为主的综合性预防措施。

(1) 管理传染源:流行期间托幼机构要加强晨间检查,及时发现患者,做好疫情报告。隔离期一般至出疹后5天,合并肺炎者延长至10天。接触麻疹患者的易感者应检疫观察3周。

(2) 切断传播途径:患者所在幼儿园及班级宜进行彻底消毒。流行季节中做好宣传工作,易感儿尽量少去公共场所。

(3) 保护易感人群。

① 主动免疫:按免疫程序接种麻疹减毒活疫苗是预防麻疹的重要措施,其预防效果可达90%。

② 被动免疫:在接触麻疹后5天内立即给予人血丙种球蛋白,但被动免疫效力只能维持8周,以后应采取主动免疫措施。

十二、脓疱疮

脓疱疮是托幼机构儿童中最常见的一种皮肤病,大多由化脓性细菌感染引起。

1. 流行病学。

多见于夏、秋季节,传染性极强。通常是通过人和人的直接接触传播,其次也可以通过接触患儿的污染物,如梳子、刷子、玩具或图书等被感染。

2. 临床表现。

多发于暴露部位,如面部、颈部和四肢。局部自觉瘙痒,重者可伴有附近淋巴结肿大疼痛、发热症状。皮疹形态初起时为红斑、丘疹或水疱,迅速变成脓疱,多不规则,迅速混浊化脓,水疱周围有红晕。疱壁薄,多有黄水流出,破溃后露出糜烂面,后形成脓痂,脓痂掉后而痊愈,不留瘢痕。

3. 护理重点。

(1) 保持皮肤清洁干燥,防止脓液外溢引起周围正常皮肤自体感染或通过手搔抓而播散,禁止水洗。

(2) 搽药前先用无刺激性的消毒液清洁皮肤。

4. 预防。

(1) 注意清洁卫生,勤洗澡,勤剪指甲,保持皮肤清洁,避免接触传染源,合理安排饮食、睡眠和运动。

(2) 及早治疗其他皮肤病,如痱子、虫咬皮炎、湿疹等。

(3) 发现患儿应立即隔离,严格消毒患儿的衣服、毛巾、被褥等用品。

十三、急性结膜炎

急性结膜炎又称流行性出血性结膜炎,俗称"红眼病"。

1. 流行病学。

本病多发生于夏秋季节,主要通过水或直接接触传染。人类对本病普遍易感,愈后有一定的免疫力,但仍可重复感染。

2. 临床表现。

潜伏期约 24 小时,可短至 14 小时甚或 1～2 小时。

突然发病,眼内出现异物感或烧灼感及痒感之后,眼部疼痛、怕光、分泌物增多,分泌物呈浆液性。结膜肿胀,弥漫性眼结膜充血,继而发生结膜下出血。

发病初期为单眼,很快累及另一只眼,部分病人可发生上皮性或浅表性角膜炎,引起剧烈眼痛,视物不清,耳前淋巴结肿大。柯萨基病毒 A 组 24 型变异株流行时,多伴有咽炎,EV70 型可引起神经并发症。

本病具有自限性,多于 7～10 日恢复。

3. 预防。

(1) 依据《传染病防治法》《消毒管理办法》《公共卫生管理条例》,加强托幼机构、公共场所的公用物品、医疗机构眼科器械的消毒监督管理,对违反法规的单位和个人,要依法予以处罚。

(2) 在急性结膜炎监测区,要建立疫情报告制度,以眼科门诊作为监测哨点,开展以疫情、病原学、血清学为主要内容的监测工作,掌握流行动态的规律,及时发现病人,及时采取措施,有效控制流行。

(3) 宣传、普及有关急性结膜炎的防治知识,教育群众养成良好的卫生习惯。

十四、疥疮

疥疮是由疥螨引起的皮肤病,其传播与亲密接触有关,成人可通过性接触传染疥疮,在国外被列为性传播疾病之一。

1. 流行病学。

疥螨又称疥虫,分为人疥螨和动物疥螨。人的疥疮主要由人疥螨引起。本病以和疥疮患者同床睡觉而被传染者为最多。夫妻之间相互传染和传染给子女的情况常见。集体宿舍中由于相互坐睡床铺、穿用衣服而易传染,甚至握手等也可传染。寄生于兔、羊、狗等动物的疥螨亦可传染人,但症状较轻。

2. 临床表现。

疥螨常侵犯皮肤薄嫩部位,皮疹为小米粒大丘疹或丘疱疹,多见于指缝、腕部、肘部、腋窝、脐周、腰部、下腹部、外生殖器等处。在阴囊、阴茎、龟头等处发生豌豆大小的结节,为疥螨引起的异物反应。自觉剧痒,尤以夜间为甚。可继发感染而发生脓疱疮、毛囊炎、疖、淋巴结炎,甚至发展为肾炎等。

3. 实验室检查。

阳性标本可找到疥螨或椭圆形、淡黄色的薄壳虫卵。

4. 诊断及鉴别诊断。

根据接触传染史、发生部位、夜间剧痒等不难诊断。若找到疥螨即可确诊，应与痒疹、皮肤瘙痒症、虱病、丘疹性荨麻疹、湿疹等相区别。

5. 预防。

注意个人卫生，一旦确诊应立即隔离治疗。家庭内成员或集体生活者应同时治疗。患者的衣服、寝具应煮沸消毒。

十五、脊髓灰质炎（小儿麻痹症）

脊髓灰质炎简称脊灰，系由脊髓灰质炎病毒引起，主要通过粪-口途径传播的急性传染病。

1. 流行病学。

(1) 传染源：隐性感染和轻症瘫痪型患者是本病的主要传染源。

(2) 传播途径：粪-口途经传播。

(3) 易感人群：人群普遍易感，感染后获得持久免疫力。

脊灰呈全球性分布，温、热带的发病比严寒地区为多。20世纪50年代成功研制疫苗以后，本病得到了有效的控制。人是脊髓灰质炎病毒唯一的自然宿主，故只要做好人群的疫苗免疫接种工作就有可能消灭本病。

2. 临床表现。

脊髓灰质炎病毒由口进入胃肠道，潜伏期为5~35天，一般为9~12天。感染脊髓灰质炎病毒后有下列几种表现。

(1) 无症状性感染：表现为轻度疲倦或无任何症状，大多数人感染脊髓灰质炎病毒后为此种表现。

(2) 顿挫型脊髓灰质炎：病人只有轻度发热、疲倦、嗜睡或伴以头痛、恶心、呕吐、便秘、咽痛等一般症状。病人在数天内可完全恢复，这类病人不易被正确诊断。

(3) 非瘫痪型脊髓灰质炎：开始的症状与顿挫型相似，痊愈数日或好转数日后相继出现背痛、颈部强直等脑膜刺激症状。病程持续2~10天，一般预后良好。病人脑脊液压力正常或稍高，淋巴细胞稍有增加，蛋白质浓度稍有升高或正常，糖含量在正常范围。

(4) 瘫痪型脊髓灰质炎：感染脊髓灰质炎病毒后仅1‰或更少的感染者发展为瘫痪型脊髓灰质炎，部分病人可以发现有双相的病程，即开始出现发热等一般轻度症状，数日后症状消失，以后又出现麻痹。肌肉瘫痪在开始几天内发展很快，继之停留在这一水平，恢复较慢，需要6个月或更长时间，相当多数留下跛行的后遗症。

3. 预防。

(1) 自动免疫：减毒活疫苗目前应用较多。2个月~7岁的易感儿为主要服疫苗对象。应空腹口服，勿用热开水送服，以免将疫苗中病毒灭活，失去作用。

(2) 被动免疫：未服过疫苗的幼儿、孕妇、医务人员、免疫力低下者、扁桃体摘除等局部术后者，若与患者密切接触，应及早肌注丙种球蛋白，免疫力可维持3~6周。

(3) 隔离患者：自起病日起至少隔离40天，对密切接触患者的易感者应隔离观察21天。

(4) 做好日常环境卫生工作，培养卫生习惯等。本病流行期间，儿童应少去人口众多场所，避免过分疲劳和受凉。

十六、病毒性肝炎

病毒性肝炎是由多种不同肝炎病毒引起的以肝脏损害为主的一组全身性传染病。按病原学分类,目前已确定的有甲型、乙型、丙型、丁型、戊型五型肝炎病毒。甲型、乙型、丙型病毒性肝炎传染性强,传播途径复杂,传播范围广泛,其中以甲型、乙型肝炎感染率较高。

1. 流行病学。

(1) 传染源:甲型、戊型肝炎以急性期病人或亚临床型感染的患者多见。乙型、丙型、丁型肝炎的传染源还包括慢性患者和病毒携带者。

(2) 传播途径:甲型和戊型主要经粪-口途径传播。病毒通过污染手、水和食物等进入口中引起感染,通常引起散发性发病,如水源被污染或生食被污染的水产品(贝类动物),可导致局部地区暴发流行。乙型肝炎病毒存在于患者的血液及各种体液中。传播途径包括:输血及血制品以及使用污染的注射器或因针刺等,母婴传播,生活上的密切接触,性接触传播。丙型肝炎传播途径与乙型肝炎相同,以输血及血制品传播为主。

各型肝炎之间无交叉免疫,可重叠感染或先后感染。甲型、戊型肝炎感染后可获得较稳固的免疫力。

2. 临床表现。

潜伏期:甲型肝炎 2~6 周,平均 4 周;乙型肝炎 1~6 个月,平均 3 个月;丙型肝炎 2 周~6 个月,平均 40 天。不同类型病毒引起的肝炎在临床上具有共同性,按临床表现将病毒性肝炎分为急性、慢性、淤胆型和重型四个类型。

(1) 急性肝炎。

① 急性黄疸型肝炎:以甲型肝炎病毒(HAV)感染多见,可出现发热、乏力、纳差、厌油、恶心、腹胀、腹泻、肝区痛、尿色逐渐加重、肝功能异常等现象。至黄疸期,皮肤、巩膜出现黄染,尿如浓茶,亦可有大便色变浅、皮肤瘙痒等症,此时肝脏肿大,有压痛及叩击痛。恢复期黄疸消退,症状消失,肝脾回缩,肝功能恢复。

② 急性无黄疸型肝炎:病程中不出现黄疸,其余症状与急性黄疸型肝炎的黄疸前期相似。

(2) 慢性肝炎。

慢性肝炎以乙型肝炎病毒(HBV)感染多见,可分为慢性迁延性肝炎和慢性活动性肝炎。

① 慢性迁延性肝炎:一般病程超过半年,症状、体征及肝功能异常,但多不严重。

② 慢性活动性肝炎:病程超过一年,症状、体征及肝功能异常比较明显,如乏力、食欲不振、腹胀、肝区疼痛、长蜘蛛痣、肝掌或肝脾肿大等。

甲型肝炎主要表现为急性肝炎。乙型肝炎中急性无黄疸型肝炎远多于急性黄疸型肝炎,且易于演变为慢性肝炎,HBV 无症状携带多数在婴幼儿期感染。

3. 预防。

(1) 控制传染源。

① 隔离和消毒。急性甲型肝炎隔离期从发病起不少于 30 天,隔离期满,每月做一次肝功能检查,连续 3 次正常方可返园。病人隔离后,对其居住和活动场所(家庭、托幼机构等)应尽早进行终末消毒。

② 工作人员每年做一次健康体检,发现肝炎病例立即隔离治疗。急性肝炎患者痊愈后,半年内无明显临床症状和体征,肝功能持续正常且肝炎病毒传染性标志阴性者,可恢复原工作。慢性肝炎患者应调离直接接触入口食物岗位和保教工作岗位。

③ 托幼机构发现急性病毒性肝炎患者后,除患者隔离治疗外,还应对接触者进行医学观察。对甲型

和戊型肝炎接触者的观察期为42天,对乙型、丙型和丁型肝炎接触者的观察期暂定为60天。

④ 乙型肝炎表面抗原(HBsAg)携带者是指HBsAg阳性,但无肝炎症状和体征,各项肝功能检查正常,经观察无变化者。对这类携带者不应按现症肝炎病人处理,除不能献血及从事直接接触入口食物的工作外,可照常工作和学习,但要加强随访。

(2) 切断传播途径。

① 广泛开展健康教育。强调个人卫生,养成食前便后洗手的良好习惯。

② 加强饮食、饮水、环境卫生管理,尤其要做好食具消毒工作。托幼机构要建立切实可行的卫生制度,严格执行对食具及便器的消毒制度,儿童实行一人一巾一杯制。认真执行晨检或午检。各班级使用的玩具应严格分开。

十七、结核病

结核病是由结核杆菌引起的慢性感染性疾病。全身各个脏器均可受累,但以肺结核最常见。

1. 流行病学。

(1) 传染源:开放性肺结核患者是主要传染源,正规化疗2~4周后,随着痰菌排量减少而传染性降低。

(2) 传播途径:呼吸道为主要传染途径,小儿吸入带结核菌的飞沫或尘埃后即可引起感染,形成肺部原发病灶;少数经消化道传染者,产生咽部或肠道原发病灶;经皮肤或胎盘传染者少见。

(3) 易感人群:生活贫困、居住拥挤、营养不良、社会经济落后等是人群结核病高发的原因。新生儿非常易感结核菌。

2. 发病机制。

儿童初次接触结核杆菌后是否会发展为结核病,主要与机体的免疫力、细菌的毒力和数量有关,尤其与细胞免疫力的强弱有关。

感染结核杆菌后机体可获得免疫力,90%的儿童可终身不发病;5%的儿童因免疫力低下当即发病,是为原发性肺结核;另外5%的儿童仅于日后机体免疫力降低时才发病,称为继发性肺结核,是成人肺结核的主要类型。

3. 预防。

(1) 控制传染源:结核菌涂片阳性的病人是儿童结核病的主要传染源,及时发现并合理治疗结核菌涂片阳性的病人,是预防儿童结核病的根本措施。

(2) 普及卡介苗的接种:卡介苗接种是预防儿童结核病的有效措施。目前我国计划免疫要求在全国城乡普及新生儿卡介苗接种。

十八、各类传染病防控措施表

表13-1 常见传染病病症和预防控制措施

传染病种类	病原体	传染途径	疾病症状	预防方法
呼吸道感染下呼吸道感染(如急性支气管炎、肺炎)	病毒(如流行性感冒病毒)细菌(如肺炎链球菌)	飞沫或染有病原体的手接触口或鼻黏膜	发热、疲倦、咳嗽、打喷嚏、流鼻涕、喉咙痛、肌肉痛、浓痰、痰中带血、气急	保持室内空气流通,注意休息和均衡营养,增强抵抗力。注意个人卫生,打喷嚏或咳嗽时应用纸巾掩住口鼻。保持双手清洁,如被呼吸系统分泌物弄污后应洗手。用过的玩具及家具需恰当清洁。照顾或接触患者时要小心,应戴口罩,接触前后洗手

续 表

传染病种类	病原体	传染途径	疾病症状	预防方法
诺如病毒感染	病毒（如诺如病毒） 细菌（如沙门氏菌、金黄色葡萄球菌、霍乱弧菌）	受污染的饮用水及食物	腹痛、呕吐、腹泻、食欲不振、疲倦、发热	注意个人、食物及环境卫生，小心饮食。凡是从事饮食工作的人员应定期体检，日常如有不适，应暂停工作，尽早诊治。正确处理呕吐事宜
结膜炎	病毒（如腺病毒） 细菌（如金黄色葡萄球菌）	接触传播	眼红、眼部痒、畏光、泪水增多、有脓性或黏性分泌物	避免共用毛巾，注意个人卫生，触摸眼睛前要洗手
手足口病	肠道病毒	飞沫，接触，饮用、进食受污染的水及食物	发热、疲倦、手脚出现水疱	保持空气流通。饭前便后及处理完婴儿的尿布或其他污物后要彻底洗手。咳嗽或打喷嚏时应用纸巾掩住口鼻。玩具或用具清洗干净。患儿应留在家中，直至退热、口、手、脚的溃疡及水疱结痂后才能重回托幼机构。尽量少去人多拥挤的场所
水痘	水痘病毒	空气、接触或飞沫	发热、疲倦、头皮及躯体出现水疱	避免与患者接触，注意个人及环境卫生。保持空气流通
乙型肝炎	乙肝病毒	血液或体液	发热、黄疸、疲倦、食欲不振	切勿共用牙刷、剃刀及其他可能受血液污染的物品，在清理伤口及被血液污染的物品时要严格采取标准预防措施。托幼机构的老师可考虑注射乙肝疫苗
结核病	结核杆菌	空气	持续性发热、咳嗽、痰中带血、疲倦、消瘦、盗汗	注意均衡营养和休息，保持空气流通及环境卫生，切勿随地吐痰

表 13-2 常见肠道传染病隔离观察要求

病种	潜伏期	患者隔离期	密切接触者医学观察期	医学观察内容
病毒性肝炎	15～50 天	发病日起 21 天	45 天	观察精神、畏寒、发热、食欲、呕吐和小便颜色等情况，并做好记录
脊髓灰质炎（小儿麻痹症）	3～35 天，常见 7～14 天	不少于病后 40 天，衍生株病例按照有关规定处理	20 天	观察发热、咽部不适和充血、恶心、呕吐、腹泻、便秘、四肢瘫痪等表现
手足口病	2～7 天	隔离至病症满 2 周	7 天	注意观察幼儿精神状况，观察口腔黏膜、手足口部有无散在疱疹

表 13-3 常见呼吸道传染病隔离观察要求

病种	潜伏期	患者隔离期	密切接触者医学观察期	医学观察内容
麻疹	6～21 天，被动免疫后可延至 28 天	出疹后 5 天，并发肺炎的至出疹后 10 天	21 天，如曾免疫接种者延至 28 天	注意儿童上呼吸道卡他症状，口腔黏膜有无斑和皮疹
流行性脑脊髓膜炎	2～10 天	自发病日起不少于 7 天	7 天	注意儿童体温和上呼吸道感染症状，皮肤及口腔黏膜有无广泛瘀点、瘀斑

续 表

病种	潜伏期	患者隔离期	密切接触者医学观察期	医学观察内容
猩红热	12小时～12天	至症状消失后,咽培养连续3次阴转或发病后7天	12天	注意儿童有无咽喉炎或扁桃体炎的症状,可疑患者及时送医院治疗
百日咳	2～21天	痉咳后30天或发病后40天	21天	注意儿童有无呼吸道卡他症状,尤其是有无痉咳
水痘	10～24天	至水痘疱疹完全结痂为止	21天	注意观察儿童,主要看胸腹部有无皮疹
流行性腮腺炎	14～25天	腮腺肿大完全消退,约3周	21天	注意观察儿童有无发热、单侧或双侧腮腺有无肿痛,有疑似患者立即隔离
风疹	14～21天	出疹后5天	从最后接触病人日起至该病人出疹后1周	注意儿童体温,观察面部、躯干和四肢有无皮疹
急性结膜炎	数小时～2天	发病后7天	—	观察双眼有无剧烈的异物刺激感或烧灼及痒感,有无畏光、流泪、眼部分泌物增多、眼睑浮肿、结膜下出血等症状
流感	1～3天	热退后48小时	3天	观察是否退热,有无咽喉部位的症状
诺如病毒	3～5天	症状消失后3天	3天	注意儿童精神状况

备注:1. 以上是对托幼机构幼儿发生传染病常见情况时的指导,对于特殊情况和病例另行按要求执行。
2. 医学观察期从密切接触者最后一次接触病人日开始计算。

表13-4 各类物品消毒方法一览表

消毒对象	消毒方法		备注
	预防性消毒	发生传染病时的消毒	
室内空气	1. 开窗通风,每日2～3次。 2. 紫外线消毒,1.5 W/m³,作用30分钟	1. 紫外线消毒,1.5 W/m³,作用1小时,消毒时关闭门窗。 2. 用含氯消毒液抹、洗、拖	紫外线消毒须在无人时进行,开关应由专人控制并能防止托幼机构的儿童触及
患者吐泻物、分泌物(粪、尿、呕吐物、痰液、血液、体液等)		1. 一份粪便或吐泻物加1/20份漂白粉(有效氯含量12 500 mg/L)充分搅匀消毒1小时。 2. 血液、体液、尿液:加含氯消毒剂使最终浓度达5 000 mg/L,充分搅匀加盖消毒1小时	其他有效氯含量在20%以上的含氯消毒剂,按同样有效氯折算用量,消毒1～2小时
体温表	用75%的酒精浸泡	含1 000 mg/L有效氯消毒液浸泡30分钟	消毒前洗净揩干,消毒后取出用冷开水冲净后再放入75%的酒精中保存待用
餐具、饮具、奶具、熟食具、压舌板等	1. 蒸汽消毒15～20分钟。 2. 煮沸10分钟	1. 煮沸或蒸汽消毒20分钟。 2. 含1 000 mg/L有效氯消毒液浸泡1小时	

续 表

消毒对象	消毒方法		备注
	预防性消毒	发生传染病时的消毒	
毛巾、衣服、被褥、尿布、口罩、帽子	肥皂洗净,日晒4～6小时	1. 煮沸或蒸汽消毒15分钟。 2. 季铵盐类消毒剂浸泡,按使用说明。 3. 含氯消毒液浸泡15分钟	棉被、床垫、枕芯等物也可用消毒液喷雾消毒后放日光下晒
桌、椅、坐车、围栏、玩具	1. 含250 mg/L 有效氯消毒剂揩擦或浸泡20分钟。 2. 季铵盐类消毒剂揩擦或浸泡,按使用说明。 3. 碘伏消毒剂揩擦或浸泡,按使用说明	1. 含500 mg/L 有效氯消毒剂揩擦或浸泡30分钟。 2. 季铵盐类消毒剂揩擦或浸泡,按使用说明。 3. 碘伏消毒剂揩擦或浸泡,按使用说明	消毒液抹过以后在物体表面保留5～10分钟,再用清水抹净
空调滤网	消毒剂揩擦	含1 000 mg/L 有效氯消毒剂揩擦或浸泡30分钟	
熟食橱、熟食台、食堂专用揩布等	1. 含250 mg/L 有效氯消毒剂揩擦或浸泡20分钟。 2. 碘伏消毒剂揩擦或浸泡,按使用说明	1. 含500 mg/L 有效氯消毒剂揩擦或浸泡30分钟。 2. 碘伏消毒剂揩擦或浸泡,按使用说明	食堂专用揩布用消毒液浸泡消毒
清洁用具	含500 mg/L 有效氯消毒剂浸泡30分钟	含1 000 mg/L 有效氯消毒剂浸泡30分钟	
盛装吐泻物的容器、痰盂、痰杯、便器	含1 000 mg/L 有效氯消毒剂浸泡30分钟	1. 煮沸或蒸汽消毒15分钟。 2. 含1 000 mg/L 有效氯消毒剂浸泡30分钟	对木质马桶或抽水马桶可用消毒液反复洗擦
听诊器等一般诊疗用品	含250 mg/L 有效氯消毒剂揩擦	1. 含1 000 mg/L 有效氯消毒剂揩擦。 2. 用碘伏消毒剂揩擦	
手	肥皂、流动水	1. 手消毒剂,按使用说明。 2. 碘伏或季铵盐类消毒剂,按使用说明	消毒后在流动水下冲洗干净
蔬菜水果	清水冲洗,浸泡,去皮		

表 13-5 传染病主要传播途径

传播途径	传播过程	传染病举例
直接接触	通过与感染者身体上某些部位的直接接触	疥疮、肠道传染病、体癣、传染性症
间接接触	通过接触被病原体污染的物品,如共用毛巾、梳子和衣服等	头虱、结膜炎
飞沫传播	打喷嚏、咳嗽、吐痰、讲话时喷出飞沫,再经沾有飞沫的手触摸口、鼻、眼等部位的黏膜	流行性感冒、百日咳、流行性腮腺炎、流行性脑脊髓膜炎、手足口病、猩红热
空气	病原体附在空气中的灰尘或飞沫上浮游一段时间,再经呼吸道进入身体	肺结核、麻疹、水痘

续 表

传播途径	传播过程	传染病举例
共同媒介物	进食或饮用受污染的食物或水	霍乱、痢疾、甲型肝炎、病毒性肠胃炎
病媒生物	病原体在病媒生物如昆虫体内寄居一段时间,进行繁殖后,才具传染性。昆虫亦可在足部或口部沾上病原体,再将之散播	鼠传播:鼠疫 蚊虫传播:登革热、疟疾、乙型脑炎 苍蝇传播:肠道传染病
血液/体液传染	通过输血、针灸、文身、穿耳或性行为传播	乙型肝炎、艾滋病、性病
遗传传染	病原体由母亲身体进入胎儿体内而使胎儿感染	先天性梅毒

备注:有些传染病可通过多种途径传播。

表 13-6 传染病预防方法

预防策略	有关病例	预防措施
标准预防	所有传染病	使用适当的个人防护用品
预防飞沫传播	流行性感冒、传染性非典型肺炎(SARS)	保持室内空气流通。 打喷嚏或咳嗽时应掩住口鼻。 用过的餐巾纸需妥善丢弃。 双手保持清洁,尤其是接触病者及处理呼吸系统分泌物后,应立即以正确方法洗手。 穿隔离衣,戴一次性帽子,戴医用外科口罩。 尽量与病患保持最少1米的距离
预防空气传播	肺结核	保持室内空气流通。 打喷嚏或咳嗽时应掩住口鼻。 用过的餐巾纸需妥善丢弃。 双手保持清洁,尤其是接触病者及处理呼吸系统分泌物后,应立即以正确方法洗手。 穿隔离衣(必要时防护服),戴医用防护口罩(即N95口罩),戴一次性帽子
预防接触传播	结膜炎	保持双手清洁,并用正确方法洗手。 病人用过的物品必须妥善清洗与消毒。 不要共用毛巾或其他个人物品。 托幼机构老师照顾者或家属接触患儿时,应穿隔离衣、戴手套、戴一次性帽子

备注:1. 某些传染病可以有超过一种的传播途径,例如手足口病的传播途径可以是食物,也可以是飞沫传播,所以预防这些传染病传播时,应同时考虑各类预防方法。
2. 预防传染病最好的方法是勤洗手,如儿童常感染的呼吸道疾病、消化道疾病主要是肠病毒引起,肠病毒分为柯萨奇病毒 A 群、柯萨奇病毒 B 群、小儿麻痹病毒等。
3. 肠病毒的预防方法:①时时注意个人卫生,经常正确洗手。②注意环境卫生及通风。③流行期间尽量避免出入拥挤场所,如超市、聚会场所等。④注意营养,均衡膳食,保证充足睡眠,以增加个人的机体免疫力。⑤不要与有传染病接触史的班级成员、家人等接触,如有接触要及时报告,尽早开展医学观察。

第十四章
意外伤害预防与处理

一、意外伤害分类

（一）一般伤害

在托幼机构中，由于儿童缺乏自身保护能力或客观因素和条件所限等原因而发生的擦伤、划伤、骨折、跌伤、脱臼、吞入异物等属一般外伤事故。托幼机构中发生的外伤事故大多数是此类事故，应引起保教人员充分重视，尽量防止外伤事故的发生。

（二）责任事故

凡由于保教人员责任心不强、照顾儿童不细心、擅离岗位、不执行安全制度或园所内其他规章制度而发生的服错药、食物中毒、煤气中毒、颅骨骨折、烧（烫）伤、被冒领、走失、被遗忘在空房间里、从高处坠落、触电、溺水等事故，经积极采取措施未造成重大伤害的，为责任事故。

（三）重大责任事故

导致儿童死亡、残疾、重要组织器官损伤或使儿童产生严重痛苦的事故，为重大责任事故。这类事故发生例数较少，但性质严重，后果危害大，必须引起高度重视，杜绝此类事故发生。

凡发生重大责任事故，都应及时报告行政主管部门及辖区卫生部门。

二、意外伤害预防

1. 保教人员应懂得，只有提高儿童的自身保护能力，才能减少儿童发生难以预料的意外伤害的可能。教育儿童不互相打闹，对中、大班儿童要让他们知道身体各部位最宝贵的地方是眼睛、鼻子、内脏（心和肝）等，一定要注意保护；对年龄小的儿童要照顾好，以免互相打伤，少数孩子有咬人、抓人的习惯，要多组织游戏，使其注意力集中在游戏上，逐渐改正不良的行为习惯。

2. 教育儿童不带小刀、玻璃片（碗片）、铁片、钉子等危险物品到园所。入园时要检查口袋。

3. 教育儿童站在攀登架或其他大型玩具上时，不要互相打闹、推拉，以免摔伤。

4. 教育儿童吃饭时思想注意力集中，细嚼慢咽，不含着筷子或小勺走动。不宜把过烫的饭菜放在幼儿活动区域。

5. 工作人员要对儿童细心照顾观察，护理时动作要轻柔。工作人员不留长指甲，不涂指甲油，不戴易伤到皮肤的戒指。

6. 儿童关节、韧带、骨骼尚未发育完善，保教人员需要轻拉、轻抱，避免造成脱臼或骨折。

7. 4岁以内儿童睡的床必须有床栏，孩子上床后要把床栏关好。床栏插锁应安装在儿童摸不到的地方，以防坠床。儿童睡觉时，工作人员不要离开房间，应经常巡视，以免被子、塑料布等捂住幼儿口、鼻造成窒息。

8. 热水瓶、热汤锅、粥锅或家用电器以及火柴、打火机、刀、剪等应放到儿童取不到的地方,以免烫伤、烧伤、触电或割伤。

9. 室内烤火炉应有安全措施,如安装烟囱、小通风窗、风斗等。同时注意烟囱接头是否漏气,并定期清扫,不使其堵塞,以免发生煤气中毒。炉旁应有围栏,暖气管道应加罩,以免儿童烫伤。

10. 室内电器插座应安装在 1.6 米以上,电线应用暗线,以免儿童接触。要经常检查电器的电线是否漏电。

11. 教育儿童不在雷雨时外出,不在大树下、田野里、电线杆下避雨;过马路要避开车辆,认识红绿灯。

12. 儿童游戏和生活设施等要经常检修,并注意大型玩具摆放的合理性。大型玩具,如滑梯、木马、攀登架等应经常检查,如有损坏应及时修理,年久失修不能使用的玩具要停止使用。大型玩具最好设在草坪上,其周围 1 米内不应有其他物体。

13. 不给儿童玩体积小、锐利、带有毒性物质的玩具及物品,如珠子、扣子、棋子、别针、图钉、硬币、小刀、剪子等,以免其塞入耳、鼻或放入口中误吞,造成耳、鼻、气管及食管堵塞、刺伤、割伤或发生中毒等。

14. 易燃、易爆物品不能给儿童玩耍,喜庆佳节放鞭炮,要谨防产生火灾及炸伤孩子的面、手、眼等部位。

15. 儿童玩具要符合安全卫生要求,凡是有棱角、尖角、缺口、木刺,易脱色,不易清洗、消毒的玩具都不宜给儿童玩。中、大班的幼儿不要拿长枪、长棍等玩具玩耍。

16. 注意门窗安全。窗户、阳台、楼梯口应有栏杆,栏杆应用直栏,高度不低于 1.2 米,栏间距不大于 11 厘米,中间不设横向栏杆,以免儿童攀越。儿童出入的门应向外开,不宜装弹簧,在门缝处加塑料及橡皮垫,以免夹伤。去阳台的门平时要关好、锁住。

17. 活动场地要平整,防止坑凹,不要有碎石、小果子之类,以防幼儿捡到后放入口中。

18. 幼儿园水果最好不提供葡萄、枇杷等,以防幼儿吃进气管。

19. 不要叫幼儿搬椅子、抬玩教具上下楼,以防幼儿因看不到路而摔倒。

20. 上美术课、体育活动课、电脑课时,要加强人员管理。

三、常见意外伤害的原因及处理

(一) 窒息

1. 原因。

(1) 异物进入呼吸道:豆子、花生米、纽扣、瓜子、别针、小玩具等。

(2) 内外科疾病:喉头水肿、梗阻、有外伤等。

(3) 其他:触电、溺水、受压等。

2. 处理。

异物进入气管,最初可引起连续刺激性咳嗽,继而出现呼吸困难,可引起窒息死亡。应立即从后面抱住幼儿,一手握拳,顶住幼儿上腹部,另一只手抓住拳头,快速向内、向上用力压迫幼儿的腹部,借助震动,使异物滑出,此方法称为海姆立克法。

(二) 溺水

如儿童不慎溺水,应立即将儿童腹中的水倒出。可双手抓住儿童腹部,将其高举过头或置于肩上,令其背部向上,头脚下垂,同时双臂不时颠颤,使呼吸道中的水自然流出。然后清除呼吸道(口、鼻)中的淤泥、污物,拉出舌头,使呼吸道通畅。接着立即进行人工呼吸或心肺复苏。

（三）触电

发生触电后，应立即使儿童脱离电源，关闭电门或用干木棒等非导电物将肢体与电源接触处分开。要分秒必争，电流通过人体时间越长，人体损伤越严重。

如儿童倒在电线上，一时无法找到电源开关，可用木板、凳子拉开电线，或用绳子、衣服拧成的带子，套在儿童的身上将其拉离电源。因为人是导体，救护者应注意切不可用手去拉触电者，应立于木板、厚塑料或棉被等绝缘物上，以保证安全。脱离电源后，立即检查儿童呼吸、心跳，如仅有微弱的呼吸及心跳或已停止呼吸和心跳，马上进行人工呼吸。

（四）创伤

1. 原因和症状。

（1）闭合性损伤：由钝性暴力引起，如皮下组织损伤，出现皮肤青紫、瘀血、血肿，有疼痛感或关节功能损伤、韧带损伤等。

（2）开放性损伤：皮肤被粗糙物擦伤，引起表皮擦痕或少量出血；被针刺、碎玻璃划伤或小刀切割伤，伤口小且深，呈直线状。

2. 处理。

（1）闭合性损伤：表皮血肿确无伤口者，可在24小时内用冰毛巾冷敷，24小时后热敷。

（2）开放性损伤：如表皮擦伤，首先用双氧水或生理盐水冲洗伤口，清除污物和沙土后，涂一些消炎药膏。如伤口较深且出血多，立即止血，可先用消毒纱布局部包扎压迫止血，再送医院缝合处理，途中要把受伤部位抬高。

（3）颜面部皮肤损伤裂口须给予止血，并送医院清创缝合。

（五）骨折

1. 原因和症状。

直接或间接暴力、跌跤、坠落或病理性骨折。

骨折根据外伤暴力程度，临床可分闭合性骨折和开放性骨折。闭合性骨折为皮肤表面未损伤，与外界不相通；开放性骨折为骨折处皮肤损伤，与外界相通。两者紧急处理原则有很大的不同，如处理不当会造成肢体残疾，甚至危及生命。

2. 处理。

（1）幼儿受伤后未经急救包扎不要轻易搬动其肢体，特别是受伤的肢体，以免引起骨折移位、损伤血管或神经，发生大出血，甚至使闭合性骨折转为开放性骨折。

骨折处用木板固定，木板长度应超过近端及远端两关节间距离，检查和包扎时动作要轻柔。如找不到合适的板或棍，可将患肢与健肢固定在一起，送往医院进一步处理。

（2）对开放性骨折可在伤口处覆盖消毒敷料（纱布），包扎伤口止血后再送往医院。

（3）送医院时间不得晚于3小时，因此时局部尚未发生严重的组织水肿，便于复位和进行急救处理。

（4）幼儿常易发生锁骨骨折，局部疼痛、肿胀、拒抱，可用"8"字形绷带固定后送医院检查。

（六）脱臼（脱位）

1. 原因和症状。

因牵拉幼儿四肢时用力过猛而引起，常见肩关节、肘关节脱位及桡骨头半脱位。局部活动受限，主、被动活动时局部疼痛。脱位的关节有变形，如肩关节脱位，表现为肩部外形失去膨胀的凸起而变为平坦；肘关节脱位表现为鹰嘴突向后凸出，且向内，外踝水平线上；桡骨头半脱位表现为肘关节囊屈伸功能正常，但不能向后旋，有剧痛。

2. 处理。

须送医院,请医生复位。

(七) 烧(烫)伤

1. 原因。

因皮肤接触沸水、蒸汽、热汤(饭)、热油、火或化学性药物(强酸、强碱)引起的局部或大面积组织损伤。

2. 分度。

(1) Ⅰ度烧(烫)伤:表皮红、肿、痛。

(2) Ⅱ度烧(烫)伤:在皮肤浅层可有水泡,有疼痛感。烧伤达真皮层的为深度烧伤,痛觉迟钝。

(3) Ⅲ度烧(烫)伤:烧伤达真皮深层、皮下组织、神经、血管、肌肉及骨骼等均受到破坏,并伴有全身症状。

婴儿皮肤细嫩,接触60℃水1分钟即可形成Ⅰ度烫伤,70℃水30秒钟即可形成Ⅱ度烫伤,高于80℃水15秒钟即可形成Ⅲ度烫伤。因此,为幼儿洗澡时可用手臂内侧试水温(约38℃~40℃),以热而不烫为宜。

3. 处理。

(1) 脱离烧(烫)伤源,在皮肤未出现水泡前立即用冷水浸冲局部降温,浸泡冷水20分钟。

(2) 烧(烫)伤部位衣服粘连皮肤的,要立即用冷水浸透衣服,剪开衣服要小心,避免损伤皮肤。

(3) 烧(烫)伤面积较大的,不要随便涂药,可用消毒纱布或干净床单、衣服包裹,送往医院治疗。

(4) 强酸、强碱灼伤,应先以清洁冷开水或1∶2 000高锰酸钾液冲洗后,送医院处理。

(八) 鼻出血(鼻衄)

1. 原因。

儿童鼻腔黏膜血管很丰富,有些地方汇集成血管网,血管弯曲扩张,在鼻部受外伤以及打喷嚏时,都可使曲张的血管破裂而出血。鼻出血的常见原因有:外伤,如跌跤、暴力等;内科疾病,如风湿热、疟疾、伤寒、麻疹等;血液病,如血友病、白血病、血小板减少性紫癜等;以及维生素C、K、B等缺乏症。可见,鼻出血除了注意局部原因外还要注意全身性疾病。

2. 处理。

发生鼻出血时,紧张或大哭、用力揉擦鼻子等都会加重出血,应立即将儿童抱起,取坐位或半卧位,大龄儿童可采取坐位、直立或直坐位,但不要采用后仰位。可让儿童头略低,弄清楚是哪侧鼻出血,用消毒棉球蘸1%的麻黄素或0.5%的肾上腺素塞进出血侧鼻腔,也可用餐巾纸塞鼻。让儿童头微微低下,用手捏紧两侧鼻翼,用口呼吸,数分钟即可止血。

或用冷水毛巾或毛巾内包冰块放在前额鼻部附近冷敷。

用上述方法处理仍不止血,应立即去医院进一步检查是否有全身性疾病。如每次出血量不多,但经常发生鼻出血,则亦应在出血时或出血后立即去医院检查。出血后数小时或数日内,鼻黏膜尚未愈合,要避免剧烈运动和挖鼻。

(九) 脑震荡

1. 原因和症状。

头部受损伤,如摔伤、碰伤、撞伤等都可发生脑震荡。轻度脑震荡可出现暂时意识障碍、轻度休克、面色苍白、脉缓、躁动不安或喊叫、恶心呕吐,然后数小时嗜睡,逐渐清醒,不会留下后遗症。重度脑震荡会出现意识丧失、昏迷、休克,恢复后伴有躁动不安、头痛、恶心、呕吐或晕眩等,还可并发脑出血或脑水肿。

2. 处理。

（1）头部摔伤，意识障碍，无论是轻度还是重度脑震荡，都不能摇晃儿童，应及时送往医院进一步检查和治疗。

（2）头部摔伤后，即使意识清醒，没有明显脑震荡症状，也要注意观察 24 小时，看有无呕吐现象，发现有异常应及时送往医院诊治。

（十）异物

1. 鼻腔异物。

（1）原因和症状。

儿童鼻腔有异物，多因其好奇，玩耍时将花生米、豆类、纽扣、塑料小玩具、纸团、棉球等塞入鼻腔内，或因小昆虫突然飞进鼻腔内所致。儿童常常将异物塞入鼻腔后自己取不出来，又怕受责备不敢告诉家长，过后又忘了，当家长发现儿童一侧鼻腔有臭味时才注意到。植物性异物，如豆类、花生米、纸团等，放入鼻孔内吸收水分发生腐败，产生臭味，还会引起经常流鼻涕并带血。如为金属异物或塑料玩具等，可出现一侧鼻孔不通气或通气不好，长期刺激产生脓涕甚至炎症。

（2）处理。

小异物可嘱儿童用手紧按无异物的鼻孔，用力擤，使异物排出。如年龄小的儿童不合作，可用纸捻刺激鼻黏膜，使其打喷嚏将异物排出。但若异物在鼻腔时间长用上述方法排不出，不要自行挖取，应去医院请医生处理。

2. 耳部异物。

（1）原因和症状。

常见为儿童玩耍时将异物置入自己耳内，或儿童互相嬉闹将异物放在对方耳内。异物多为豆类、纽扣、珠子、塑料小玩具等，还有动物性异物，如蚊子、苍蝇等飞虫突然飞进或爬进耳内。耳部异物常引起耳鸣、耳痛、异物感。动物性异物常由于动物爬动刺激鼓膜引起疼痛；植物性异物遇水膨胀后，可继发感染，引起外耳道炎。体积大的异物会影响听力和引起反射性咳嗽等。

（2）处理。

植物性异物：体积较小的，可嘱儿童头歪向有异物侧，单脚跳，使其自行脱落。

动物性异物：可用手电筒放在耳边诱昆虫自行爬出。如效果不好，应去医院取出。

体积大的异物：要送医院取出。

3. 眼异物。

（1）原因和症状。

常见的眼异物为灰尘、砂土、谷皮等，引起流泪、不适、异物感；如异物嵌入角膜时，刺激疼痛症状更为严重。

（2）处理。

千万不要用手揉眼睛，以免擦伤角膜。应立即用生理盐水冲洗眼睛，再滴眼药水，将异物冲出；也可翻开眼睑用消毒棉签蘸生理盐水或冷开水，拭去异物。异物嵌入角膜时，应立即送往医院处理。

4. 咽、喉部异物。

（1）原因和症状。

常见异物为鱼骨刺、肉骨、糖块、枣核、硬币、纽扣、小塑料玩具等。异物停留在咽喉、扁桃体上，可出现不能进食、吞咽疼痛等症状。

(2) 处理。

① 细小的鱼骨刺可试让儿童食用米醋,使骨软化,如骨刺粗大或为其他异物,要将儿童送医院取出。不能随意让儿童吃饭团或馒头强行把异物带下去,这样不仅不会生效,反而会把异物推向深处,给治疗带来困难。

② 较大的异物嵌在咽喉部,可造成呼吸困难、急性喉梗阻而引起窒息。发现有声音嘶哑、呼吸困难现象,应立即将儿童抱起,用手拍背,使异物咳出或改变位置,并急送医院处理。

5. 食道、胃异物。

(1) 原因和症状。

由于儿童玩耍时将玻璃球、纽扣、别针、塑料小玩具和硬币等放入口中误吞,或饮食时不慎将杏核、枣核等吞入食道或胃内。如异物过大,常嵌顿于食管入口下方第一个狭窄部。一般异物如能顺利通过食管下方第一个狭窄部,则可通过全部消化道,由肛门排出。如误吞别针样长形异物,则不易通过十二指肠的弯曲部,而引起嵌顿,甚至刺入肠壁。

食道有异物表现为哽噎、吞咽困难、疼痛。如为大的异物可向前压迫气管,引起呛咳和呼吸困难。如尖锐异物滞留在主动脉弓水平或气管分叉处与大血管相近,穿过食管刺入大血管,将会出现大出血,危及生命。异物较大或带尖角,不能通过幽门,会引起幽门梗阻,或进入肠道引起肠梗阻以及肠穿孔等严重后果。

(2) 处理。

① 异物较小,表面光滑能通过食道,可进食大量韭菜、芹菜、菠菜等多纤维食物,促进异物随大便排出,要连续观察3天大便是否有异物排出。

② 停留在食道或嵌顿在狭窄部位的异物,应立即送往医院用食管镜取出。如异物是体积较大的食物,如包子、馒头或棉球等,切勿使幼儿饮水,以免膨胀压迫气管,引起呼吸困难而危及生命。

③ 胃、肠道的异物应及时送医院进一步检查或手术取出异物。

(十一) 食物中毒

食物中毒是健康的人经口摄入正常数量的可食状态的受污染或霉变食物后所发生的疾病。如果摄入非可食状态的食物,如某种未成熟的水果,或由暴饮暴食而引起的胃肠炎,以及因摄入被污染的食物而感染的传染病,都不属于食物中毒。

1. 原因。

(1) 食品在加工、运输、贮存和销售的过程中,受病原微生物污染后很快繁殖大量活菌,例如沙门菌属的污染。

(2) 食品被病原微生物污染后,虽然没有活菌,但细菌在食品中产生大量毒素,使食品带有毒性,如葡萄球菌、肉毒杆菌和某些霉菌等可以产生毒素。

(3) 食品在生产、加工、运输、贮存过程中被有毒的化学物质污染,如大剂量的农药、金属及其他化学物质的污染。

(4) 因某些有毒的动植物外形和常用食品难以分辨而导致误食中毒。

(5) 有的食品因贮存不当,自身产生了毒素,如发芽马铃薯;有的食物本身含有有毒物质,加工烹调时未能除去,如木薯、四季豆等。

2. 特点。

尽管食物中毒的原因不同,发病情况多样,症状各异,但一般有以下共同的特点。

(1) 发病突然。在短时间内有很多人同时发病,病势急剧,很快形成高峰。

（2）所有病人都有相似的症状，多为急性胃肠炎。

（3）病人在某一时间内都食用过同一食物，发病范围局限于食用同一食物的人群中。停止食用这些食物后，发病很快停止。

（4）食物中毒的病人对健康人没有直接传染性。

3. 分类。

一般采用病原学方法分类。

（1）细菌性食物中毒：沙门菌属型、变形杆菌属型、致病性大肠杆菌属型、葡萄球菌肠毒素型、肉毒梭状芽孢杆菌型等。

（2）有毒动物中毒：有毒贝类、鱼类组胺、河豚等。

（3）有毒植物中毒：发芽马铃薯、木薯、毒蕈等。

（4）化学性食物中毒：农药、亚硝酸盐、金属等。

（5）真菌性食物中毒。

4. 处理。

（1）发生食物中毒应立即报告有关单位，如区（县）卫生防疫站、妇幼保健院（所）、所辖地段医院防保部门。

（2）必须尽快抢救病人，不管中毒轻重，都要分秒必争，抢救治疗越早越好。首先要立即将病人送往医院。如医院较远，对神志清醒的病儿，可帮助尽早消除胃内尚未吸收的毒物，进行催吐。简单方法是用手指、压舌板或筷子轻轻刺激咽部，引起呕吐，然后再送医院处理。

（3）将患儿送往医院后，厨房内食物均应保留样品，供化验和查明原因用。

（十二）误服药

1. 原因。

多因药品保管不善或给儿童服药时查对不仔细而致使误服。

2. 处理。

（1）误服腐蚀性很强的药物，对食道和胃黏膜刺激很大，应立即喝生蛋清、牛奶、稠米汤或豆浆之类的东西，这些东西可以附着在食道和胃黏膜上，起保护作用。初步处理后立即送往医院进一步处理。

（2）误服非腐蚀性药物时应立即催吐，用手指或压舌板刺激咽部，使其呕吐后送往医院处理。

（3）送患儿去医院时要把误服药的药瓶带上，供医生抢救用药时参考。

（十三）毒虫蜇（咬）伤

1. 原因和症状。

夏季常见的会咬伤儿童的毒虫有马蜂、蜈蚣、蝎子等。咬伤部位多为头面、四肢等暴露处，亦有小儿穿开裆裤时，阴囊及包皮被咬伤。被虫咬伤的局部会立即出现过敏反应，皮肤及皮下组织明显水肿，眼睑、口唇、阴囊、包皮等疏松组织被咬伤，水肿更为明显。有的幼儿还会出现头昏、恶心、呕吐、腹痛，甚至抽搐、喉头水肿、休克等全身性症状。

2. 处理。

（1）局部处理，根据毒虫种类，选择不同方法。

① 一般昆虫咬伤局部可涂 3‰ 氨水，以中和毒素。可涂清凉油、复方炉甘石洗剂等止痒药水止痒。

② 蜂蜇伤或毛虫刺伤，可用橡皮胶布粘贴法，拔除蜂刺和毛虫刺，还可先用肥皂水涂伤处，再用硼酸水局部冲洗后再涂氨水。

③ 蜈蚣、蝎子、蜘蛛等咬伤可将雄黄、明矾等适量研磨后，用凉开水冲调外敷，也可涂用季德胜蛇药，

其有明显止痛和消肿作用。

（2）出现全身性症状应立即送往医院治疗。

（十四）颅脑损伤

由于外界暴力而造成的大脑损伤，称为颅脑损伤。创伤患者死因中，颅脑损伤占的比例较大，所以抢救颅脑损伤是处理创伤的重点。大脑是神经中枢的所在，脑组织最脆弱，而脑神经损伤后很难再生和修复。颅脑损伤死亡率高，残疾率高。

1. 原因。

主要为意外跌落，游戏时碰撞、击打或手工课时被刺。

2. 临床表现。

（1）颌面部和头颅外皮有割伤、瘀血及红肿等。

（2）头痛、头晕，神志不清或昏昏欲睡或者处于昏迷状态，对事故发生前的事情失去记忆。

（3）耳、鼻、口腔出血或有分泌物。

（4）双侧瞳孔大小不等，有时可能有复视现象。

（5）脉搏微弱、呼吸短浅。

3. 处理。

（1）头面部受伤的儿童，一般都应送去医院检查。如果留园所观察，在受伤后72小时内出现下列症状时，应马上送医院：平时很调皮的儿童此时极其温顺，而且感觉很疲乏；发生痉挛，手脚麻痹，恶心想吐；过分激动，乱闯，头痛不止；脸色变白，意识不清。

重点：运送途中应将儿童平卧使其头侧位，注意及时清理呕吐物，使呼吸道畅通，避免呕吐物误吸入肺内，造成窒息或吸入性肺炎。途中应进行严密监护，观察伤情变化，并固定儿童头部的两侧，尽可能避免头部摇晃和震动。

（2）立即对受伤儿童的伤情进行简单的检查，针对情况采取相应的应急措施。

（3）如有严重的外出血，立即进行加压包扎止血。

（4）如有血性分泌物从耳、鼻中流出，可能是颅底骨折造成了脑脊液外漏，让儿童侧卧，并将头部稍垫高一些，使分泌物顺位流出，并防止舌根后坠。严禁用水冲洗，严禁用棉花堵塞耳、鼻。

（5）若呼吸、心跳停止，应进行心肺复苏。

（十五）高空坠落

高空坠落伤是指人在日常生活中，从高处坠落，受到高速的冲击力，人体组织和器官遭到一定程度破坏而引起的损伤。通常高空坠落者有多个系统或多个器官的损伤，严重者当场死亡。高空坠落时，若足或臀部先着地，易因外力沿脊柱传导到颅脑而受伤；由高处仰面跌下时，背或腰部受冲击，易引起脊髓损伤。其他如骨折、内脏挫裂伤等亦很常见。

1. 原因。

多见于游戏时从大型玩具上跌落，另外由于儿童年龄小，认知力有限，从楼房窗台等处坠落者亦较多。

2. 处理。

（1）去除幼儿身上的用具和口袋中的硬物。

（2）在搬运和转送受伤幼儿的过程中，颈部和躯干不能前屈或扭转，而应使其脊柱伸直，绝对禁止一人抬肩一人抬腿的搬法，以免发生或加重截瘫。

（3）创伤局部应妥善包扎，但对疑似颅底骨折和脑脊液漏伤者切忌做填塞，以免导致颅内感染。

(4) 颌面部受伤首先应保持呼吸道畅通,清除移位的组织碎片、血凝块、口腔分泌物等,同时松解小儿的颈、胸部纽扣,防止舌根后坠。

(5) 周围血管损伤,压迫伤部以上血管止血。无效时可用止血带,原则上尽量缩短使用时间,一般以不超过一小时为宜,做好标记,注明上止血带时间。

(6) 有条件时迅速给予静脉补液,补充血容量。

(7) 快速平稳地送医院救治。

(十六) 煤气中毒

煤气中毒,即一氧化碳中毒。一氧化碳是无色无味的气体。

1. 原因。

煤气中毒多数发生在用煤球和煤饼取暖的地方,主要原因是冬季使用煤炉,室内未装通风设施,或使用时间较长,烟筒被灰渣堵塞等,还有是因为煤气、天然气使用不当泄漏引起。因为一氧化碳与血红蛋白的结合力比氧气与血红蛋白结合力强约200倍,而且一旦结合,不易使它们分开,因此煤气中毒可在无声无息中置人于死地。

2. 临床表现。

煤气轻度中毒者感到头晕、头痛、恶心、神志不清。重度中毒者,口唇呈樱桃红色,全身皮肤潮红,神志不清,昏迷,呼吸短浅,四肢冰凉,甚至大小便失禁。

3. 处理。

(1) 立即把中毒儿童搬到室外空气流通的地方,让其呼吸新鲜空气,排出一氧化碳,但要注意保暖,最好将中毒儿童用厚棉被包裹好。

症状轻的,一般1~2小时即可恢复。症状严重的,恶心、呕吐不止、神志不清以致昏迷者,应及时送医院抢救,最好请救护站送到有高压氧舱设备的医院。如果拖延时间较长,昏迷的儿童可能受到不可挽回的大脑损伤。护送途中要尽可能清除儿童口中的呕吐物或痰液,将头偏向一侧,以免呕吐物阻塞呼吸道引起窒息和吸入性肺炎。

(2) 当儿童呼吸不均匀或微弱时,可做口对口人工呼吸进行抢救。

(3) 如果呼吸和心跳都已停止,可在现场做人工呼吸和胸外心脏按压,即使在送医院途中,也要坚持抢救。

(十七) 紫外线损伤

幼儿园常用紫外线灯做空气消毒。紫外线灯是一种人工制造的低压汞石英灯管,管内注入压强0.4~0.6千帕的氩气和水银数滴,管两端用钨丝做成螺旋状电极。通电后,氩气先电离,然后冲击水银电离,产生紫外线。紫外线杀菌能力与其波长有密切的关系。

1. 防护。

注意对眼睛、皮肤的保护,照射时监督儿童离开紫外线光源照射范围,以免引起眼炎或产生皮肤红斑。

2. 灼伤表现。

主要表现为皮肤、眼的灼伤。皮损表现为急性皮炎,其反应程度视光线强弱、照射时间长短而定,轻者表现为界限清楚的水肿性红斑,有灼热及刺痛感;重者除上述症状外,可发生水泡,甚至表皮坏死,疼痛剧烈。皮损发生在面、手背和前臂等暴露部位。

3. 处理。

(1) 眼灼伤可用新鲜人乳滴眼并进行冷敷。

(2) 皮肤灼伤须按照烧烫伤原则进行救护。

(十八) 火灾

水火无情,近年来虽说有了一定的防范措施,但火灾造成的死亡率仍居高不下。

1. 原因。

烟雾中毒窒息死亡是火灾致死的首要原因。因为大火产生的烟中含有大量一氧化碳,吸入后会立即与血红蛋白结合成为碳氧血红蛋白,当人体血液中含有10%的碳氧血红蛋白时,就会发生中毒,占50%时就会窒息死亡。

2. 处理。

(1) 沉着冷静:根据火势选择最佳的自救方案,千万不能因慌乱手足无措而使得儿童拥挤、踩踏。

(2) 防烟堵火:当火势尚未蔓延到房间内时,紧闭门窗、堵塞孔隙,防止烟火窜入。若发现门、墙发热,说明大火逼近,这时千万不要开窗、开门,可以用浸湿的棉被等封堵孔隙,并不断浇水,同时用折成8层的湿毛巾捂住口鼻,一时找不到毛巾可以用其他棉织物替代,其除烟率达60%~100%,可滤去10%~40%一氧化碳。

(3) 设法脱离险境:利用各种地形、设施,选择比较安全的办法下楼。首先是从正常楼梯下楼,如果没有起火,或火势不大,可以裹上用水浸湿的毯子、棉被后,快速从楼梯冲下去。如果从楼梯脱险已不可能,可利用墙外排水管下滑,或顺绳而下。

(4) 拨打火警电话119,并显示求救信号。发生火灾时,呼叫往往不易被发现,可以用竹竿撑起颜色鲜艳的衣物,不断摇晃,红色最好。

(十九) 水灾

1. 遇灾地区为防止过大的进水涌入屋内,可用塑料袋等装上沙子、泥土等堵塞门下的缝隙,也可用旧地毯等。

2. 关闭电源和煤气总阀,以免发生漏电或失火。

3. 如在短时间内获救希望很小,应尽可能地搜集食物和饮用水,将其放置在高处,并准备手电筒、哨子等以备逃生时照明和联系使用。

4. 在紧急情况下,利用大塑料盆等逃生。

(二十) 劫持

1. 在受到陌生人威胁时,首先应保护孩子。可利用手中的东西,同时大声喊叫,言辞要强硬,以吓退歹徒。其他人员趁隙报警,并转移儿童。

2. 一旦被歹徒劫持,切记歹徒的直接目标并非是伤害人质,大多只是想以此要挟来索取钱财或达到其他目的,所以如果力量相差悬殊,切勿盲目反抗。

3. 暂时假装顺从,把歹徒的相貌、身材、口音、衣着等特征铭记在心,获释后立即向警方报告详细经过。

4. 如果被劫持的是儿童,应尽可能找借口说服歹徒放掉孩子,实在不行就用成人换出儿童。因为成人一旦有机会,自救的可能性要远大于儿童。

(二十一) 走失

1. 立即报警,详细描述儿童衣着、身高、体貌特征等,调看监控。

2. 通知家长,并发动人员沿可能线路寻找。

3. 通过媒体发布儿童情况,请更多的群众帮助寻找或提供线索。

四、突发事件应急处理预案流程图

(一) 传染病疫情

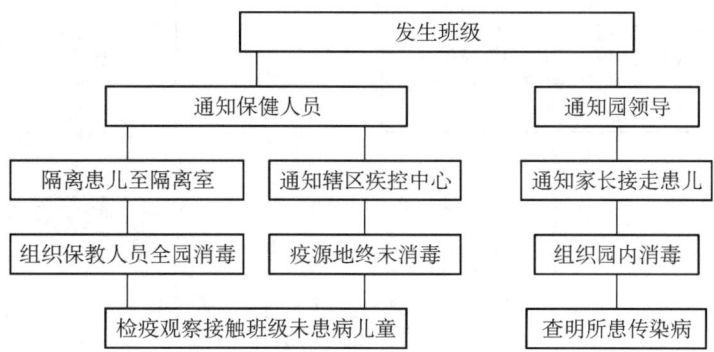

(二) 猝死(心、脑猝死)

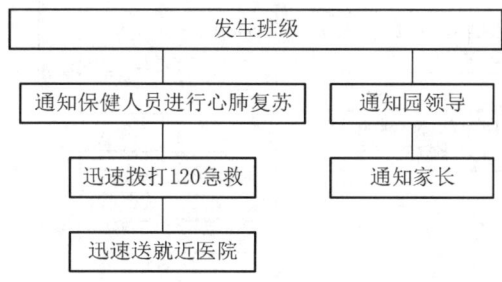

(三) 窒息

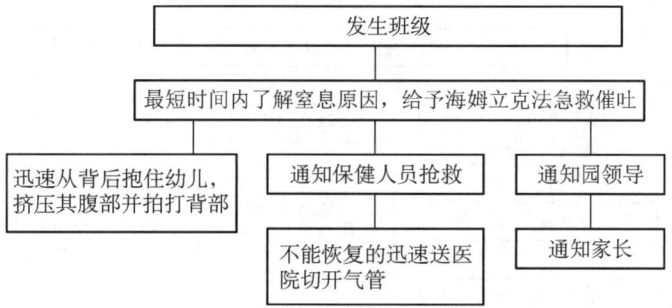

(四) 惊厥

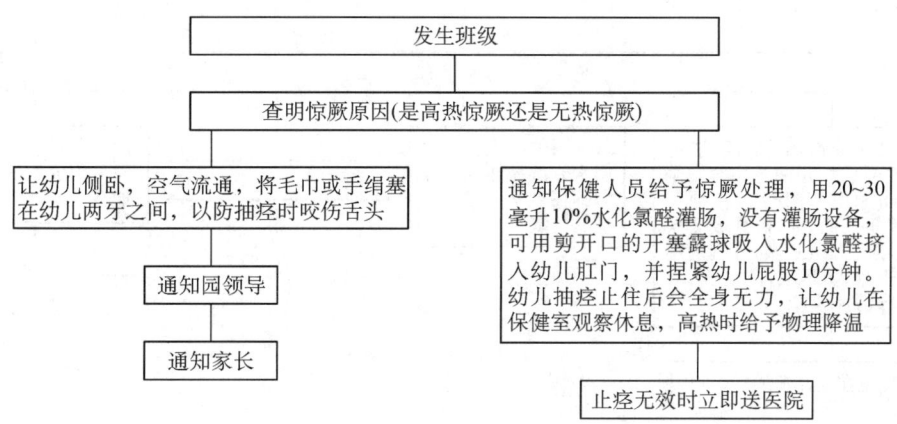

（五）烧(烫)伤

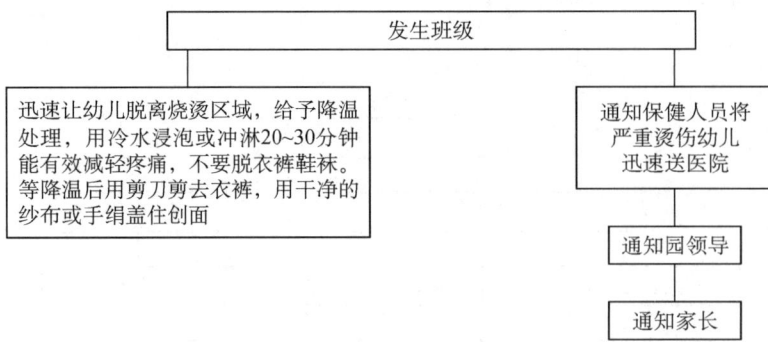

（六）煤气中毒

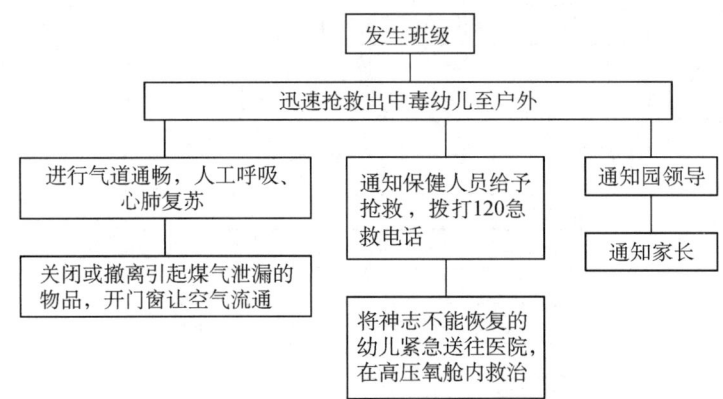

（七）食物中毒

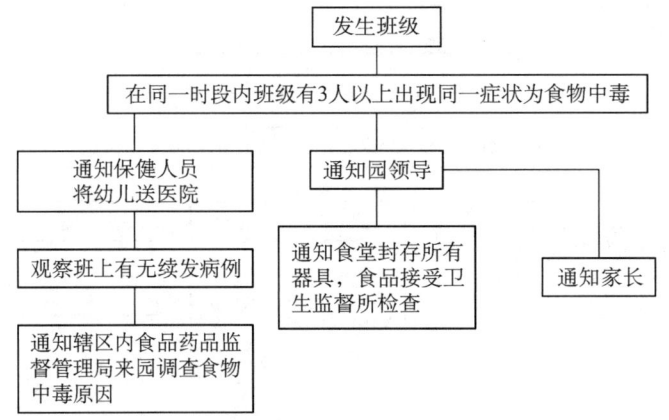

（八）火灾

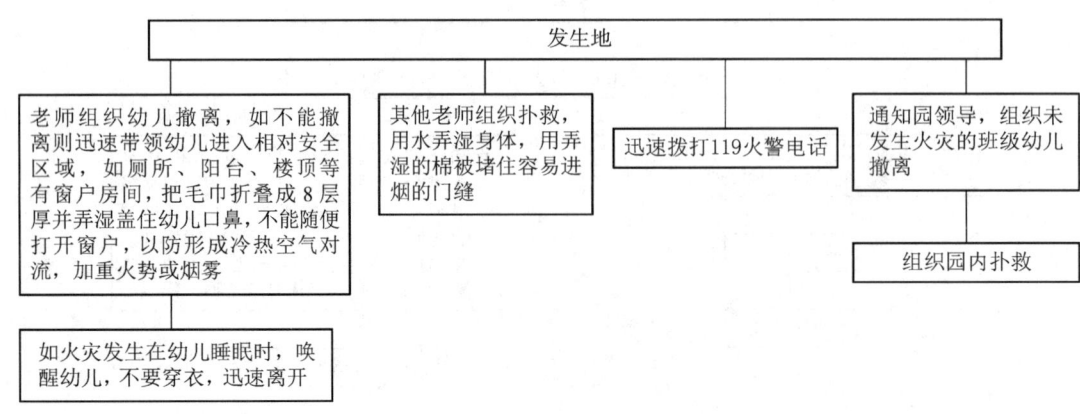

（九）劫持

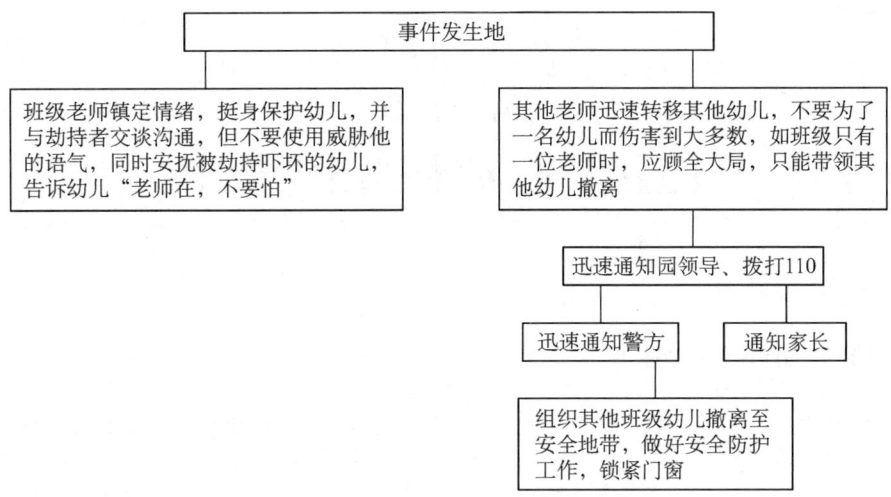

（十）幼儿丢失

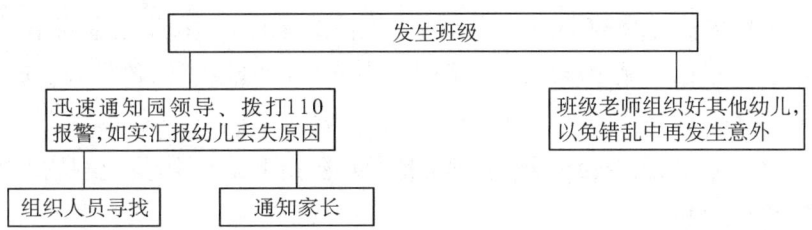

第十五章
卫生保健资料登记统计

一、卫生保健账册建立类别

托幼机构中卫生保健账册主要分为登记类、统计类、营养膳食类、健康档案类等，为托幼机构必备工作记录。

1. 登记类：常用的有体检手册、晨检记录、全日观察记录、健康教育记录、传染病记录、意外伤害记录、卫生消毒记录、常见病记录、患病儿童（体弱儿）管理记录、出勤记录、喂药记录。

2. 统计类：体格发育评价、体格增长速率统计、体检情况统计、患病儿童患病率（体弱儿）统计、五官患病情况统计、龋均情况统计、患龋情况统计、沙眼患病统计、常见病统计、传染病统计、预防接种统计、儿童意外伤害统计。

3. 营养膳食类：膳食计划、伙委会记录、带量食谱、食物用量、食堂用量、食品验收、食物营养素参考摄入量、伙食月结算、营养分析。

4. 健康档案类：卫生保健手册、入园健康证明、预防接种证（登记完还给家长）。

5. 其他类：卫生保健工作计划和总结、健康证明、培训记录、药品出入账登记（仅限具备医师资格人员）。

二、托幼机构卫生保健常用指标

托幼机构卫生保健工作是儿童保健工作中非常重要的组成部分，保健人员通过日常工作获得大量的统计数据后，经过科学的分析处理，可以获取有用的信息。不仅可以反映出托幼机构的工作质量，指导日常工作，而且可以反映我国托幼机构群体工作水平，为上级领导决策提供理论依据。

（一）发病率

1. 定义：表示一定时期内（一般为1月或1年），托幼机构中发生某病的新病例数与在园儿童数之比。常用于对急性病在一定观察期内发生情况的调查研究。在托幼机构中，要求每月统计急性病的发病率。

2. 计算公式。

某病发病率(‰)＝一定时期内某病新病例数/同期在园人数×100‰。

3. 应用。

（1）反映疾病发生的频率或强度，说明疾病的危险性；

（2）描述疾病的分布；

（3）探讨发病因素；

（4）提出病因假说；

（5）评价防治措施的效果。

4. 注意事项。

(1) 分子和分母的确定：分子是一定时期内的新发病例数。若在观察期间内同一个人多次发病，则应分别计为多个新发病例，而不是一个新发病例。对发病时间难确定的一些疾病，可将初诊时间作为发病时间。分母是同时期暴露人口数，指有可能发生该病的人群，应剔除那些在观察期间内不可能发病的人，包括因曾经患病或预防接种而获得免疫力的人和观察起始时正在患病的人。但实际工作中常不易做到，因此常用同时期平均人数近似地代替暴露人口数。

(2) 发病率可按不同特征（如年龄、性别、职业、种族、婚姻状况、病因等）分别计算，此即发病专率。

(3) 由于发病率的准确度受许多因素的影响，所以在比较不同资料时，应考虑到年龄、性别等人口特征的构成，进行标准化。

(二) 患病率

1. 定义：又称现患率，是指某特定时间内总人口中某病现患病例（包括新、旧病例）占的比例。常用于慢性病的横断面调查，如贫血、营养不良、视力低下等。

2. 计算公式。

某病患病率(%)＝某时期特定人群中某病现患(新旧)病例数/同期平均人口数×100%。

3. 应用。

(1) 反映疾病现存状况；

(2) 常用来反映病程较长的慢性病的发生或流行情况；

(3) 可为规划医疗设施、估计卫生设施及人力需求、评价医疗质量等提供科学依据。

4. 注意事项。

(1) 患病率可按观察时间的不同分为时点患病率和期间患病率两种。其中，时点患病率较常用，理论上时点应是无长度的，但实际工作中常以不超过1个月为度。期间患病率的时间范围较长，通常超过1个月，但一般不超过1年。

(2) 患病率与发病率、病程的关系：患病率受两个因素影响，一是发病率，二是病程。患病率(P)＝发病率(I)×病程(D)。

5. 常用患病率。

(1) 营养不良患病率。

① 中重度低体重患病率。

计算公式：

中重度低体重患病率(%)＝比相应人群年龄别体重中位数低2个标准差的人数/同期接受评价的同年龄人数×100%。

轻度低体重患病率(%)＝比相应人群年龄别体重中位数低1个标准差的人数/同期接受评价的同年龄人数×100%。

② 中重度消瘦患病率。

计算公式：

中重度消瘦患病率(%)＝比相应人群身高别体重中位数低2个标准差的人数/同期接受评价的同年龄人数×100%。

③ 中重度发育迟缓患病率。

计算公式：

中重度发育迟缓患病率(%)＝比相应人群年龄别身高中位数低2个标准差的人数/同期接受评价的

同年龄人数×100％。

(2) 营养性贫血患病率。

计算公式：

营养性贫血患病率(％)＝血红蛋白低于110克/升的人数/同期内受检人数×100％。

(3) 托儿所佝偻病患病率。

计算公式：

佝偻病患病率(％)＝本学期佝偻病活动期及恢复期的患病人数/0～2岁实查人数×100％。

(4) 龋齿患病率。

计算公式：

龋齿患病率(％)＝"六一"体检或入园(托)体检中患龋齿人数/受检人数×100％。

(5) 龋均。

计算公式：

龋均＝受检者患龋齿的颗数之和/受检人数。

(6) 弱视患病率。

计算公式：

弱视患病率(％)＝患弱视儿童数/受检人数×100％。

(7) 视力异常患病率。

计算公式：

视力异常患病率(％)＝视力异常儿童数/受检人数×100％。

(三) 计划免疫率

1. 定义：指国家指定的所有计划免疫品种已接种儿童在全体应接种儿童中的比例，表示计划免疫的覆盖程度。

2. 计算公式。

计划免疫率(％)＝按计划接受接种的儿童数/应接种儿童总数×100％。

(四) 入园(托)率

1. 定义：某地某年龄组入托幼机构儿童占当地同年龄儿童的比例。

2. 计算公式。

入园(托)率＝某年龄组入(托)儿童数/某年龄组儿童数。

(五) 体检率

1. 定义：每年"六一"儿童体检人数占应体检人数的比例。

2. 计算公式。

体检率(％)＝每年"六一"儿童体检人数/应体检人数×100％。

(六) 儿童疾病治疗率

1. 定义：指每百名有某种(些)疾病的儿童中疾病被治疗的人数。

2. 计算公式。

儿童某种疾病治疗率(％)＝某种疾病被治疗人数/有某种疾病的儿童总数×100％。

(七) 患病儿童管理率

1. 定义：托幼机构对患病儿童进行管理的人数占筛查出的患病儿童数的比例。

2. 计算公式。

患病儿童管理率(%)＝对患病儿童进行管理的人数/筛查出的患病儿童×100%。

三、托幼机构常用保健台账(供参考)

(一) 晨间检查记录表(见表 15-1)

1. 记录时间：每天登记。患儿疾病痊愈前每天记录。

2. 晨检内容：一问，问前一晚在家饮食、睡眠及大小便情况；二看，看咽部、皮肤、精神状态；三摸，摸有无发热，有无淋巴结肿大；四查，查有无传染病，口袋里有无不安全物品，查到危险品后记在备注里；五登记，对带药入园的幼儿，请家长登记。

3. 记录要求。

(1) 填写日期、班级、姓名及晨检发现的异常情况(出现的症状)，如发热、咳嗽、流鼻血等。

(2) 如全园儿童晨检正常，在"晨检情况"栏中要注明"全园正常"。如 3 月 11 日、12 日、13 日连续几天都是"无异常"，在"持续时间"中填 11/3、12/3、13/3，表示 3 月 11 日、12 日、13 日都是无异常。异常情况，如咳嗽连续几天，也是这样填写。

(3) 在"晨检异常情况处理"一栏中要注明晨检中有异常的儿童的班级全日观察内容，要写明是留保健室观察，还是回家，还是去了医院，各情况应分别填写。

(4) 整个患病期全部在家休息的儿童，痊愈后回园所，须在"最后诊断"栏中注明"患某病未入园"，并在"总病程"栏中填写病程天数。

(5) 家长带药品来应记录在"带药情况"一栏，注明药品名称及用法。保健药品一般不喂，特殊情况酌情处理。保健人员需有专项药品收取记录本，并请家长签字。

(6) "最后诊断"是指病好后的医院诊断，是上呼吸道感染，还是支气管炎，按病历诊断填写。

(7) 对发热幼儿的体温情况可记录在"晨检情况"一栏里。

(二) 班级全日观察记录表(见表 15-2)

1. 记录时间：晨检有异常的儿童，由保健人员将其情况填入班级全日观察表中，明确哪些对象要进入班级全日观察，然后将班级全日观察表送到各班。

2. 记录要求。

(1) 观察表送到班上后，由班级保教人员负责记录，要求在一日生活各个环节中关注晨检有异常情况的儿童，分上午、下午记录。

(2) 填写日期、儿童姓名，"晨检情况"一栏的填写要与表 15-1 的晨检情况相符。

(3) 有腹痛、腹泻的在"大便"栏内记录大便次数、性质(水样便、糊状便、黏液便、脓血便等)。"服药"栏记录药品名称、剂量，药物要和晨检表中记录的相符。

(4) 填表人必须在"填写人"栏中签名。

(三) 保健室全日观察记录表(见表 15-3)

1. 记录时间：此表在保健室中用，主要是记录留在保健室观察的幼儿的情况。

2. 记录要求。

(1) 记录留观原因、留观时间、留观情况及处理。医务人员须记录幼儿血压、心率、肺部听诊情况、用药情况，非医务人员这几项可不记，其他必须记。留观情况包括："精神"填"好""一般"或"萎靡"；"食欲"填"好""一般"或"差"；"睡眠"填"好""一般""烦躁"或"嗜睡"；"大便"填次数、性质，如"大便稀糊状""稀水状""黏液状""冻冻""黑色"或"血液"；"其他症状"如呕吐、流鼻血或惊厥等。"处理"指在保健室中做了哪些护理，用了哪些药，如物理降温等。要记录通知家长接回的时间。

(2) 表格填满后再换一张,可以将几个孩子的情况填在一张表上,对中途从班上转到保健室来的幼儿也用此观察表,在表上注明从班上转来的时间、原因。

(四) 身高体重登记表(见表15-4)

1. 记录时间:身高、体重要求每学期测量一次,及时记录。
2. 记录要求。

(1) 填写姓名、出生年月日,没有日期的要补全。

(2) 填写测量年月日,以便算准儿童的年龄。

(3) 身高、体重测量方法按国家相关部门颁发的《中国0～6岁正常儿童体格发育调查实施方案》执行。测体重要求用杠杆秤,幼儿排空小便,脱去外衣鞋袜,穿汗衫、短裤,体重记录要求小数点后保留两位数。测身高要求用身高计,脱去鞋袜,身高记录要求小数点后保留一位数。

(4) 身高、体重也可按世界卫生组织(WHO)0～6岁儿童身高、体重参考值及评价标准的六个等级进行评价,要求评价记录准确。

(五) 视力、血红蛋白检查登记表(见表15-5)

1. 记录时间:视力检查可每学期一次,并记录。血红蛋白每年"六一"体检时检查并记录。
2. 记录要求。

(1) 对视力可疑者要进行复查,一般每3个月复查一次;血红蛋白低于110克/升,要求1个月后复查。在视力"复查"一栏填写"建议去眼科检查",或填写复查结果。

(2) 对单眼视力在4.8以下(包括4.8)者要转到眼科进一步诊断。

(六) 身高和体重评价,视力、血红蛋白统计表(见表15-6)

1. 记录时间:按身高、体重、视力、血红蛋白的检查时间进行统计记录。
2. 记录要求。

(1) 按班级统计测量人数及身高体重每个等级的人数,算出每个等级的百分数。

(2) 统计全园的测量人数及身高体重每个等级的人数,算出每个等级的百分数。

(3) 算出中位数以上身高、体重的儿童的百分数,要求标准园的儿童身高、体重达中位数以上的占55%,示范园的儿童达60%以上。

(4) 按班级统计出视力≤4.8的儿童人数及占班级儿童数的百分比,填入"视力"栏,即该栏按"差眼"儿童进行统计。

(5) 按班级统计血红蛋白<110克/升的儿童人数及占班级儿童的百分比。一般以"六一"体检后或入园(托)体检后的血红蛋白情况填写,对血红蛋白<90克/升的幼儿要建议其去医院进行检查和进行药物治疗。

(七) 预防接种统计表(见表15-7)

1. 记录时间:预防接种后统计记录。
2. 记录要求。

(1) 按班级统计各种疫苗的应种人数、实种人数,算出某种疫苗的接种率。

(2) 新入园幼儿一律要有预防接种卡,保健人员查验预防接种卡,并逐一登记,缺的预防针应嘱其去补打。

(3) 空格疫苗名称栏填写家长自愿接种的疫苗,如甲肝、水痘、腮腺炎、流感、甲流等疫苗。

(4) 托幼机构协助防疫部门做好国家计划免疫内的预防接种工作,如百白破、乙脑、脊髓灰质炎、乙肝、流脑、麻疹疫苗等。

(八)多发病、传染病、营养性疾病统计表(见表15-8)

1. 记录时间:每学期由保健老师统计记录一次。

2. 记录要求。

(1) 按班级统计晨检及全日观察中的各种疾病发病人数。

(2) 一个人一个月患两次感冒算一人次感冒发病人数,伴有其他症状,如流涕、咳嗽2天以上为上感,慢性长期咳嗽如伴有过敏现象,作为过敏性咳嗽统计。

(3) 疾病名称中的空格栏可填其他幼儿常见疾病。

(4) 整个患病时期都在家休息的幼儿应统计在发病人数内。

(九)损伤、差错、事故登记表(见表15-9)

1. 记录时间:发生幼儿损伤、差错、事故后立即记录。

2. 记录要求。

(1) 托幼园所要有安全检查制度,并有记录。

(2) 凡在园所发生的跌伤、擦伤、烫伤、骨折、吃错药、幼儿走失等大小事故均要记录。要求如实填写"损伤部位""发生情况""损伤处理"栏,"性质"栏按"损伤""差错""事故"填写。要在"不安全因素纠正情况"栏中分析发生的原因,写明排除事故隐患的措施。

(十)体弱儿、肥胖儿管理表(见表15-10)

1. 记录时间:按患病儿童、肥胖儿要求收案后即开始记录。

2. 记录要求。

(1) 患病儿童管理范围:血红蛋白<110克/升的缺铁性贫血、体重低于正常体重20%以上的营养不良、反复呼吸道感染(包括哮喘)、消化道感染、行为异常的儿童,以及肥胖儿等。

(2) 要求每人一张,填写收案日期、收案类别或有专用管理手册。

(3) 对中度以上贫血者要求填写其主要症状,无症状者可填体格检查的情况和血色素情况,并在"矫治指导内容"栏填写饮食中应增加的含铁丰富的食物、治疗用的铁剂等。要求每两个月测查血色素一次,正常后可结束收案。

(4) 对营养不良者要求每月给其测身高、体重并做评价。"主要症状、体征"栏中填写出现的症状或体征。"矫治指导内容"栏填写调整饮食、缺锌者补锌、中医推拿等具体方法。

(5) 对佝偻病患儿要填写其主要症状、体征。"矫治指导内容"栏填写户外活动、服维生素D制剂等相关内容,症状消失可结束收案。

(6) 对反复呼吸道感染(包括哮喘)患儿在"矫治指导内容"栏填写护理情况、增加营养、提高机体免疫力、活动室寝室空气消毒等内容。连续两个月未患上呼吸道感染可结束收案。

(7) 肥胖儿要填写其身高、体重。按身高、体重进行评价,每月测量评价一次。"矫治指导内容"栏填写如何避免过多饮食、适当控制热量、增加活动量、加强心理行为治疗等内容。

(8) "转归"栏分"结束收案""好转"填写。

(十一)"六一"体检统计表(见表15-11)

1. 记录时间:每年"六一"体检后进行统计记录。

2. 记录要求。

(1) 填写日期、本学期在园人数、受检人数、患病人数等。

(2) 分别统计各种疾病人数。

(十二)幼儿园食堂卫生管理检查表(见表 15-12)

1. 记录时间:卫生检查或消毒检查后记录。

2. 记录要求:卫生检查可用"良好""尚可""不良"表示。消毒检查可用"已消毒""未消毒""消毒不彻底"表示。

(十三)班级卫生检查表(见表 15-13)

略。

(十四)保健室卫生检查表(见表 15-14)

略。

(十五)安全检查表(见表 15-15)

1. 记录时间:每周安全检查后记录;每月安全会议后记录。

2. 记录要求。

(1)此表为园内每周安全检查记录用,如安全无隐患均在表格中填上"暂无隐患";如有隐患照实填写,写当时查到的安全隐患,如"场地不平整""运动器械螺丝脱落""盥洗室地面太湿"等。

(2)"整改情况"填哪天维修、如何维修,执行人签名。

(3)园内每月召开一次安全会议,记录主要内容、参加会议人员等。

(十六)疾病个案矫治、班级预防措施记录表(见表 15-16)

1. 记录时间:每年 6 月或 9 月儿童体检后记录一次,11 月再将各种疾病的治愈情况记录一次。

2. 记录要求。

(1)按班级记录儿童姓名、体检中所患疾病名称、矫治日期、采用的矫治方法及治疗时间。

(2)如一个人有几种疾病,每种疾病应分行记录。

(十七)幼儿因病缺勤、传染病早期症状、疑似传染病病人患病及病因排查结果登记日志(见表 15-17)

1. 记录时间:每日由班级老师记录。

2. 记录要求。

(1)对缺勤在两天以上的儿童要做家访,了解缺勤原因。

(2)如幼儿因生病缺勤,要及时通知保健老师,告知其缺勤幼儿未出勤的原因。

(3)对疑似传染病患者给予登记记录。

以上资料为托幼机构必备资料,各幼儿园所保健人员还可根据本园所情况设计记录资料,如"保育员卫生消毒执行情况表""保教人员卫生保健知识考核表""肥胖儿家园联系册""患病儿童家园联系情况""食堂每日食物验收情况""采购情况表""食物留样记录表"等。

(十八)食谱(见表 15-18)

1. 记录时间:每周或每两周由保健老师制订一次。

2. 记录要求。

(1)要求制订带量食谱,食物品种多样,注意营养成分的搭配及相互间的互补作用。要求两周食谱不重复。

(2)食谱应有季节性变化,冬季注意多提供高热量食品,夏季要清淡,适当配以冷食。

(3)食谱要求有饭菜的名称、食物的品种、食物的用量,要求每周食物品种要达 20~30 种或以上。

(4)全托园所要求用三餐一点的食谱,日托园所是一餐两点。

(5)食谱中要反映出自制点心的次数。每周自制点心不超过 3 次。

(十九）食物用量记录表（见表 15-19）

1. 记录时间：每天由保健老师记录。
2. 记录要求。

（1）每天统计就餐人数并记录，要求各个班在 9 点前将人数报到食堂。

（2）每天记录各种食物的名称、消耗量，单位用千克，每周合计一次。调味品每周记录一次。

（3）不做营养计算的星期，也要记录食物用量。尽量按类别记，如"粮食""荤菜""蔬菜"等。

（4）各种食物的消耗量应与食谱制订的用量要求基本吻合，与食堂用量记录、购买食品的量基本吻合。

（二十）食堂记录表（见表 15-20）

1. 记录时间：每天由食堂人员记录。
2. 记录要求。

（1）每天记录蔬菜、荤菜及其他类食物的品种、数量、单价及总价。每天剩余量填入"存余"栏。剩余的食物应在 3 天内用完。

（2）调味品类也须记录品种、数量、单价及总价，可一周集中记录。

（3）每周合计一次膳食应开支费用、实际开支费用，算出盈亏费用。要求盈亏费用在两周内调整，做到学期盈亏不超过±2%。

3. 新的一周开始用新表格记录。

（二十一）食物营养统计表（见表 15-21）

1. 记录时间：每月计算一次。如用营养软件可每周算一次或每天算一次。必须每月打印一份留档。
2. 记录要求。

（1）将本周各类食物归类，分谷类、蔬菜类、豆制品类、动物性食品类、其他类五大类。"食物成分表"上没有的食品，可用相似食品代替，但必须注明代替食品的名称。

（2）在"摄入量"栏中记录每人每天某食物的平均摄入量（单位为千克），重量数要求保留到小数点后三位。其计算公式为：每人每天某食物平均摄入量＝本周某食物的消耗总量（千克）/本周就餐总人数。

（3）各种食品营养素的计算：查"食物成分表"，查出各种食品所含营养素的量。注意单位：食部是每 100 克中各营养素的含量；市品是每 1 000 克中各营养素的含量。计算中要将此含量乘以每人每天平均各种食物的摄入量。

（4）各营养素的记录，小数点后保留位数应与"食物成分表"相同。

（5）"平均每人实得营养素"的计算：各种食物中所含各类营养素累计相加的和。

（6）"平均推荐量"记录见"膳食营养推荐摄入量计算表"。该表中没有的营养素不算平均推荐量。

（7）占推荐量的百分比（%）＝平均每人实得营养素/平均推荐量×100%。

（二十二）热量、蛋白质、动物脂肪占总摄入量的百分比（见表 15-22）

1. 记录时间：每月计算一次。
2. 记录要求。

（1）热量营养素的摄入量：1 克蛋白质产生 4 千卡热量，1 克脂肪产生 9 千卡热量，1 克碳水化合物产生 4 千卡热量。

（2）热量营养素合理百分比：蛋白质为 12%～15%，脂肪为 30%～35%，碳水化合物为 50%～60%。

（3）各热量营养素热量占总摄入量的百分数（%）＝各热量营养素的摄入量/热量总摄入量×100%。

（4）蛋白质来源分布的合理百分比为：动物蛋白质与豆类蛋白质占 50%～60%，谷类蛋白质与其他蛋白质占50%。

(5) 各类蛋白质占总蛋白质的百分数(%)＝各类蛋白质摄入量/蛋白质总摄入量×100%。

(6) 动物脂肪来源分布的合理百分比为30%～50%。

(7) 动物脂肪占脂肪总摄入量的百分数(%)＝(动物性食品中的脂肪＋烹饪用的荤油)/脂肪总摄入量×100%。

(8) 营养分析：根据营养计算周的结果和各营养素的来源分布进行分析，看看各营养素是否达标，如不达标，找出原因。

(二十三) 膳食营养推荐摄入量计算表(见表15-23)

1. 记录时间：每学期或每季度计算一次。若用电脑管理，可每周计算一次。

2. 计算方法。

(1) 各年龄组营养素推荐量×各年龄组人数＝各年龄推荐量乘积；

(2) 幼儿园平均推荐量＝各年龄组推荐量的乘积相加之和/幼儿园的儿童总人数。

(二十四) 幼儿园所伙食费(月)结算表(见表15-24)

1. 记录时间：每月由财务人员记录一次。

2. 记录要求。

(1) 在每月结束后填写小、中、大班或托班人数及合计人数、实际收取的伙食费。

(2) 记录本月退伙人数及退伙金额。

(3) 记录每月各大类食品、油、调味品、燃料的用量及金额，合计为本月膳食费总开支。

(4) 上月累计结余与本月结余之和为本月累计结余，再计算盈亏百分数。

(5) 教工伙食明细单独记录。

四、本章各类相关表格

表 15-1　晨间检查记录表

日期	班级	姓名	晨检情况	持续时间	晨检异常情况处理	带药情况			总病程	最后诊断
						药名	用法	天数		

备注：1. 晨检由保健人员准备一本练习本，将晨检异常情况和带药情况如药名、用法、家长签字记录在练习本上，等晨检结束后，由保健人员将练习本上的晨检内容填写在此表中。
2. 表中"晨检情况"，如正常就填"全园正常"，如异常按异常内容填写。
3. 表中持续时间记录根据前面一格的正常或异常内容填写，但只填日期，记录样式举例：2/3、3/3、4/3、5/3（表示某情况从 3 月 2 日持续到 3 月 5 日）。
4. "晨检异常情况处理"指晨检中对情况异常儿童的处理，如是外伤处理还是留保健室观察，还是回班级观察。

表 15-2 班级全日观察记录表

填写人＿＿＿＿＿ 班级＿＿＿＿＿

日期	姓名	晨检情况	上午观察情况									下午观察情况									其他
			精神		食欲		咳嗽		大便		睡眠		精神		大便			服药	其他症状
			好	差	好	差	好	差	好	差	好	差	好	差	次数	性质		

备注：可以复印此页发至班级，学期结束另外装订。

表 15-3 保健室全日观察记录表

日期	班级	姓名	留观原因	留观时间	留观情况记录、处理	通知家长时间	备注

备注:每记录完一个幼儿,在下面画一横线,剩余部分可供观察下一个幼儿使用。

表15-4 身高体重登记表

班级_____

姓名	出生年月日	性别	年 月 日			年 月 日			姓名	出生年月日	性别	年 月 日			年 月 日		
			身高	评价	体重	评价	身高	评价	体重	评价			身高	评价	体重	评价	身高	评价	体重	评价

表15-5 视力、血红蛋白检查登记表

班级_____

姓名	视力检查		复查		视力检查		复查		姓名	血红蛋白(Hb)克/升	
	年 月 日		年 月 日		年 月 日		年 月 日			测查	复查
	左	右	左	右	左	右	左	右		年 月 日	年 月 日

托幼机构卫生保健实用指南

表 15-6 身高和体重评价，视力，血红蛋白统计表

年　月

班级	受检人数	上		中上		中+		中-		中下		下		均数以上		视　力 ≤4.8(0.6)		血红蛋白 <110克/升	
		人数	%	人数	%	人数	%	人数	%	人数	%	人数	%	人数	%	人数	%	人数	%
全园																			

备注：视力百分比(%)=某种视力人数/某班总人数×100%。
血红蛋白百分比(%)=某血红蛋白人数/某班总人数×100%。

表 15-7　预防接种统计表

年月	班级	脊髓灰质炎糖丸			百白破			麻疹			流脑			乙脑					
		应种人数	实种人数	接种率/%	应种人数	实种人数	接种率/%	应种人数	实种人数	接种率/%	应种人数	实种人数	接种率/%	应种人数	实种人数	接种率/%	应种人数	实种人数	接种率/%
	全园																		

备注：某班某疫苗接种率(%)=某班某疫苗实种人数/某班某疫苗应种人数×100%。
全园某疫苗接种率(%)=全园某疫苗实种人数/全园某疫苗应种人数×100%。

表15-8 多发病、传染病、营养性疾病统计表

年月	班级	总人数	多发病						传染病				营养性疾病			
			上感						人数	发病率/%	人数	发病率/%	人数	发病率/%	人数	发病率/%
			人数	发病率/%	人数	发病率/%	人数	发病率/%								

备注:1. 某月某班某病发病率(%)=某月某班某病发病人数/该月在班总人数×100%。
全园某月某病患病率(%)=各班某月某病发病人数之和/该月在园总人数×100%。
2. 多发病指上感、支气管炎、扁桃体炎等,传染病指腮腺炎、手足口病、水痘、结膜炎、流感等,营养性疾病指血红蛋白在110克/升以下的贫血、营养不良、肥胖病等。
3. 每学期统计1次。

表15-9 损伤、差错、事故登记表

日期	班级	姓名	性别	年龄	损伤部位	发生情况	损伤处理	性质	当班老师	不安全因素纠正情况

备注："性质"栏填写"损伤""差错"或"事故"。随时发生随时记录此表。每记录完一名幼儿或一次情况，在记录内容下画一横线，下次接着记。

表 15-10 体弱儿、肥胖儿管理表

姓名_____ 性别_____ 出生年月_____ 类别_____

日期	身高	评价	体重	评价	主要症状、体征	矫治指导内容	转归

表15-11 "六一"体检统计表   日期_____

园所总人数	受检人数	受检率	患病人数	患病率	疾病															治疗人数	治愈人数	治愈率
					上感	气管炎	结膜炎	营养不良	肥胖	佝偻病后遗症	贫血	沙眼	皮肤病	龋齿				隐睾	包茎	包皮过长	视力异常	心脏杂音	其他			
														总人数	新龋齿人数	门牙数	磨牙数									

备注：1. 受检率（%）=受检人数/在园人数×100%。
2. 患病率（%）=患病人数/受检人数×100%。
3. 某病治愈率（%）=某病治愈人数/某病患病人数×100%。一般治疗三个月后复查，再统计。
4. 某病治疗率（%）=某病治疗总人数/某病患病人数×100%。

表15-12 幼儿园食堂卫生及管理工作检查表

幼儿园名称		食堂负责人		检查日期	
食堂人员数		就餐人数		食品经营许可证有效期	

项目	检查项目	合格(√)	检查意见
工作人员个人卫生	1. 工作人员均有健康证		
	2. 工作人员当天出勤满勤		
	3. 有工作人员更衣室、室内整洁、有存放衣物的衣柜、桌面不乱		
	4. 工作人员更衣室有洗手池		
	5. 工作人员有工作服,并穿戴整齐,戴帽不露头发,戴口罩		
	6. 工作人员不留长指甲,不涂指甲油,不披头散发,不戴影响工作的饰物		
	7. 工作时不抽烟,不随便使用幼儿餐具,不随地吐痰,上厕所时脱去工作服,上完厕所洗净双手,穿好工作服,工作时不穿高跟鞋		
	8. 有每年参加健康体检的证明		
	9. 其他		
食品粗加工间	1. 有专门的食品粗加工间,室内整洁,有摆放食品的货架		
	2. 食品的过称计量准确		
	3. 有专门的食品合格验收人员,有记录		
	4. 粗加工人员按食品规范操作		
	5. 其他垃圾有分类、垃圾桶加盖		
	6. 其他		
食品切配间	1. 刀、菜板整洁,有专人负责,有专门存放刀、菜板的地方		
	2. 室内通风良好、整洁,有纱门纱窗,无灰尘,有消毒灯,地面整洁不积水		
	3. 备案桌不靠墙,清洁卫生,木桌不掉木屑		
	4. 洗菜池数量充足,有专用的荤菜洗池,有鱼虾洗池,有淘米池,有热水装置		
	5. 盛菜有专用盆、筐,货架整洁,无污垢、无油腻		
	6. 工作人员操作规范,菜先洗后切,不在地上切菜,擤鼻涕后洗手后再操作		
	7. 食堂人员知道怎样防止农药中毒的蔬菜浸泡方法		
	8. 食堂人员知道不同年龄幼儿需要的食物切配要求		
	9. 蔬菜新鲜,土豆、山芋不发芽,菜不霉变		
	10. 鱼虾新鲜,眼珠不浑浊,鱼肚皮不膨鼓,鱼鳞好刮		
	11. 肉类有弹性,无黏液,肉泽红润,无肉腥味		
	12. 米面不生虫		
	13. 其他		
烹饪间	1. 烹饪间宽敞,有通风排油烟装置,排油烟罩整洁无油腻、不滴油、无灰尘,排风装置运转正常		
	2. 有摆放食品的备案桌,桌面整洁		
	3. 有摆放切配好食品的货架,整洁无油腻无灰尘,盆筐清洁卫生		
	4. 工作人员按带量食谱操作,熟练掌握烹饪技能		
	5. 能熟练地掌握用油、用盐		

续 表

项目	检查项目	合格(√)	检查意见
烹饪间	6. 能做到蔬菜急火快炒,减少食物损耗,荤菜细软烂		
	7. 加工凉菜,如酱牛肉、叉烧肉,切好后再上火蒸后给幼儿食用		
	8. 食物留样有专用冰箱,留样食品有分类,有留样日期标签,留样冰箱无异味		
	9. 能熟练掌握各班的食物分配,不忽多忽少		
	10. 口尝菜用小碗小勺,口尝剩的菜不放回大锅里		
	11. 调味品有专门摆放位置,区分幼儿和教师用调味品,调味品盒清洁无油腻,有盖		
	12. 烹饪间水池、开水器清洁,门窗有纱门纱窗,无灰尘,无油腻		
	13. 盛饭菜的容器每餐消毒,班级标识清楚		
	14. 地面干净、不滑腻		
	15. 蒸饭箱整洁		
	16. 其他		
饭菜存放间	1. 室内有空调,整洁无灰尘		
	2. 有消毒灯,有专人负责		
	3. 摆放饭菜的台面整洁,无灰尘,无油腻		
	4. 餐具有保洁装置,如加盖加罩,冬天有饭菜保温设施		
	5. 室内不堆放杂物,有纱门纱窗,发放饭菜窗口		
	6. 有指定的食堂人员负责饭菜发放		
	7. 其他		
洗消间	1. 有门窗,或有专递餐具窗口,清洁卫生、无灰尘、无油腻		
	2. 有专用餐具洗涤池,数量不少于3个		
	3. 有专用消毒柜,餐具消毒有专人负责,消毒规范,清洗规范		
	4. 餐具消毒后有专用保洁柜或送饭菜存放间摆放		
	5. 地面干净整洁,不积水		
	6. 锅盆不放地上		
	7. 剩饭剩菜有专门盛放的盆桶		
	8. 开水间有安全保护措施,其他人员不进食堂,幼儿不进开水间		
	9. 其他		
库房	1. 库房明亮,不阴暗潮湿,通风良好,有纱门窗		
	2. 无灰尘,无四害,无油腻		
	3. 食品有整理箱,均标有食品名称、有效期		
	4. 食品每周清理,不积压堆积		
	5. 米面有专门盛放容器,防鼠防蟑螂,无生虫霉变		
	6. 食品包装袋无破损,食品不过期,无霉变		
	7. 库房有专人负责,不随意敞开门,有食品出入库记录		
	8. 食品货架整洁,标识清楚,师生食品严格分开		
	9. 冰箱不储存食物过多,无异味,定期清理,专人保管		
	10. 其他		
明厨亮灶	1. 设备齐全、清晰、无死角		
	2. 有专人负责,每日上传亮化食堂的管理要求		
其他			

检查人员

表 15–13　班级卫生检查表

检查时间：　　年　　月　　日

班级		教师		保育员		检查者	

	检　查　项　目	良好	一般	差	整改建议
教室	门窗：清洁明亮、无浮灰，门窗均有安全固定装置				
	地面：清洁干燥、无灰尘杂物、防滑平整				
	桌椅：清洁、不掉漆、无油腻灰尘				
	玩具柜：整洁、不零乱、无灰尘、不掉漆				
	游戏角落：整洁、不零乱、无灰尘、玩教具清洁				
	自然角：有绿色植物，摆放整洁、安全、无灰尘				
	茶杯箱：无灰尘、清洁、标记清楚				
	茶水桶：清洁、无破损、无锈漆、不漏水				
	凳：清洁明亮、无灰尘、无杂物堆放				
	电视机：无灰尘、电源安全				
	电扇、空调、灯：无灰尘、电源安全、不用时有罩				
	光线、照明：光线明亮、有符合要求的照明设施				
	其他：班级无成人物品乱摆放、无四害				
	班级有口罩及消毒用品，存放安全				
寝室	门窗：清洁明亮、无灰尘，门窗均有安全固定装置				
	地面：清洁干燥、无灰尘杂物、防滑平整				
	床单：整洁、平整、定期清洗				
	枕套：整洁、定期清洗翻晒				
	被褥：整洁、定期清洗翻晒				
	地垫：定期清洁消毒				
	窗帘：清洁、定期清洗				
	电扇、空调、灯：无灰尘、电源安全、不用时有罩				
	床：安全，密度符合要求，一人一床，床架不破损、不掉漆				
厕所	便池：无异味、无黄垢，安全，有流水冲洗设施、排水通畅				
	地面：干燥防滑、清洁平整				
	门窗：清洁明亮、无灰尘，有安全固定装置				
	拖把、拖把池：清洁，有干湿拖把，拖把池无异味				

续　表

	检　查　项　目	良好	一般	差	整改建议
盥洗室	洗手池:清洁无异味、排水通畅、瓷砖无破损				
	水龙头:不少于3～4只,完好无损、高度适宜				
	消毒柜:摆放安全、电源安全、使用正常				
	清洁剂:消毒液摆放安全,有洗手肥皂				
	洗茶杯池:清洁卫生				
	地面:清洁干燥				
	抹布:清洁、无油腻,有清水抹布和消毒液抹布				
	盆桶:有明确标记、清洁				
	光线:明亮、有照明设施				
	餐巾:定时消毒,消毒符合要求				
	茶杯:定时消毒,消毒符合要求				
	水瓶:摆放安全、清洁				
环境	门前三包:清洁无灰尘、不零乱				
	走廊:清洁干燥、无灰尘、防滑				
	楼梯:清洁干燥、无灰尘、防滑				
	户外:无不安全因素,场地平整、无落叶,玩具安全				
	户外玩具:安全、无灰尘、不掉漆开裂				
	其他:无四害、无垃圾、无杂物堆放				
其他	班级有消毒记录				
	工作人员车辆摆放整齐、安全				
	多功能室				
	美术室				
	电脑室				
	图书室				

表 15-14　保健室卫生检查表

检查时间：　　年　　月　　日

班级		教师		保育员		检查者	
检　查　项　目					良好	一般	差	整改建议

检查项目	内容	良好	一般	差	整改建议
门窗	清洁明亮、纱窗无灰尘、门窗有安全固定装置				
地面	清洁干燥、防滑、平整				
橱柜	整洁、不零乱,药品摆放有标记,口服药、外用药、消毒药分开摆放,橱柜有锁				
器械	有摆放设施,并有消毒记录				
晨检车	清洁,晨检物品齐全				
流动药箱	整洁不乱,药品、器械、敷料配备齐全,有消毒记录				
桌椅	整洁卫生,无浮灰、无油腻				
窗帘	整洁卫生				
观察床	安全,被褥清洁卫生、有更换记录				
诊疗台	清洁卫生、有消毒记录				
敷料桶	摆放安全、定期清理				
消毒药品	摆放整齐、有标记				
消毒灯	有效使用、无灰尘、无损坏、有使用记录				
冰箱	无异味、内外清洁安全、无食品及杂物				
消毒柜	无异味、内外清洁安全、无存放杂物				
水池	无异味、清洁安全				
厕所	无异味、无黄垢、清洁,地面干燥				
电风扇空调	安全、无灰尘				
桌面	卫生整洁、不堆放杂物				
室内	干净整洁,不过多摆放饰物、盆景				

表 15-15 安全检查表

日期	检查内容	存在不安全因素	整改情况	执行人	安全会议记录	参加人员

备注：每周检查一次安全工作，落实责任人。每月召开安全会议一次。

表15-16 疾病个案矫治、班级预防措施记录表

班级	姓名	疾病名称	矫治日期	矫治方法	治疗时间	预防日期	呼吸道疾病、传染病流行季节班级采取何种措施预防	班级执行人

备注：矫治记录包括常见病、传染病、营养性疾病、沙眼、龋齿、视力矫治等。主要是对"六一"体检情况的跟踪记录。

表 15-17 幼儿因病缺勤、传染病早期症状、疑似传染病病人患病及病因排查结果登记日志

编号	日期	姓名	性别	年龄	班级	排查原因*	主要症状	是否就诊	排查结果	登记人

备注：* ①因病缺勤；②传染病早期症状；③疑似传染病病人。

表15-18 食 谱
（一餐两点）

月　　日至　月　　日

餐次	星期一	星期二	星期三	星期四	星期五	备注
早点						
午餐						
午点						

表 15-19 食物用量记录表

　　　　　　　　　　　　　　　　　　　　　　　　　　　月　日至　月　日

就餐人数	食物名称（千克）																
	大米																
星期一																	
星期二																	
星期三																	
星期四																	
星期五																	
合　计																	

表15-20 食堂记录表

日期	蔬菜类				荤菜类				其他类				就餐人数
	品种	数量	单价/总价	存余	品种	数量	单价/总价	存余	品种	数量	单价/总价	存余	

表 15－21 食物营养统计表

日期

食物名称	摄入量	蛋白质（克）	脂肪（克）	碳水化合物（克）	热能（卡）	钙（毫克）	磷（毫克）	铁（毫克）	锌（毫克）	视黄醇当量（微克）	维生素B_1（毫克）	维生素B_2（毫克）	尼克酸（毫克）	维生素C（毫克）
平均每人实得营养素														
平均推荐量														
占推荐量百分比														

表 15-22 热量、蛋白质、动物脂肪占总摄入量的百分比

年　月　日

	热量营养素来源分布（卡）			蛋白质来源分布（克）				动物脂肪来源分布（克）
	蛋白质	脂肪	碳水化合物	豆类	动物性食物	谷类	其他	
摄入量								
合理百分比								
占总摄入量%								

营养分析：

　月

	蛋白质	脂肪	碳水化合物	豆类	动物性食物	谷类	其他	
摄入量								
合理百分比								
占总摄入量%								

营养分析：

　月

表15-23 膳食营养推荐摄入量计算表

年龄(岁)	人数	热量(千卡)		蛋白质(克)		钙(毫克)		铁(毫克)		锌(毫克)		维生素A(微克)		维生素B_1(毫克)		维生素B_2(毫克)		尼克酸(毫克)		维生素C(毫克)	
		推荐量	乘积	推荐量	乘积	推荐量	乘积	推荐量	乘积	推荐量	乘积	推荐量	乘积	推荐量	乘积	推荐量	乘积	推荐量	乘积	推荐量	乘积
1岁以内																					
1~		850		25		600		9.0		4.0		310		0.6		0.6		6		40	
2~		1 050		25		600		9.0		4.0		310		0.6		0.6		6		40	
3~		1 225		30		600		9.0		4.0		310		0.6		0.6		6		40	
4~		1 275		30		800		10.0		5.5		360		0.8		0.7		8		50	
5~		1 350		30		800		10.0		5.5		360		0.8		0.7		8		50	
6~		1 525		35		800		10.0		5.5		360		0.8		0.7		8		50	
7~		1 625		40		1 000		13.0		7.0		500		1.0		1.0		10.5		65	
总计																					
平均推荐量																					

备注：1. 平均推荐量=各营养素推荐量乘积之和/总人数。2. 热量推荐量以男童推荐量推荐，因幼儿损耗量较多。

表 15－24　幼儿园所伙食费（月）结算表

年　月　日

	项目 班级	班级人数	应收伙食费	食品 项目	用量金额	本月结存	项目	金额
本月收入	小班			米面			上月累计结余	
	中班			荤菜			本月结余	
	大班			蔬菜			本月累计结余	
	托班			豆制品			盈　　%	
				乳制品			亏　　%	
	合计			外购点心		备注		
本月退伙	班级	人数	退额	水果			教工伙食费明细帐	
	小班			油			本月就餐人数	
	中班			调味品			本月收入	
	大班			燃料			本月支出	
	托班						本月结余	
	合计			合计			累计结余	
	减去退额费后 实际费用							

备注：每学期膳食费盈亏不超过±2%左右。

附 录

3岁以下婴幼儿健康养育照护指南(试行)

为贯彻落实《中共中央 国务院关于优化生育政策促进人口长期均衡发展的决定》《国务院办公厅关于促进3岁以下婴幼儿照护服务发展的指导意见》(国办发〔2019〕15号)和《健康儿童行动提升计划(2021—2025年)》(国卫妇幼发〔2021〕33号),提升儿童健康水平,促进儿童早期发展,加强婴幼儿养育照护指导,强化医疗机构通过养育风险筛查与咨询指导、父母课堂、亲子活动、随访等形式,指导家庭养育人掌握科学育儿理念和知识,提高婴幼儿健康养育照护能力和水平,特制定本指南。

一、婴幼儿健康养育照护的重要意义

婴幼儿时期是儿童生长发育的关键时期,这一时期大脑和身体快速发育。为婴幼儿提供良好的养育照护和健康管理,有助于儿童在生理、心理和社会能力等方面得到全面发展,为儿童未来的健康成长奠定基础,并有助于预防成年期心脑血管病、糖尿病、抑郁症等多种疾病的发生。

儿童早期是生命全周期中人力资本投入产出比最高的时期,儿童早期的发展不仅决定了个体的健康状况与发展,也深刻影响着国家人力资源和社会经济发展。对婴幼儿进行良好的养育照护和健康管理是实现儿童早期发展的重要举措。父母是婴幼儿养育照护和健康管理的第一责任人,儿童保健人员要强化对养育人养育照护的咨询指导。

二、婴幼儿健康养育照护的基本理念

理念是行动的先导,科学的养育照护理念是促进婴幼儿健康成长的重要保障。儿童保健人员要指导养育人充分认识健康养育照护的重要意义,树立科学的育儿理念,掌握科学育儿知识和技能。

(一)重视婴幼儿早期全面发展。

0~3岁为婴幼儿期。婴幼儿早期发展是指儿童在这个时期生理、心理和社会能力方面得到全面发展,具体体现在儿童的体格、运动、认知、语言、情感和社会适应能力等各方面的发展。早期发展对婴幼儿的成长具有重要意义,养育人要关注婴幼儿的全面发展。

(二)遵循儿童生长发育规律和特点。

养育照护中养育人要遵循婴幼儿生长发育的规律,尊重个体特点和差异,不盲目攀比,避免揠苗助长。要做好定期健康监测,及时关注婴幼儿生长发育异常表现,做到早发现、早诊断、早干预。

(三)给予儿童恰当积极的回应。

养育人要了解各年龄段婴幼儿身心发展特点,在养育照护中应关注婴幼儿的表情、声音、动作和情绪等表现,理解其所发出的信号和表达的需求,及时给予恰当、积极的回应。

(四) 培养儿童自主和自我调节能力。

婴幼儿的自理能力和良好的行为习惯是在日常生活中逐步养成的。在保证安全的前提下,养育人要为婴幼儿提供自由玩耍的机会,鼓励儿童自由探索,引导婴幼儿发展解决问题的能力和创造力。养育人要帮助婴幼儿建立规律的生活作息,养成良好的生活习惯,逐渐培养其自理能力,不包办代替。养育人要帮助儿童识别自己和他人的情绪,适时建立合理规则,发展儿童的自我调节能力。

(五) 注重亲子陪伴和交流玩耍。

婴幼儿在与养育人的亲密相处中逐渐认识自我、建立自信、培养情感和拓展能力。养育人应充分参与对婴幼儿的养育照护,提供高质量的亲子陪伴与互动,共同感受成长的快乐,建立融洽的亲子关系。交流和玩耍是亲子陪伴的重要内容,也是养育照护中促进婴幼儿早期发展的核心措施。

(六) 将早期学习融入养育照护全过程。

在日常养育过程中,婴幼儿通过模仿、重复、尝试等,发展运动、认知、语言、情感和社会适应等各方面能力。养育人要将早期学习融入婴幼儿养育照护的每个环节,充分利用家庭和社会资源,为婴幼儿提供丰富的早期学习机会。

(七) 努力创建良好的家庭环境。

家庭是婴幼儿早期成长和发展的重要环境。要构建温馨、和睦的家庭氛围,给儿童展现快乐、积极的生活态度,培养积极、乐观的品格。同时,要为婴幼儿提供整洁、安全、有趣的活动空间,有适合其年龄的玩具、图书和生活用品。

(八) 认真学习提高养育素养。

养育人要学习婴幼儿生长发育知识,掌握养育照护和健康管理的各种技能和方法,不断提高科学育儿的能力,在养育的实践中,与儿童同步成长。

养育人的身心健康会影响养育照护过程,从而对儿童健康和发展产生重要影响。养育人应主动关注自身健康,保持健康生活方式,提高生活质量,定期体检,及时发现和缓解养育焦虑,保持身心健康。

三、婴幼儿健康养育照护咨询指导内容

(一) 生长发育监测。

1. 目的和意义。

婴幼儿健康不仅表现为没有疾病或虚弱,还体现在身体、心理和社会功能的完好状态以及潜能的充分发展。监测婴幼儿体格生长、心理行为发育和社会适应能力发展,是保障和促进婴幼儿健康成长的重要手段。

指导养育人了解婴幼儿生长发育的特点,积极参加儿童定期健康检查,开展生长发育家庭监测,并及时发现问题,在医务人员指导下尽早干预,从而促进婴幼儿身心健康发展。

2. 指导要点。

(1) 定期健康检查。

养育人应定期带婴幼儿接受国家基本公共卫生服务项目0~6岁儿童健康管理,1岁以内婴儿应当在出院后1周内、满月、3月龄、6月龄、8月龄和12月龄,1~3岁幼儿在18月龄、24月龄、30月龄和36月龄时监测其健康状况,及早发现消瘦、超重、肥胖、发育迟缓、贫血、维生素D缺乏佝偻病、眼病、听力障碍及龋病等健康问题,查找病因,及时干预。

(2) 体格生长监测。

指导养育人使用0~3岁儿童生长发育监测图(附件1)进行家庭自我监测。若儿童体重、身长(身高)等

体格生长水平低于第3百分位或高于第97百分位,或者出现生长速度平缓或下降或突增,应及时就诊。

(3) 心理行为发育监测。

婴幼儿心理行为发育涉及感知、认知、大运动、精细动作、语言、社会适应与交往等多方面。指导养育人及时了解0~3岁婴幼儿的心理行为发育里程碑;在接受国家基本公共卫生服务项目0~6岁儿童健康检查时,积极配合进行"儿童心理行为发育问题预警征象"筛查(附件2)等儿童心理行为发育检查,及时发现发育偏异的可能和风险,进行进一步评估和早期干预。

(4) 眼病的防控与家庭照护。

指导养育人提高对视力不良和近视的防控意识,引导家庭定期主动接受儿童眼保健和视力检查服务,完成各年龄阶段的眼病筛查、视力和"远视储备量"的监测,以早期发现和治疗早产儿视网膜病变、先天性白内障、视网膜母细胞瘤等致盲性眼病,预防近视的发生。

日常养育照护中应保证婴幼儿充足睡眠、均衡膳食和户外活动时间,减少持续近距离用眼时间,保持婴幼儿眼部清洁卫生。2岁以内不建议观看或使用电子屏幕,2岁以上观看或使用电子屏幕时间每天累计不超过1小时,每次使用时间不超过20分钟。如婴幼儿出现以下症状应及时就诊:不能追视、对外界反应差;看东西时凑近、眯眼、皱眉、斜眼、歪头;瞳孔区发白、畏光、流泪、眼部发红或有脓性分泌物等。

(5) 听力障碍的预防与家庭照护。

指导家庭积极主动接受儿童耳及听力保健服务,注意观察儿童对声音的反应和语言发育的情况。日常养育中,应远离强声或持续噪声环境,避免儿童去有强工业噪声、娱乐性噪声的场所;避免儿童使用耳机;洗澡或游泳时防止呛水和耳部进水;不要自行清洁外耳道,避免损伤;避免头部、耳部外伤和外耳道异物;儿童罹患腮腺炎或脑膜炎后,应注意观察其听力变化。

如发现儿童有以下情形之一,应及时就诊,接受进一步评估:耳部及耳周皮肤异常;外耳道有分泌物或异常气味;有拍打或抓挠耳部的动作;有耳痒、耳痛、耳胀等症状;对声音反应迟钝,或有语言发育迟缓的表现;头常常往一侧歪,或对呼唤无回应。

(6) 龋病的防控与家庭照护。

婴幼儿萌出第一颗乳牙时就应开始清洁牙齿。养育人可根据月龄选用纱布、指套牙刷、儿童常规牙刷早晚为婴幼儿清洁牙齿。建议使用儿童含氟牙膏,牙膏使用量为米粒大小。每次进食后喂白开水或清洁口腔。尽量避免餐间摄入含糖饮食,饮水以白水为主。养育人不应将食物嚼碎后再喂给婴幼儿,不应与婴幼儿共用餐具,婴幼儿喂养器具应经常清洗消毒。

第一颗乳牙萌出到12月龄之间,进行第一次口腔检查和患龋风险评估,之后每3~6个月定期检查。对患龋中、低风险的婴幼儿,每年使用含氟涂料2次;对高风险的婴幼儿,每年使用4次。乳磨牙深窝沟可行窝沟封闭。一旦发现牙齿有颜色、质地及形态的改变建议及时就诊。

(二) 营养与喂养。

1. 目的和意义。

充足的营养和良好的喂养是促进婴幼儿体格生长、机体功能成熟及大脑发育的保障。养成良好的饮食习惯,是培养婴幼儿健康生活方式的重要内容,为成年期健康生活方式奠定基础。

指导养育人掌握母乳喂养、辅食添加、合理膳食、饮食行为等方面的基本知识和操作技能,为婴幼儿提供科学的营养喂养照护,预防儿童营养性疾病的发生,促进儿童健康成长。

2. 指导要点。

(1) 母乳喂养。

① 母乳喂养优点。母乳含有丰富的营养素、免疫活性物质和水分,能够满足0~6个月婴儿生长发育所

需的全部营养,有助于婴幼儿大脑发育,降低婴儿患感冒、肺炎、腹泻等疾病的风险,减少成年后肥胖、糖尿病、心脑血管疾病等慢性病的发生,增进亲子关系,还可以减少母亲产后出血、乳腺癌、卵巢癌的发病风险。

② 母乳喂养方法。出生后尽早进行皮肤接触、早吸吮、早开奶。6个月内的婴儿提倡纯母乳喂养,不需要添加水和其他食物。做到母婴同室、按需哺乳,每日8～10次以上,使婴儿摄入足量乳汁。

③ 促进乳汁分泌的方法。婴儿充分地吸吮是促进乳汁分泌的最有效方法。母亲心情愉悦、睡眠充足、营养均衡也是促进泌乳的重要因素。若持续母乳不足,应在医生评估指导下处理。

④ 早产儿哺乳。母乳喂养是早产儿首选的喂养方式,提倡母亲亲自喂养和袋鼠式护理。对胎龄＜34周、出生体重＜2000克的早产儿或体重增长缓慢者,根据医生指导,在母乳中添加母乳强化剂。

(2) 微量营养素的补充。

① 足月儿生后数日内开始,在医生指导下每天补充维生素D 400国际单位,促进生长发育。纯母乳喂养的足月儿或以母乳喂养为主的足月儿4～6月龄时可根据需要适当补铁,以预防缺铁性贫血的发生。

② 早产或低出生体重儿一般生后数日内开始,在医生指导下,每天补充维生素D 800～1000国际单位,3个月后改为每天400国际单位;出生后2～4周开始,按2毫克/(千克·天)补充铁元素,上述补充量包括配方奶及母乳强化剂中的含量。酌情补充钙、维生素A等营养素。

(3) 辅食添加。

① 添加时间。婴儿6个月起应添加辅食,在合理添加辅食基础上,可继续母乳喂养至2岁及以上。早产儿在校正胎龄4～6月时应添加辅食。

② 添加原则。每次只添加一种新的食物,由少量到多量、由一种到多种,引导婴儿逐步适应。从一种富含铁的泥糊状食物开始,逐渐增加食物种类,逐渐过渡到半固体或固体食物。每引入一种新的食物,适应2～3天后再添加新的食物。

③ 辅食种类。制作辅食的食物包括谷薯类、豆类及坚果类、动物性食物(鱼、禽、肉及内脏)、蛋、含维生素A丰富的蔬果、其他蔬果、奶类及奶制品等7类。添加辅食种类每日不少于4种,并且至少应包括一种动物性食物、一种蔬菜和一种谷薯类食物。6～12月龄阶段的辅食添加对婴儿生长发育尤为重要,要特别注意添加的频次和种类。婴幼儿辅食添加频次、种类不足,将明显影响生长发育,导致贫血、低体重、生长迟缓、智力发育落后等健康问题。6～9月龄婴儿,每天需要添加辅食1～2次。9～12月龄婴儿,每天添加辅食增为2～3次。

④ 合理制作。婴幼儿辅食应单独制作,选用新鲜、优质、无污染的食材和清洁的水制作。烹调宜用蒸、煮、炖、煨等方式,食材要完全去除硬皮、骨、刺、核等,豆类或坚果要充分磨碎。1岁以内婴儿辅食应保持原味,不加盐、糖和调味品,1岁以后辅食要少盐、少糖。鼓励幼儿尝试多样化食物,避免食用经过腌制、卤制、烧烤的食物,以及重油、甜腻、辛辣刺激的重口味食物。

6～24月龄婴幼儿辅食添加要点详见附件3。

(4) 培养良好的饮食习惯。

1岁以后幼儿逐步过渡到独立进食,养育人要为幼儿营造轻松愉快的进食环境,引导而不强迫幼儿进食。安排幼儿与家人一起就餐,并鼓励自主进食。关注幼儿发出的饥饿和饱足信号,及时做出回应。不以食物作为奖励和惩罚手段。幼儿进餐时不观看电视、手机等电子产品,每次进餐时间控制在20分钟左右,最长不宜超过30分钟,并逐渐养成定时进餐和良好的饮食习惯。

(三) 交流与玩耍。

1. 目的和意义。

交流和玩耍是婴幼儿养育照护的重要内容,有利于构建良好的亲子依恋关系和伙伴关系,提升儿童体格生长和运动能力发育水平,促进心理行为和社会能力的发展。

指导养育人重视并掌握亲子交流与玩耍运动的知识与技能,充分利用家庭和社会资源,为儿童提供各种交流玩耍的机会,促进婴幼儿各种能力的协同发展。

2. 指导要点。

(1)亲子交流。

①身体接触。养育人通过抚摸、拥抱等身体的亲密接触进行亲子交流,让婴幼儿感受到养育人的关爱,建立依恋,培养亲情。

②肢体语言。养育人通过眼神、表情、肢体动作等方式,表达对婴幼儿的关注、喜爱、鼓励和安慰,从而进一步增进亲子感情,促进亲子交流互动。

③语言交流。养育人尽早使用语言同婴幼儿进行交流,从简单的语音开始,逐渐提升到单词、短语,再到完整的语句。向婴幼儿描述周围的人、日常用品、活动和事物等,帮助孩子练习听和说,培养理解和表达能力;随着语言能力的提高,要经常为婴幼儿讲故事、读绘本、唱儿歌,多听多说,为婴幼儿提供丰富的语言环境。

(2)玩耍运动。

① 自由玩耍。养育人应利用室内和户外各种条件和场所,与婴幼儿一起进行不拘形式的自由玩耍。主动营造快乐的氛围,关注婴幼儿的好奇心,并通过陪伴、互动、示范等方式引导婴幼儿尝试不同的活动,激发探索的兴趣。

② 亲子游戏。亲子互动游戏是婴幼儿最常见和重要的活动方式,如念儿歌、模仿动物叫声、和婴儿一起模仿打电话、听指令拿东西、躲猫猫、拍手游戏、叫名字、照镜子、指认身体部位等。根据婴幼儿的年龄和发育水平选择玩具,鼓励养育人利用日常用品或自制玩具进行游戏,如用空盒子玩垒高游戏。在亲子游戏中,注重婴幼儿认知、语言、情感及社会交往等能力的发展,提倡父亲参与。

③ 运动锻炼。顺应婴幼儿运动发育规律,充分利用室内外安全和开放的活动场地,提供爬、走、跑、跳等大动作,以及抓握、垒高、涂鸦等精细动作的练习机会。避免婴幼儿久坐超过1小时。幼儿每天身体活动时间至少3小时,其中户外活动时间至少2小时,遇到雾霾、高温等特殊天气宜酌情减少户外活动时间。

不同年龄段的婴幼儿亲子交流与玩耍运动要点详见附件4。

(3) 社交体验。

① 家庭活动。养育人要为婴幼儿提供快乐的家庭生活,包括日常的衣食住行和各种家庭活动。有计划地让幼儿参与力所能及的家务劳动,如练习整理自己的衣物、用品、玩具、书本等,提升生活技能和自理能力。通过走亲访友、家庭聚会、生日和节日活动等家庭活动,帮助婴幼儿学习和他人相处,获得丰富的生活体验。

② 同伴交往。养育人应经常为婴幼儿创造与同龄伙伴交流和玩耍的机会。通过示范和引导,帮助幼儿发展关心、分享、合作等亲社会行为,对积极的行为给予及时肯定和赞赏。在与小朋友交往中,帮助幼儿学习简单的行为规则。关注婴幼儿的情绪变化,通过抚摸、拥抱、柔和的语调等方式缓解其焦虑、恐惧、愤怒等不良情绪。

③ 社区活动。养育人应充分利用社区资源(公园、儿童活动中心、儿童游乐园、文体场所等),带儿童参观、游览、玩耍,接触大自然,获得丰富体验。

(四) 生活照护指导。

1. 目的和意义。

良好的日常生活照护是促进婴幼儿生长发育的基本保障,是养育人实践回应性照护的重要体现,也是建立亲子关系的重要纽带。

指导养育人重视对婴幼儿的生活照护,创设良好的居家环境,掌握日常护理和推拿保健技巧,培养婴幼儿健康的生活方式,养成良好的生活作息习惯。

2. 指导要点。

(1) 居家环境。

① 家庭氛围。营造温馨、和谐、愉快的家庭氛围。在构建良好亲子关系的同时,也要构建良好的夫妻关系和亲友关系,家人之间应充分沟通,保持一致的养育观念和态度。正确处理家庭矛盾,避免对婴幼儿忽视,杜绝虐待婴幼儿和一切形式的家庭暴力。

② 家庭设施。居家环境要整洁、舒适。提供适合婴幼儿年龄特点的用具,如餐具和水杯、儿童便器等。根据婴幼儿发育水平提供适当的玩具、图片和图书等。在合适位置张贴图案简洁、色彩鲜艳、富有童趣的挂图。

③ 儿童空间。家庭中设置相对固定和安全的婴幼儿活动区域,空间和设施要符合婴幼儿的特点和发育水平。

(2) 日常护理。

① 衣着护理。为婴幼儿提供合格、舒适、清洁、安全的衣物。穿衣或换尿布时,注意观察婴幼儿的反应,通过表情、语言等给予回应和互动,逐步引导婴儿学会主动配合和自主穿衣。

② 盥洗护理。重视婴幼儿个人卫生,经常为婴幼儿洗澡,且养育人应全程在场。借助唱儿歌、讲故事等方式为婴幼儿示范正确的洗手、洗脸、刷牙等盥洗方法,引导和鼓励幼儿自己动手。

③ 大小便护理。关注婴幼儿大小便前的动作和表情,掌握其时间规律,固定大小便场所,逐步培养幼儿表达大小便的方式,2岁后逐渐减少白天使用尿布的时间。

(3) 推拿保健。

指导养育人学会使用摩腹、捏脊等婴幼儿常见推拿保健方法,对婴幼儿进行日常推拿保健,增强婴幼儿体质。

(4) 睡眠照护。

① 睡眠环境。卧室应安静、空气新鲜,室内温度20℃～25℃为宜。白天不必过度遮蔽光线,夜晚睡后熄灯。卧室不宜放置电视等视屏类产品。

② 睡眠时间。保证婴幼儿的充足睡眠,每天总睡眠时间在婴儿期为12～17小时,幼儿期为10～14小时。婴幼儿夜间睡眠时间应达到8小时以上。

③ 入睡方式。培养婴幼儿自主入睡习惯,敏感识别婴幼儿睡眠信号,及时让其独立入睡,避免养成抱睡、摇睡、含乳头睡等不良入睡习惯。

(五) 伤害预防。

1. 目的和意义。

预防伤害是养育人的基本责任,对婴幼儿一生的健康至关重要,也是帮助婴幼儿养成安全意识和行为习惯的重要内容。

指导养育人树立预防婴幼儿伤害的意识,牢记婴幼儿不能离开养育人的视线范围,养成安全看护的行为习惯,提升环境安全水平,掌握常用急救技能,预防婴幼儿伤害发生。

2. 指导要点。

(1) 加强看护。

① 专心看护。看护婴幼儿时,不应同时使用手机等电子设备,不从事其他非必要活动。多人与婴幼

儿一起时，应明确一人负责照护。

② 近距离看护。与婴幼儿保持较近的距离。婴幼儿在水中或水边、高处、身边有动物等情况下，与婴幼儿保持伸手可及的距离。

③ 看护禁忌。不让婴幼儿处在无人看护的状态下，不与婴幼儿做不安全的游戏，不让未成年人看护婴幼儿。

④ 行为示范。养育人自身遵守安全规则，在日常看护中为幼儿做出安全示范，教会其识别伤害风险，提升幼儿的安全意识，帮助其建立安全行为习惯。

（2）营造安全环境。

① 清除隐患。随时排查和清除婴幼儿活动区域内的尖锐物品，可放入口、鼻、耳的小件物品或食物，破损玩具，不安全的运动娱乐设备和电器、药物、化学品等。

② 隔离危险。楼梯、厨房应安装护栏、门栏，将药物、日用化学品、热物、刀具、电源、电器放置在婴幼儿无法接触到的固定位置，水池、沟渠要安装护栏，水桶、水盆、井等要加盖。

③ 使用安全产品。选择有安全质量认证的、适龄的玩具和儿童用品。使用儿童安全座椅、家具防护角、窗户锁等安全相关产品。

（3）紧急处置。

① 心肺复苏。养育人应主动学习并掌握婴幼儿意识、呼吸、心跳的判断方法，不同年龄段婴幼儿心肺复苏方法。

② 常见伤害处置。养育人应主动学习基本的院前止血、包扎、固定、搬运技术。学会用腹部冲击法、背部叩击法、胸部冲击法等，处置婴幼儿气道异物梗阻。掌握烧烫伤后用凉水冲洗、浸泡，安全去除伤处衣物，防止创面感染的现场处理方法。

③ 虐待暴力处置。注意观察婴幼儿，怀疑婴幼儿遭受虐待或暴力时，应及时寻求专业部门的援助，并向公安机关等部门报告。

（六）常见健康问题的防控及照护。

1. 目的和意义。

定期接受健康检查、及时接种疫苗是预防婴幼儿常见健康问题的必要策略，也是婴幼儿健康成长的重要保障。

通过指导，使养育人了解、辨识婴幼儿常见健康问题，掌握相应的家庭护理技能。

2. 指导要点。

（1）高危儿家庭护理。

对存在健康风险因素的高危儿，如早产儿、出生低体重儿、有出生并发症的新生儿等，要指导养育人及时就诊，在医生指导下进行家庭干预和护理。

（2）营养性疾病的防控。

① 缺铁性贫血。婴儿6月龄起，要及时添加富含铁的食物，以预防缺铁性贫血。发生缺铁性贫血应按医嘱及时补充铁剂。

② 营养不良。要合理添加辅食，保障婴幼儿生长所需能量、蛋白质及其他营养素。连续两次体重增长不良或营养改善3～6个月后身长仍增长不良者，需到专科门诊进行会诊治疗。强化儿童营养与喂养指导，提倡吃动并重，预防和减少儿童超重和肥胖。

③ 维生素D缺乏性佝偻病。发病高峰在3～18月龄。婴幼儿出生数日后即可开始补充维生素D，尽早进行户外活动，充分暴露身体部位，可预防佝偻病发生。发生维生素D缺乏性佝偻病应按医嘱

治疗。

(3) 传染病的预防与家庭护理。

幼儿急疹、风疹、手足口病、水痘、流感等为婴幼儿常见传染病。养育人应及时为婴幼儿接种疫苗,保持室内空气流通,注意个人卫生,积极进行运动锻炼,传染病流行期间不去人多聚集的地方,预防传染病的发生。婴幼儿患病期间要遵医嘱进行治疗,做好隔离和环境物品的清洁消毒,注意休息和营养,做好口腔、皮肤等的护理。

(4) 危重症识别。

婴幼儿如出现以下症状建议立即就诊:精神状态较平时差,进食量明显减少,不能喝水或吃奶;抽搐或囟门凸起;频繁呕吐;呼吸加快(1分钟计数呼吸次数,<2月龄超过60次、2~12月龄超过50次、2~3岁超过40次);鼻翼扇动、胸凹陷等呼吸困难,呼吸暂停伴紫绀;腹泻水样大便持续2~3天,大便带血,小便明显减少或无尿;眼窝凹陷或囟门凹陷,皮肤缺乏弹性,哭时泪少;脐部脓性分泌物多,脐周皮肤发红和肿胀;新生儿皮肤严重黄染(手掌或足底)、皮肤脓疱;眼或耳部有脓性分泌物。

附件:1. 0~3岁儿童生长发育监测图
      2. 儿童心理行为发育问题预警征象筛查表
      3. 6~24月龄婴幼儿辅食添加要点
      4. 婴幼儿亲子交流与玩耍要点

附件1

0~3岁儿童生长发育监测图

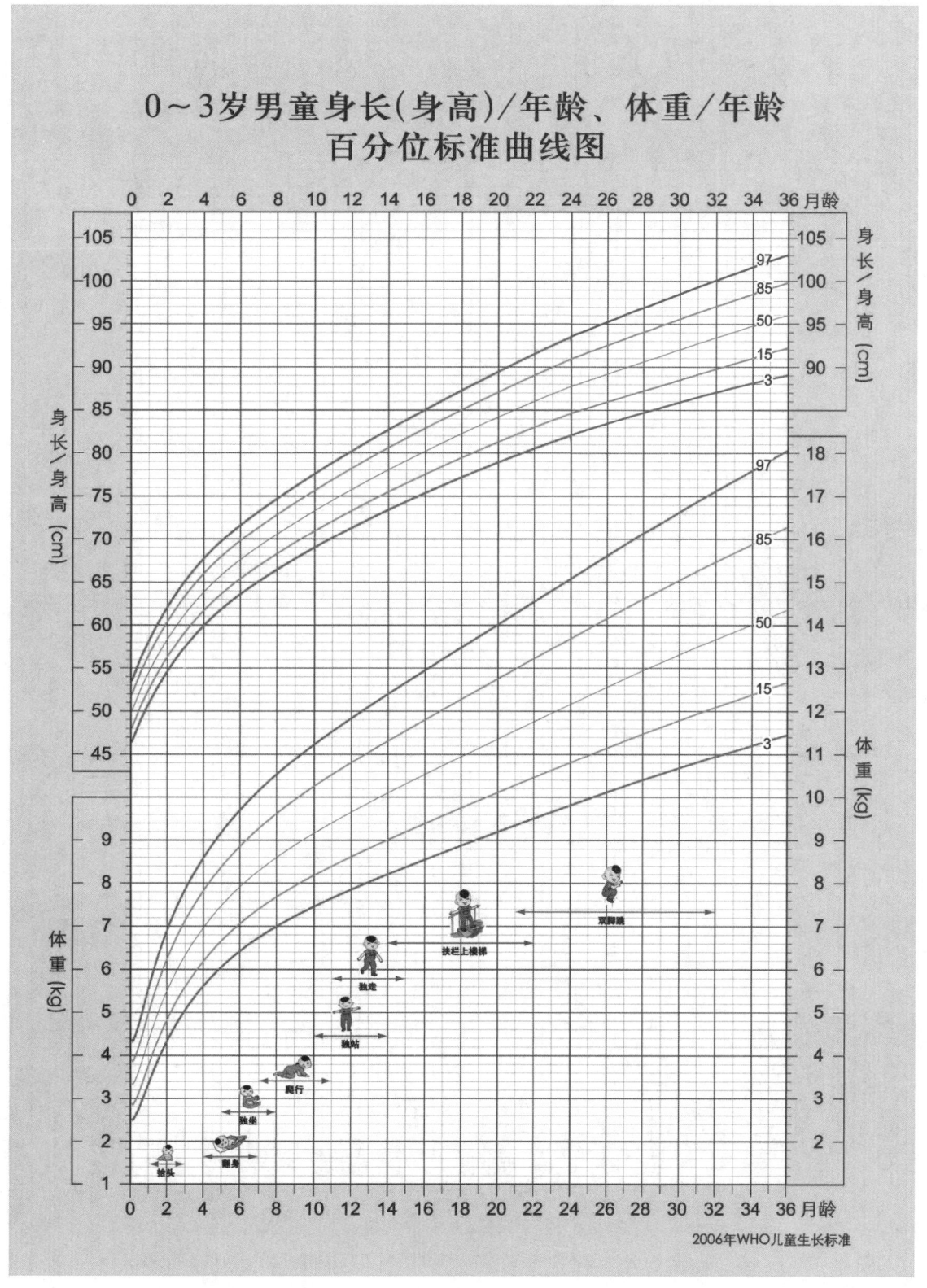

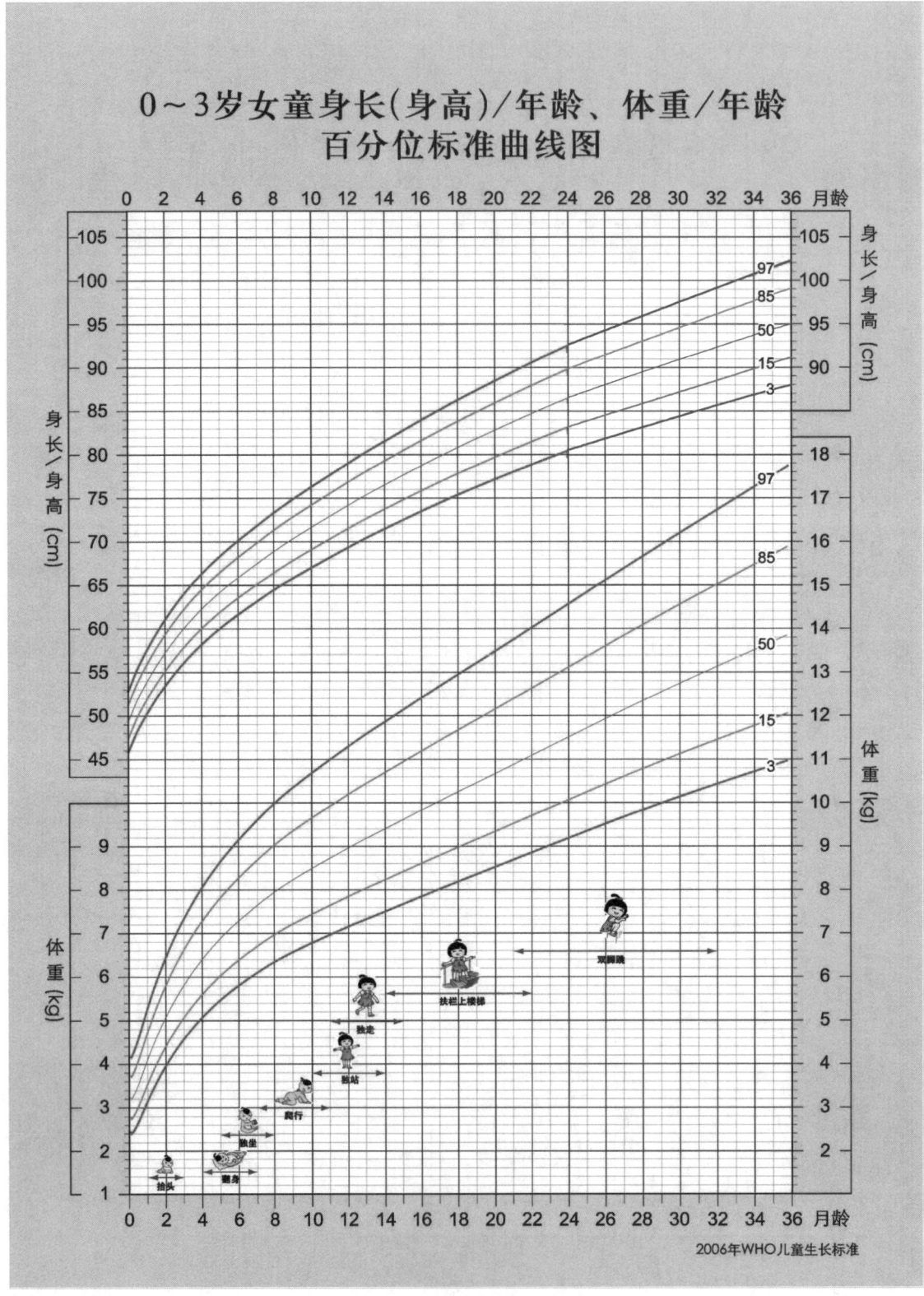

附件2

儿童心理行为发育问题预警征象筛查表

年龄	预警征象		年龄	预警征象	
3月	1 对很大声音没有反应	□	6月	1 发音少，不会笑出声	□
	2 逗引时不发音或不会微笑	□		2 不会伸手抓物	□
	3 不注视人脸，不追视移动人或物品	□		3 紧握拳松不开	□
	4 俯卧时不会抬头	□		4 不能扶坐	□
8月	1 听到声音无应答	□	12月	1 呼唤名字无反应	□
	2 不会区分生人和熟人	□		2 不会模仿"再见"或"欢迎"动作	□
	3 双手间不会传递玩具	□		3 不会用拇食指对捏小物品	□
	4 不会独坐	□		4 不会扶物站立	□
18月	1 不会有意识叫"爸爸"或"妈妈"	□	24月	1 不会说3个物品的名称	□
	2 不会按要求指人或物	□		2 不会按吩咐做简单事情	□
	3 与人无目光交流	□		3 不会用勺吃饭	□
	4 不会独走	□		4 不会扶栏上楼梯/台阶	□
30月	1 不会说2—3个字的短语	□	36月	1 不会说自己的名字	□
	2 兴趣单一、刻板	□		2 不会玩"拿棍当马骑"等假想游戏	□
	3 不会示意大小便	□		3 不会模仿画圆	□
	4 不会跑	□		4 不会双脚跳	□
4岁	1 不会说带形容词的句子	□	5岁	1 不能简单叙说事情经过	□
	2 不能按要求等待或轮流	□		2 不知道自己的性别	□
	3 不会独立穿衣	□		3 不会用筷子吃饭	□
	4 不会单脚站立	□		4 不会单脚跳	□
6岁	1 不会表达自己的感受或想法	□			
	2 不会玩角色扮演的集体游戏	□			
	3 不会画方形	□			
	4 不会奔跑	□			

注：适用于0～6岁儿童。检查有无相应月龄的预警征象，发现相应情况在"□"内打"√"。该年龄段任何一条预警征象阳性，提示有发育偏异的可能。

附件 3

6～24 月龄婴幼儿辅食添加要点

月龄	频次（每天）	母乳之外食物 每餐平均进食量	食物质地 （稠度/浓度）	食物种类
6 个月之后 （6 月龄） 开始添加辅食	继续母乳喂养 ＋ 从 1 次开始添加泥糊状食物逐渐推进到 2 次	从尝一尝开始 逐渐增加到 2～3 小勺	稠粥/肉泥/菜泥	辅食主要包括以下 7 类： 1. 谷薯/主食类（稠粥、软饭、面条、土豆等） 2. 动物性食物（鱼、禽、肉及内脏） 3. 蛋类 4. 奶类和奶制品（以动物乳、酸奶、奶为主要原料的食物等） 5. 豆类和坚果制品（豆浆、豆腐、芝麻酱、花生酱等） 6. 富含维生素 A 的蔬菜和水果（南瓜、红心红薯、芒果等） 7. 其他蔬菜和水果（白菜、西蓝花、苹果、梨等） ＊添加辅食种类每日不少于 4 种，并且至少应包括一种动物性食物、一种蔬菜和一种谷薯类食物
6～9 月龄	继续母乳喂养 ＋ 逐渐推进（半）固体食物摄入到 1～2 次	每餐 2～3 勺 逐渐增加到 1/2 碗 （250 ml 的碗）	稠粥/糊糊/捣烂/煮烂的家庭食物	
9～12 月龄	逐渐推进（半）固体食物摄入到 2～3 次 ＋ 继续母乳喂养	1/2 碗 （250 ml 的碗）	细细切碎的家庭食物/手指食物/条状食物	
12～24 月龄	3 次家庭食物进餐 ＋ 2 次加餐 ＋ 继续母乳喂养	3/4 碗到 1 整碗 （250 ml 的碗）	软烂的家庭食物	

附件 4

婴幼儿亲子交流与玩耍要点

0～1月龄	1～3月龄	3～6月龄
交流：注视新生儿的眼睛，温柔地与他（她）说话，尤其是哺乳、照护的时候，让新生儿看养育人的脸，听养育人的声音。	**交流**：在喂奶时或孩子清醒时，对着他（她）笑，模仿他（她）的声音和他（她）说话交流。	**交流**：经常和孩子说话、逗笑，通过模仿他（她）的声音、表情和动作与他（她）交流。
玩耍：让新生儿看、听，接触养育人，自由地活动四肢；轻轻地抚摸和怀抱他（她），与他（她）亲密皮肤接触会更好。	**玩耍**：让孩子看、听，接触养育人，自由地活动四肢；在床上、炕上帮助婴儿俯卧、抬头；慢慢移动彩色玩具或物品让他（她）看、触摸，可用红球、绳子串起的圆环做玩具。	**玩耍**：多让孩子俯卧、抬头，帮助他（她）翻身，让孩子伸手去够、抓握玩具，可用不同质地的，如布或塑料瓶做的玩具。
6～9月龄	9～12月龄	12～18月龄
交流：对孩子的声音和兴趣给予回应，叫他（她）名字观察反应，用布遮住脸玩"躲猫猫"，和他（她）说看到的人或物品。	**交流**：教孩子认家中物品、人及身体部位，和孩子说话、唱歌，结合场景边说边做手势，如拍手"欢迎"、挥手"再见"。可用具有五官的娃娃作玩具。	**交流**：问孩子简单的问题，回应他（她）说的话。用简单的指令调动他（她）的活动，如"把杯子给我"；鼓励他（她）称呼周围的人，看物品和图片，说出名称。
玩耍：让孩子练习坐，在床上、炕上翻滚，给他（她）提供一些干净、安全的家庭物品，让他（她）抓握、传递、敲打，可用杯子、勺子做玩具。	**玩耍**：鼓励孩子爬行、站立和扶走，让他（她）练习用拇食指捏小物品。把玩具放在布下面与孩子玩"藏猫猫"。	**玩耍**：鼓励孩子独自行走、蹲下和站起，握笔涂画，用套叠杯、碗、饮料瓶玩堆叠游戏，或把物品放进容器再拿出来。

续　表

18～24月龄	24～36月龄
交流：与孩子一起看图画书，讲故事、说儿歌，尝试和他（她）讨论图画书的内容；教他（她）说自己的姓名、性别，教他（她）认识物品的形状、颜色、用途。	**交流**：与孩子多说话，问他（她）问题并耐心等待他（她）的回答，用清晰、正确的发音回应他（她）说的话。带他（她）边看大自然、图画书和物品，边和他（她）交谈。
玩耍：让孩子练习单脚站立、双脚蹦跳、踢球等，培养他（她）自己洗手、吃饭、扣扣子、穿鞋等生活自理能力；鼓励他（她）与小朋友玩"开火车"、"骑竹竿"等游戏。	**玩耍**：多户外活动，鼓励孩子扶着支撑物上下台阶，玩扔球、踢球，练习翻书、拧开瓶盖。引导他（她）玩给娃娃喂饭等模仿性游戏。

幼儿园工作规程

(2016年3月1日起施行)

第一章 总 则

第一条 为了加强幼儿园的科学管理,规范办园行为,提高保育和教育质量,促进幼儿身心健康,依据《中华人民共和国教育法》等法律法规,制定本规程。

第二条 幼儿园是对3周岁以上学龄前幼儿实施保育和教育的机构。幼儿园教育是基础教育的重要组成部分,是学校教育制度的基础阶段。

第三条 幼儿园的任务是:贯彻国家的教育方针,按照保育与教育相结合的原则,遵循幼儿身心发展特点和规律,实施德、智、体、美等方面全面发展的教育,促进幼儿身心和谐发展。

幼儿园同时面向幼儿家长提供科学育儿指导。

第四条 幼儿园适龄幼儿一般为3周岁至6周岁。

幼儿园一般为三年制。

第五条 幼儿园保育和教育的主要目标是:

(一)促进幼儿身体正常发育和机能的协调发展,增强体质,促进心理健康,培养良好的生活习惯、卫生习惯和参加体育活动的兴趣。

(二)发展幼儿智力,培养正确运用感官和运用语言交往的基本能力,增进对环境的认识,培养有益的兴趣和求知欲望,培养初步的动手探究能力。

(三)萌发幼儿爱祖国、爱家乡、爱集体、爱劳动、爱科学的情感,培养诚实、自信、友爱、勇敢、勤学、好问、爱护公物、克服困难、讲礼貌、守纪律等良好的品德行为和习惯,以及活泼开朗的性格。

(四)培养幼儿初步感受美和表现美的情趣和能力。

第六条 幼儿园教职工应当尊重、爱护幼儿,严禁虐待、歧视、体罚和变相体罚、侮辱幼儿人格等损害幼儿身心健康的行为。

第七条 幼儿园可分为全日制、半日制、定时制、季节制和寄宿制等。上述形式可分别设置,也可混合设置。

第二章 幼儿入园和编班

第八条 幼儿园每年秋季招生。平时如有缺额,可随时补招。

幼儿园对烈士子女、家中无人照顾的残疾人子女、孤儿、家庭经济困难幼儿、具有接受普通教育能力的残疾儿童等入园,按照国家和地方的有关规定予以照顾。

第九条 企业、事业单位和机关、团体、部队设置的幼儿园,除招收本单位工作人员的子女外,应当积极创造条件向社会开放,招收附近居民子女入园。

第十条 幼儿入园前,应当按照卫生部门制定的卫生保健制度进行健康检查,合格者方可入园。

幼儿入园除进行健康检查外,禁止任何形式的考试或测查。

第十一条 幼儿园规模应当有利于幼儿身心健康,便于管理,一般不超过360人。

幼儿园每班幼儿人数一般为：小班（3周岁至4周岁）25人，中班（4周岁至5周岁）30人，大班（5周岁至6周岁）35人，混合班30人。寄宿制幼儿园每班幼儿人数酌减。

幼儿园可以按年龄分别编班，也可以混合编班。

第三章　幼儿园的安全

第十二条　幼儿园应当严格执行国家和地方幼儿园安全管理的相关规定，建立健全门卫、房屋、设备、消防、交通、食品、药物、幼儿接送交接、活动组织和幼儿就寝值守等安全防护和检查制度，建立安全责任制和应急预案。

第十三条　幼儿园的园舍应当符合国家和地方的建设标准，以及相关安全、卫生等方面的规范，定期检查维护，保障安全。幼儿园不得设置在污染区和危险区，不得使用危房。

幼儿园的设备设施、装修装饰材料、用品用具和玩教具材料等，应当符合国家相关的安全质量标准和环保要求。

入园幼儿应当由监护人或者其委托的成年人接送。

第十四条　幼儿园应当严格执行国家有关食品药品安全的法律法规，保障饮食饮水卫生安全。

第十五条　幼儿园教职工必须具有安全意识，掌握基本急救常识和防范、避险、逃生、自救的基本方法，在紧急情况下应当优先保护幼儿的人身安全。

幼儿园应当把安全教育融入一日生活，并定期组织开展多种形式的安全教育和事故预防演练。

幼儿园应当结合幼儿年龄特点和接受能力开展反家庭暴力教育，发现幼儿遭受或者疑似遭受家庭暴力的，应当依法及时向公安机关报案。

第十六条　幼儿园应当投保校方责任险。

第四章　幼儿园的卫生保健

第十七条　幼儿园必须切实做好幼儿生理和心理卫生保健工作。

幼儿园应当严格执行《托儿所幼儿园卫生保健管理办法》以及其他有关卫生保健的法规、规章和制度。

第十八条　幼儿园应当制定合理的幼儿一日生活作息制度。正餐间隔时间为3.5－4小时。在正常情况下，幼儿户外活动时间（包括户外体育活动时间）每天不得少于2小时，寄宿制幼儿园不得少于3小时；高寒、高温地区可酌情增减。

第十九条　幼儿园应当建立幼儿健康检查制度和幼儿健康卡或档案。每年体检一次，每半年测身高、视力一次，每季度量体重一次；注意幼儿口腔卫生，保护幼儿视力。

幼儿园对幼儿健康发展状况定期进行分析、评价，及时向家长反馈结果。

幼儿园应当关注幼儿心理健康，注重满足幼儿的发展需要，保持幼儿积极的情绪状态，让幼儿感受到尊重和接纳。

第二十条　幼儿园应当建立卫生消毒、晨检、午检制度和病儿隔离制度，配合卫生部门做好计划免疫工作。

幼儿园应当建立传染病预防和管理制度，制定突发传染病应急预案，认真做好疾病防控工作。

幼儿园应当建立患病幼儿用药的委托交接制度，未经监护人委托或者同意，幼儿园不得给幼儿用药。幼儿园应当妥善管理药品，保证幼儿用药安全。

幼儿园内禁止吸烟、饮酒。

第二十一条　供给膳食的幼儿园应当为幼儿提供安全卫生的食品，编制营养平衡的幼儿食谱，定期计算和分析幼儿的进食量和营养素摄取量，保证幼儿合理膳食。

幼儿园应当每周向家长公示幼儿食谱,并按照相关规定进行食品留样。

第二十二条 幼儿园应当配备必要的设备设施,及时为幼儿提供安全卫生的饮用水。

幼儿园应当培养幼儿良好的大小便习惯,不得限制幼儿便溺的次数、时间等。

第二十三条 幼儿园应当积极开展适合幼儿的体育活动,充分利用日光、空气、水等自然因素以及本地自然环境,有计划地锻炼幼儿肌体,增强身体的适应和抵抗能力。正常情况下,每日户外体育活动不得少于1小时。

幼儿园在开展体育活动时,应当对体弱或有残疾的幼儿予以特殊照顾。

第二十四条 幼儿园夏季要做好防暑降温工作,冬季要做好防寒保暖工作,防止中暑和冻伤。

第五章 幼儿园的教育

第二十五条 幼儿园教育应当贯彻以下原则和要求:

(一)德、智、体、美等方面的教育应当互相渗透,有机结合。

(二)遵循幼儿身心发展规律,符合幼儿年龄特点,注重个体差异,因人施教,引导幼儿个性健康发展。

(三)面向全体幼儿,热爱幼儿,坚持积极鼓励、启发引导的正面教育。

(四)综合组织健康、语言、社会、科学、艺术各领域的教育内容,渗透于幼儿一日生活的各项活动中,充分发挥各种教育手段的交互作用。

(五)以游戏为基本活动,寓教育于各项活动之中。

(六)创设与教育相适应的良好环境,为幼儿提供活动和表现能力的机会与条件。

第二十六条 幼儿一日活动的组织应当动静交替,注重幼儿的直接感知、实际操作和亲身体验,保证幼儿愉快的、有益的自由活动。

第二十七条 幼儿园日常生活组织,应当从实际出发,建立必要、合理的常规,坚持一贯性和灵活性相结合,培养幼儿的良好习惯和初步的生活自理能力。

第二十八条 幼儿园应当为幼儿提供丰富多样的教育活动。

教育活动内容应当根据教育目标、幼儿的实际水平和兴趣确定,以循序渐进为原则,有计划地选择和组织。

教育活动的组织应当灵活地运用集体、小组和个别活动等形式,为每个幼儿提供充分参与的机会,满足幼儿多方面发展的需要,促进每个幼儿在不同水平上得到发展。

教育活动的过程应注重支持幼儿的主动探索、操作实践、合作交流和表达表现,不应片面追求活动结果。

第二十九条 幼儿园应当将游戏作为对幼儿进行全面发展教育的重要形式。

幼儿园应当因地制宜创设游戏条件,提供丰富、适宜的游戏材料,保证充足的游戏时间,开展多种游戏。

幼儿园应当根据幼儿的年龄特点指导游戏,鼓励和支持幼儿根据自身兴趣、需要和经验水平,自主选择游戏内容、游戏材料和伙伴,使幼儿在游戏过程中获得积极的情绪情感,促进幼儿能力和个性的全面发展。

第三十条 幼儿园应当将环境作为重要的教育资源,合理利用室内外环境,创设开放的、多样的区域活动空间,提供适合幼儿年龄特点的丰富的玩具、操作材料和幼儿读物,支持幼儿自主选择和主动学习,激发幼儿学习的兴趣与探究的愿望。

幼儿园应当营造尊重、接纳和关爱的氛围,建立良好的同伴和师生关系。

幼儿园应当充分利用家庭和社区的有利条件，丰富和拓展幼儿园的教育资源。

第三十一条 幼儿园的品德教育应当以情感教育和培养良好行为习惯为主，注重潜移默化的影响，并贯穿于幼儿生活以及各项活动之中。

第三十二条 幼儿园应当充分尊重幼儿的个体差异，根据幼儿不同的心理发展水平，研究有效的活动形式和方法，注重培养幼儿良好的个性心理品质。

幼儿园应当为在园残疾儿童提供更多的帮助和指导。

第三十三条 幼儿园和小学应当密切联系，互相配合，注意两个阶段教育的相互衔接。

幼儿园不得提前教授小学教育内容，不得开展任何违背幼儿身心发展规律的活动。

第六章 幼儿园的园舍、设备

第三十四条 幼儿园应当按照国家的相关规定设活动室、寝室、卫生间、保健室、综合活动室、厨房和办公用房等，并达到相应的建设标准。有条件的幼儿园应当优先扩大幼儿游戏和活动空间。

寄宿制幼儿园应当增设隔离室、浴室和教职工值班室等。

第三十五条 幼儿园应当有与其规模相适应的户外活动场地，配备必要的游戏和体育活动设施，创造条件开辟沙地、水池、种植园地等，并根据幼儿活动的需要绿化、美化园地。

第三十六条 幼儿园应当配备适合幼儿特点的桌椅、玩具架、盥洗卫生用具，以及必要的玩教具、图书和乐器等。

玩教具应当具有教育意义并符合安全、卫生要求。幼儿园应当因地制宜，就地取材，自制玩教具。

第三十七条 幼儿园的建筑规划面积、建筑设计和功能要求，以及设施设备、玩教具配备，按照国家和地方的相关规定执行。

第七章 幼儿园的教职工

第三十八条 幼儿园按照国家相关规定设园长、副园长、教师、保育员、卫生保健人员、炊事员和其他工作人员等岗位，配足配齐教职工。

第三十九条 幼儿园教职工应当贯彻国家教育方针，具有良好品德，热爱教育事业，尊重和爱护幼儿，具有专业知识和技能以及相应的文化和专业素养，为人师表，忠于职责，身心健康。

幼儿园教职工患传染病期间暂停在幼儿园的工作。有犯罪、吸毒记录和精神病史者不得在幼儿园工作。

第四十条 幼儿园园长应当符合本规程第三十九条规定，并应当具有《教师资格条例》规定的教师资格、具备大专以上学历、有三年以上幼儿园工作经历和一定的组织管理能力，并取得幼儿园园长岗位培训合格证书。

幼儿园园长由举办者任命或者聘任，并报当地主管的教育行政部门备案。

幼儿园园长负责幼儿园的全面工作，主要职责如下：

（一）贯彻执行国家的有关法律、法规、方针、政策和地方的相关规定，负责建立并组织执行幼儿园的各项规章制度；

（二）负责保育教育、卫生保健、安全保卫工作；

（三）负责按照有关规定聘任、调配教职工，指导、检查和评估教师以及其他工作人员的工作，并给予奖惩；

（四）负责教职工的思想工作，组织业务学习，并为他们的学习、进修、教育研究创造必要的条件；

（五）关心教职工的身心健康，维护他们的合法权益，改善他们的工作条件；

（六）组织管理园舍、设备和经费；

（七）组织和指导家长工作；

（八）负责与社区的联系和合作。

第四十一条 幼儿园教师必须具有《教师资格条例》规定的幼儿园教师资格，并符合本规程第三十九条规定。

幼儿园教师实行聘任制。

幼儿园教师对本班工作全面负责，其主要职责如下：

（一）观察了解幼儿，依据国家有关规定，结合本班幼儿的发展水平和兴趣需要，制订和执行教育工作计划，合理安排幼儿一日生活；

（二）创设良好的教育环境，合理组织教育内容，提供丰富的玩具和游戏材料，开展适宜的教育活动；

（三）严格执行幼儿园安全、卫生保健制度，指导并配合保育员管理本班幼儿生活，做好卫生保健工作；

（四）与家长保持经常联系，了解幼儿家庭的教育环境，商讨符合幼儿特点的教育措施，相互配合共同完成教育任务；

（五）参加业务学习和保育教育研究活动；

（六）定期总结评估保教工作实效，接受园长的指导和检查。

第四十二条 幼儿园保育员应当符合本规程第三十九条规定，并应当具备高中毕业以上学历，受过幼儿保育职业培训。

幼儿园保育员的主要职责如下：

（一）负责本班房舍、设备、环境的清洁卫生和消毒工作；

（二）在教师指导下，科学照料和管理幼儿生活，并配合本班教师组织教育活动；

（三）在卫生保健人员和本班教师指导下，严格执行幼儿园安全、卫生保健制度；

（四）妥善保管幼儿衣物和本班的设备、用具。

第四十三条 幼儿园卫生保健人员除符合本规程第三十九条规定外，医师应当取得卫生行政部门颁发的《医师执业证书》；护士应当取得《护士执业证书》；保健员应当具有高中毕业以上学历，并经过当地妇幼保健机构组织的卫生保健专业知识培训。

幼儿园卫生保健人员对全园幼儿身体健康负责，其主要职责如下：

（一）协助园长组织实施有关卫生保健方面的法规、规章和制度，并监督执行；

（二）负责指导调配幼儿膳食，检查食品、饮水和环境卫生；

（三）负责晨检、午检和健康观察，做好幼儿营养、生长发育的监测和评价；定期组织幼儿健康体检，做好幼儿健康档案管理；

（四）密切与当地卫生保健机构的联系，协助做好疾病防控和计划免疫工作；

（五）向幼儿园教职工和家长进行卫生保健宣传和指导；

（六）妥善管理医疗器械、消毒用具和药品。

第四十四条 幼儿园其他工作人员的资格和职责，按照国家和地方的有关规定执行。

第四十五条 对认真履行职责、成绩优良的幼儿园教职工，应当按照有关规定给予奖励。

对不履行职责的幼儿园教职工，应当视情节轻重，依法依规给予相应处分。

第八章　幼儿园的经费

第四十六条 幼儿园的经费由举办者依法筹措，保障有必备的办园资金和稳定的经费来源。

按照国家和地方相关规定接受财政扶持的提供普惠性服务的国有企事业单位办园、集体办园和民办园等幼儿园,应当接受财务、审计等有关部门的监督检查。

第四十七条 幼儿园收费按照国家和地方的有关规定执行。

幼儿园实行收费公示制度,收费项目和标准向家长公示,接受社会监督,不得以任何名义收取与新生入园相挂钩的赞助费。

幼儿园不得以培养幼儿某种专项技能、组织或参与竞赛等为由,另外收取费用;不得以营利为目的组织幼儿表演、竞赛等活动。

第四十八条 幼儿园的经费应当按照规定的使用范围合理开支,坚持专款专用,不得挪作他用。

第四十九条 幼儿园举办者筹措的经费,应当保证保育和教育的需要,有一定比例用于改善办园条件和开展教职工培训。

第五十条 幼儿膳食费应当实行民主管理制度,保证全部用于幼儿膳食,每月向家长公布账目。

第五十一条 幼儿园应当建立经费预算和决算审核制度,经费预算和决算应当提交园务委员会审议,并接受财务和审计部门的监督检查。

幼儿园应当依法建立资产配置、使用、处置、产权登记、信息管理等管理制度,严格执行有关财务制度。

第九章 幼儿园、家庭和社区

第五十二条 幼儿园应当主动与幼儿家庭沟通合作,为家长提供科学育儿宣传指导,帮助家长创设良好的家庭教育环境,共同担负教育幼儿的任务。

第五十三条 幼儿园应当建立幼儿园与家长联系的制度。幼儿园可采取多种形式,指导家长正确了解幼儿园保育和教育的内容、方法,定期召开家长会议,并接待家长的来访和咨询。

幼儿园应当认真分析、吸收家长对幼儿园教育与管理工作的意见与建议。

幼儿园应当建立家长开放日制度。

第五十四条 幼儿园应当成立家长委员会。

家长委员会的主要任务是:对幼儿园重要决策和事关幼儿切身利益的事项提出意见和建议;发挥家长的专业和资源优势,支持幼儿园保育教育工作;帮助家长了解幼儿园工作计划和要求,协助幼儿园开展家庭教育指导和交流。

家长委员会在幼儿园园长指导下工作。

第五十五条 幼儿园应当加强与社区的联系与合作,面向社区宣传科学育儿知识,开展灵活多样的公益性早期教育服务,争取社区对幼儿园的多方面支持。

第十章 幼儿园的管理

第五十六条 幼儿园实行园长负责制。

幼儿园应当建立园务委员会。园务委员会由园长、副园长、党组织负责人和保教、卫生保健、财会等方面工作人员的代表以及幼儿家长代表组成。园长任园务委员会主任。

园长定期召开园务委员会会议,遇重大问题可临时召集,对规章制度的建立、修改、废除,全园工作计划,工作总结,人员奖惩,财务预算和决算方案,以及其他涉及全园工作的重要问题进行审议。

第五十七条 幼儿园应当加强党组织建设,充分发挥党组织政治核心作用、战斗堡垒作用。幼儿园应当为工会、共青团等其他组织开展工作创造有利条件,充分发挥其在幼儿园工作中的作用。

第五十八条 幼儿园应当建立教职工大会制度或者教职工代表大会制度,依法加强民主管理和监督。

第五十九条 幼儿园应当建立教研制度,研究解决保教工作中的实际问题。

第六十条 幼儿园应当制订年度工作计划,定期部署、总结和报告工作。每学年年末应当向教育等行政主管部门报告工作,必要时随时报告。

第六十一条 幼儿园应当接受上级教育、卫生、公安、消防等部门的检查、监督和指导,如实报告工作和反映情况。幼儿园应当依法接受教育督导部门的督导。

第六十二条 幼儿园应当建立业务档案、财务管理、园务会议、人员奖惩、安全管理以及与家庭、小学联系等制度。

幼儿园应当建立信息管理制度,按照规定采集、更新、报送幼儿园管理信息系统的相关信息,每年向主管教育行政部门报送统计信息。

第六十三条 幼儿园教师依法享受寒暑假期的带薪休假。幼儿园应当创造条件,在寒暑假期间,安排工作人员轮流休假。具体办法由举办者制定。

第十一章 附 则

第六十四条 本规程适用于城乡各类幼儿园。

第六十五条 省、自治区、直辖市教育行政部门可根据本规程,制订具体实施办法。

第六十六条 本规程自 2016 年 3 月 1 日起施行。1996 年 3 月 9 日由原国家教育委员会令第 25 号发布的《幼儿园工作规程》同时废止。

学校食品安全与营养健康管理规定

第一章 总 则

第一条 为保障学生和教职工在校集中用餐的食品安全与营养健康,加强监督管理,根据《中华人民共和国食品安全法》(以下简称食品安全法)、《中华人民共和国教育法》《中华人民共和国食品安全法实施条例》等法律法规,制定本规定。

第二条 实施学历教育的各级各类学校、幼儿园(以下统称学校)集中用餐的食品安全与营养健康管理,适用本规定。

本规定所称集中用餐是指学校通过食堂供餐或者外购食品(包括从供餐单位订餐)等形式,集中向学生和教职工提供食品的行为。

第三条 学校集中用餐实行预防为主、全程监控、属地管理、学校落实的原则,建立教育、食品安全监督管理、卫生健康等部门分工负责的工作机制。

第四条 学校集中用餐应当坚持公益便利的原则,围绕采购、贮存、加工、配送、供餐等关键环节,健全学校食品安全风险防控体系,保障食品安全,促进营养健康。

第五条 学校应当按照食品安全法律法规规定和健康中国战略要求,建立健全相关制度,落实校园食品安全责任,开展食品安全与营养健康的宣传教育。

第二章 管理体制

第六条 县级以上地方人民政府依法统一领导、组织、协调学校食品安全监督管理工作以及食品安全突发事故应对工作,将学校食品安全纳入本地区食品安全事故应急预案和学校安全风险防控体系建设。

第七条 教育部门应当指导和督促学校建立健全食品安全与营养健康相关管理制度,将学校食品安全与营养健康管理工作作为学校落实安全风险防控职责、推进健康教育的重要内容,加强评价考核;指导、监督学校加强食品安全教育和日常管理,降低食品安全风险,及时消除食品安全隐患,提升营养健康水平,积极协助相关部门开展工作。

第八条 食品安全监督管理部门应当加强学校集中用餐食品安全监督管理,依法查处涉及学校的食品安全违法行为;建立学校食堂食品安全信用档案,及时向教育部门通报学校食品安全相关信息;对学校食堂食品安全管理人员进行抽查考核,指导学校做好食品安全管理和宣传教育;依法会同有关部门开展学校食品安全事故调查处理。

第九条 卫生健康主管部门应当组织开展校园食品安全风险和营养健康监测,对学校提供营养指导,倡导健康饮食理念,开展适应学校需求的营养健康专业人员培训;指导学校开展食源性疾病预防和营养健康的知识教育,依法开展相关疫情防控处置工作;组织医疗机构救治因学校食品安全事故导致人身伤害的人员。

第十条 区域性的中小学卫生保健机构、妇幼保健机构、疾病预防控制机构,根据职责或者相关主管部门要求,组织开展区域内学校食品安全与营养健康的监测、技术培训和业务指导等工作。

鼓励有条件的地区成立学生营养健康专业指导机构,根据不同年龄阶段学生的膳食营养指南和健康教育的相关规定,指导学校开展学生营养健康相关活动,引导合理搭配饮食。

第十一条 食品安全监督管理部门应当将学校校园及周边地区作为监督检查的重点,定期对学校食堂、供餐单位和校园内以及周边食品经营者开展检查;每学期应当会同教育部门对本行政区域内学校开展食品安全专项检查,督促指导学校落实食品安全责任。

第三章 学校职责

第十二条 学校食品安全实行校长(园长)负责制。

学校应当将食品安全作为学校安全工作的重要内容,建立健全并落实有关食品安全管理制度和工作要求,定期组织开展食品安全隐患排查。

第十三条 中小学、幼儿园应当建立集中用餐陪餐制度,每餐均应当有学校相关负责人与学生共同用餐,做好陪餐记录,及时发现和解决集中用餐过程中存在的问题。

有条件的中小学、幼儿园应当建立家长陪餐制度,健全相应工作机制,对陪餐家长在学校食品安全与营养健康等方面提出的意见建议及时进行研究反馈。

第十四条 学校应当配备专(兼)职食品安全管理人员和营养健康管理人员,建立并落实集中用餐岗位责任制度,明确食品安全与营养健康管理相关责任。

有条件的地方应当为中小学、幼儿园配备营养专业人员或者支持学校聘请营养专业人员,对膳食营养均衡等进行咨询指导,推广科学配餐、膳食营养等理念。

第十五条 学校食品安全与营养健康管理相关工作人员应当按照有关要求,定期接受培训与考核,学习食品安全与营养健康相关法律、法规、规章、标准和其他相关专业知识。

第十六条 学校应当建立集中用餐信息公开制度,利用公共信息平台等方式及时向师生家长公开食品进货来源、供餐单位等信息,组织师生家长代表参与食品安全与营养健康的管理和监督。

第十七条 学校应当根据卫生健康主管部门发布的学生餐营养指南等标准,针对不同年龄段在校学生营养健康需求,因地制宜引导学生科学营养用餐。

有条件的中小学、幼儿园应当每周公布学生餐带量食谱和营养素供给量。

第十八条 学校应当加强食品安全与营养健康的宣传教育,在全国食品安全宣传周、全民营养周、中国学生营养日、全国碘缺乏病防治日等重要时间节点,开展相关科学知识普及和宣传教育活动。

学校应当将食品安全与营养健康相关知识纳入健康教育教学内容,通过主题班会、课外实践等形式开展经常性宣传教育活动。

第十九条 中小学、幼儿园应当培养学生健康的饮食习惯,加强对学生营养不良与超重、肥胖的监测、评价和干预,利用家长学校等方式对学生家长进行食品安全与营养健康相关知识的宣传教育。

第二十条 中小学、幼儿园一般不得在校内设置小卖部、超市等食品经营场所,确有需要设置的,应当依法取得许可,并避免售卖高盐、高糖及高脂食品。

第二十一条 学校在食品采购、食堂管理、供餐单位选择等涉及学校集中用餐的重大事项上,应当以适当方式听取家长委员会或者学生代表大会、教职工代表大会意见,保障师生家长的知情权、参与权、选择权、监督权。

学校应当畅通食品安全投诉渠道,听取师生家长对食堂、外购食品以及其他有关食品安全的意见、建议。

第二十二条 鼓励学校参加食品安全责任保险。

第四章 食堂管理

第二十三条 有条件的学校应当根据需要设置食堂,为学生和教职工提供服务。

学校自主经营的食堂应当坚持公益性原则,不以营利为目的。实施营养改善计划的农村义务教育学校食堂不得对外承包或者委托经营。

引入社会力量承包或者委托经营学校食堂的,应当以招投标等方式公开选择依法取得食品经营许可、能承担食品安全责任、社会信誉良好的餐饮服务单位或者符合条件的餐饮管理单位。

学校应当与承包方或者受委托经营方依法签订合同,明确双方在食品安全与营养健康方面的权利和义务,承担管理责任,督促其落实食品安全管理制度、履行食品安全与营养健康责任。承包方或者受委托经营方应当依照法律、法规、规章、食品安全标准以及合同约定进行经营,对食品安全负责,并接受委托方的监督。

第二十四条 学校食堂应当依法取得食品经营许可证,严格按照食品经营许可证载明的经营项目进行经营,并在食堂显著位置悬挂或者摆放许可证。

第二十五条 学校食堂应当建立食品安全与营养健康状况自查制度。经营条件发生变化,不再符合食品安全要求的,学校食堂应当立即整改;有发生食品安全事故潜在风险的,应当立即停止食品经营活动,并及时向所在地食品安全监督管理部门和教育部门报告。

第二十六条 学校食堂应当建立健全并落实食品安全管理制度,按照规定制定并执行场所及设施设备清洗消毒、维修保养校验、原料采购至供餐全过程控制管理、餐具饮具清洗消毒、食品添加剂使用管理等食品安全管理制度。

第二十七条 学校食堂应当建立并执行从业人员健康管理制度和培训制度。患有国家卫生健康委规定的有碍食品安全疾病的人员,不得从事接触直接入口食品的工作。从事接触直接入口食品工作的从业人员应当每年进行健康检查,取得健康证明后方可上岗工作,必要时应当进行临时健康检查。

学校食堂从业人员的健康证明应当在学校食堂显著位置进行统一公示。

学校食堂从业人员应当养成良好的个人卫生习惯,加工操作直接入口食品前应当洗手消毒,进入工作岗位前应当穿戴清洁的工作衣帽。

学校食堂从业人员不得有在食堂内吸烟等行为。

第二十八条 学校食堂应当建立食品安全追溯体系,如实、准确、完整记录并保存食品进货查验等信息,保证食品可追溯。鼓励食堂采用信息化手段采集、留存食品经营信息。

第二十九条 学校食堂应当具有与所经营的食品品种、数量、供餐人数相适应的场所并保持环境整洁,与有毒、有害场所以及其他污染源保持规定的距离。

第三十条 学校食堂应当根据所经营的食品品种、数量、供餐人数,配备相应的设施设备,并配备消毒、更衣、盥洗、采光、照明、通风、防腐、防尘、防蝇、防鼠、防虫、洗涤以及处理废水、存放垃圾和废弃物的设备或者设施。就餐区或者就餐区附近应当设置供用餐者清洗手部以及餐具、饮具的用水设施。

食品加工、贮存、陈列、转运等设施设备应当定期维护、清洗、消毒,保温设施及冷藏冷冻设施应当定期清洗、校验。

第三十一条　学校食堂应当具有合理的设备布局和工艺流程,防止待加工食品与直接入口食品、原料与成品或者半成品交叉污染,避免食品接触有毒物、不洁物。制售冷食类食品、生食类食品、裱花蛋糕、现榨果蔬汁等,应当按照有关要求设置专间或者专用操作区,专间应当在加工制作前进行消毒,并由专人加工操作。

第三十二条　学校食堂采购食品及原料应当遵循安全、健康、符合营养需要的原则。有条件的地方或者学校应当实行大宗食品公开招标、集中定点采购制度,签订采购合同时应当明确供货者食品安全责任和义务,保证食品安全。

第三十三条　学校食堂应当建立食品、食品添加剂和食品相关产品进货查验记录制度,如实准确记录名称、规格、数量、生产日期或者生产批号、保质期、进货日期以及供货者名称、地址、联系方式等内容,并保留载有上述信息的相关凭证。

进货查验记录和相关凭证保存期限不得少于产品保质期满后六个月;没有明确保质期的,保存期限不得少于二年。食用农产品的记录和凭证保存期限不得少于六个月。

第三十四条　学校食堂采购食品及原料,应当按照下列要求查验许可相关文件,并留存加盖公章(或者签字)的复印件或者其他凭证:

(一)从食品生产者采购食品的,应当查验其食品生产许可证和产品合格证明文件等;

(二)从食品经营者(商场、超市、便利店等)采购食品的,应当查验其食品经营许可证等;

(三)从食用农产品生产者直接采购的,应当查验并留存其社会信用代码或者身份证复印件;

(四)从集中交易市场采购食用农产品的,应当索取并留存由市场开办者或者经营者加盖公章(或者负责人签字)的购货凭证;

(五)采购肉类的应当查验肉类产品的检疫合格证明,采购肉类制品的应当查验肉类制品的检验合格证明。

第三十五条　学校食堂禁止采购、使用下列食品、食品添加剂、食品相关产品:

(一)超过保质期的食品、食品添加剂;

(二)腐败变质、油脂酸败、霉变生虫、污秽不洁、混有异物、掺假掺杂或者感官性状异常的食品、食品添加剂;

(三)未按规定进行检疫或者检疫不合格的肉类,或者未经检验或者检验不合格的肉类制品;

(四)不符合食品安全标准的食品原料、食品添加剂以及消毒剂、洗涤剂等食品相关产品;

(五)法律、法规、规章规定的其他禁止生产经营或者不符合食品安全标准的食品、食品添加剂、食品相关产品。

学校食堂在加工前应当检查待加工的食品及原料,发现有前款规定情形的,不得加工或者使用。

第三十六条　学校食堂提供蔬菜、水果以及按照国际惯例或者民族习惯需要提供的食品应当符合食品安全要求。

学校食堂不得采购、贮存、使用亚硝酸盐(包括亚硝酸钠、亚硝酸钾)。

中小学、幼儿园食堂不得制售冷荤类食品、生食类食品、裱花蛋糕,不得加工制作四季豆、鲜黄花菜、野生蘑菇、发芽土豆等高风险食品。省、自治区、直辖市食品安全监督管理部门可以结合实际制定本地区中小学、幼儿园集中用餐不得制售的高风险食品目录。

第三十七条　学校食堂应当按照保证食品安全的要求贮存食品,做到通风换气、分区分架分类、离墙离地存放、防蝇防鼠防虫设施完好,并定期检查库存,及时清理变质或者超过保质期的食品。

贮存散装食品，应当在贮存位置标明食品的名称、生产日期或者生产批号、保质期、生产者名称以及联系方式等内容。用于保存食品的冷藏冷冻设备，应当贴有标识，原料、半成品和成品应当分柜存放。

食品库房不得存放有毒、有害物品。

第三十八条 学校食堂应当设置专用的备餐间或者专用操作区，制定并在显著位置公示人员操作规范；备餐操作时应当避免食品受到污染。食品添加剂应当专人专柜（位）保管，按照有关规定做到标识清晰、计量使用、专册记录。

学校食堂制作的食品在烹饪后应当尽量当餐用完，需要熟制的食品应当烧熟煮透。需要再次利用的，应当按照相关规范采取热藏或者冷藏方式存放，并在确认没有腐败变质的情况下，对需要加热的食品经高温彻底加热后食用。

第三十九条 学校食堂用于加工动物性食品原料、植物性食品原料、水产品原料、半成品或者成品等的容器、工具应当从形状、材质、颜色、标识上明显区分，做到分开使用，固定存放，用后洗净并保持清洁。

学校食堂的餐具、饮具和盛放或者接触直接入口食品的容器、工具，使用前应当洗净、消毒。

第四十条 中小学、幼儿园食堂应当对每餐次加工制作的每种食品成品进行留样，每个品种留样量应当满足检验需要，不得少于125克，并记录留样食品名称、留样量、留样时间、留样人员等。留样食品应当由专柜冷藏保存48小时以上。

高等学校食堂加工制作的大型活动集体用餐，批量制售的热食、非即做即售的热食、冷食类食品、生食类食品、裱花蛋糕应当按照前款规定留样，其他加工食品根据相关规定留样。

第四十一条 学校食堂用水应当符合国家规定的生活饮用水卫生标准。

第四十二条 学校食堂产生的餐厨废弃物应当在餐后及时清除，并按照环保要求分类处理。

食堂应当设置专门的餐厨废弃物收集设施并明显标识，按照规定收集、存放餐厨废弃物，建立相关制度及台账，按照规定交由符合要求的生活垃圾运输单位或者餐厨垃圾处理单位处理。

第四十三条 学校食堂应当建立安全保卫制度，采取措施，禁止非食堂从业人员未经允许进入食品处理区。

学校在校园安全信息化建设中，应当优先在食堂食品库房、烹饪间、备餐间、专间、留样间、餐具饮具清洗消毒间等重点场所实现视频监控全覆盖。

第四十四条 有条件的学校食堂应当做到明厨亮灶，通过视频或者透明玻璃窗、玻璃墙等方式，公开食品加工过程。鼓励运用互联网等信息化手段，加强对食品来源、采购、加工制作全过程的监督。

第五章 外购食品管理

第四十五条 学校从供餐单位订餐的，应当建立健全校外供餐管理制度，选择取得食品经营许可、能承担食品安全责任、社会信誉良好的供餐单位。

学校应当与供餐单位签订供餐合同（或者协议），明确双方食品安全与营养健康的权利和义务，存档备查。

第四十六条 供餐单位应当严格遵守法律、法规和食品安全标准，当餐加工，并遵守本规定的要求，确保食品安全。

第四十七条 学校应当对供餐单位提供的食品随机进行外观查验和必要检验，并在供餐合同（或者协议）中明确约定不合格食品的处理方式。

第四十八条 学校需要现场分餐的，应当建立分餐管理制度。在教室分餐的，应当保障分餐环境卫生整洁。

第四十九条 学校外购食品的,应当索取相关凭证,查验产品包装标签,查看生产日期、保质期和保存条件。不能即时分发的,应当按照保证食品安全的要求贮存。

第六章 食品安全事故调查与应急处置

第五十条 学校应当建立集中用餐食品安全应急管理和突发事故报告制度,制定食品安全事故处置方案。发生集中用餐食品安全事故或者疑似食品安全事故时,应当立即采取下列措施:

(一)积极协助医疗机构进行救治;

(二)停止供餐,并按照规定向所在地教育、食品安全监督管理、卫生健康等部门报告;

(三)封存导致或者可能导致食品安全事故的食品及其原料、工具、用具、设备设施和现场,并按照食品安全监督管理部门要求采取控制措施;

(四)配合食品安全监管部门进行现场调查处理;

(五)配合相关部门对用餐师生进行调查,加强与师生家长联系,通报情况,做好沟通引导工作。

第五十一条 教育部门接到学校食品安全事故报告后,应当立即赶往现场协助相关部门进行调查处理,督促学校采取有效措施,防止事故扩大,并向上级人民政府教育部门报告。

学校发生食品安全事故需要启动应急预案的,教育部门应当立即向同级人民政府以及上一级教育部门报告,按照规定进行处置。

第五十二条 食品安全监督管理部门会同卫生健康、教育等部门依法对食品安全事故进行调查处理。

县级以上疾病预防控制机构接到报告后应当对事故现场进行卫生处理,并对与事故有关的因素开展流行病学调查,及时向同级食品安全监督管理、卫生健康等部门提交流行病学调查报告。

学校食品安全事故的性质、后果及其调查处理情况由食品安全监督管理部门会同卫生健康、教育等部门依法发布和解释。

第五十三条 教育部门和学校应当按照国家食品安全信息统一公布制度的规定建立健全学校食品安全信息公布机制,主动关注涉及本地本校食品安全舆情,除由相关部门统一公布的食品安全信息外,应当准确、及时、客观地向社会发布相关工作信息,回应社会关切。

第七章 责任追究

第五十四条 违反本规定第二十五条、第二十六条、第二十七条第一款、第三十三条,以及第三十四条第(一)项、第(二)项、第(五)项,学校食堂(或者供餐单位)未按规定建立食品安全管理制度,或者未按规定制定、实施餐饮服务经营过程控制要求的,由县级以上人民政府食品安全监督管理部门依照食品安全法第一百二十六条第一款的规定处罚。

违反本规定第三十四条第(三)项、第(四)项,学校食堂(或者供餐单位)未查验或者留存食用农产品生产者、集中交易市场开办者或者经营者的社会信用代码或者身份证复印件或者购货凭证、合格证明文件的,由县级以上人民政府食品安全监督管理部门责令改正;拒不改正的,给予警告,并处 5000 元以上 3 万元以下罚款。

第五十五条 违反本规定第三十六条第二款,学校食堂(或者供餐单位)采购、贮存亚硝酸盐(包括亚硝酸钠、亚硝酸钾)的,由县级以上人民政府食品安全监督管理部门责令改正,给予警告,并处 5000 元以上 3 万元以下罚款。

违反本规定第三十六条第三款,中小学、幼儿园食堂(或者供餐单位)制售冷荤类食品、生食类食品、裱花蛋糕,或者加工制作四季豆、鲜黄花菜、野生蘑菇、发芽土豆等高风险食品的,由县级以上人民政府食品安全监督管理部门责令改正;拒不改正的,给予警告,并处5000元以上3万元以下罚款。

第五十六条 违反本规定第四十条,学校食堂(或者供餐单位)未按要求留样的,由县级以上人民政府食品安全监督管理部门责令改正,给予警告;拒不改正的,处5000元以上3万元以下罚款。

第五十七条 有食品安全法以及本规定的违法情形,学校未履行食品安全管理责任,由县级以上人民政府食品安全管理部门会同教育部门对学校主要负责人进行约谈,由学校主管教育部门视情节对学校直接负责的主管人员和其他直接责任人员给予相应的处分。

实施营养改善计划的学校违反食品安全法律法规以及本规定的,应当从重处理。

第五十八条 学校食品安全的相关工作人员、相关负责人有下列行为之一的,由学校主管教育部门给予警告或者记过处分;情节较重的,应当给予降低岗位等级或者撤职处分;情节严重的,应当给予开除处分;构成犯罪的,依法移送司法机关处理:

(一)知道或者应当知道食品、食品原料劣质或者不合格而采购的,或者利用工作之便以其他方式谋取不正当利益的;

(二)在招投标和物资采购工作中违反有关规定,造成不良影响或者损失的;

(三)怠于履行职责或者工作不负责任、态度恶劣,造成不良影响的;

(四)违规操作致使师生人身遭受损害的;

(五)发生食品安全事故,擅离职守或者不按规定报告、不采取措施处置或者处置不力的;

(六)其他违反本规定要求的行为。

第五十九条 学校食品安全管理直接负责的主管人员和其他直接责任人员有下列情形之一的,由学校主管教育部门会同有关部门视情节给予相应的处分;构成犯罪的,依法移送司法机关处理:

(一)隐瞒、谎报、缓报食品安全事故的;

(二)隐匿、伪造、毁灭、转移不合格食品或者有关证据,逃避检查、使调查难以进行或者责任难以追究的;

(三)发生食品安全事故,未采取有效控制措施、组织抢救工作致使食物中毒事态扩大,或者未配合有关部门进行食物中毒调查、保留现场的;

(四)其他违反食品安全相关法律法规规定的行为。

第六十条 对于出现重大以上学校食品安全事故的地区,由国务院教育督导机构或者省级人民政府教育督导机构对县级以上地方人民政府相关负责人进行约谈,并依法提请有关部门予以追责。

第六十一条 县级以上人民政府食品安全监督管理、卫生健康、教育等部门未按照食品安全法等法律法规以及本规定要求履行监督管理职责,造成所辖区域内学校集中用餐发生食品安全事故的,应当依据食品安全法和相关规定,对直接负责的主管人员和其他直接责任人员,给予相应的处分;构成犯罪的,依法移送司法机关处理。

第八章 附 则

第六十二条 本规定下列用语的含义:

学校食堂,指学校为学生和教职工提供就餐服务,具有相对独立的原料存放、食品加工制作、食品供应及就餐空间的餐饮服务提供者。

供餐单位,指根据服务对象订购要求,集中加工、分送食品但不提供就餐场所的食品经营者。

学校食堂从业人员,指食堂中从事食品采购、加工制作、供餐、餐饮具清洗消毒等与餐饮服务有关的工作人员。

现榨果蔬汁，指以新鲜水果、蔬菜为主要原料，经压榨、粉碎等方法现场加工制作的供消费者直接饮用的果蔬汁饮品，不包括采用浓浆、浓缩汁、果蔬粉调配成的饮料。

冷食类食品、生食类食品、裱花蛋糕的定义适用《食品经营许可管理办法》的有关规定。

第六十三条 供餐人数较少，难以建立食堂的学校，以及以简单加工学生自带粮食、蔬菜或者以为学生热饭为主的小规模农村学校的食品安全，可以参照食品安全法第三十六条的规定实施管理。

对提供用餐服务的教育培训机构，可以参照本规定管理。

第六十四条 本规定自2019年4月1日起施行，2002年9月20日教育部、原卫生部发布的《学校食堂与学生集体用餐卫生管理规定》同时废止。

学龄前儿童集体餐营养要求

前　言

本标准按照 GB/T1.1—2009 给出的规则起草。

本标准由中国营养学会法规标准委员会归口。

本标准起草单位：北京市营养源研究所、中国营养学会、安利公益基金会、中国学生营养与健康促进会。

本标准主要起草人：何梅、张燕、杜松明、周瑾、彭翔、陈永祥、冯悦红、王学敏、周昊、陈朝青。

学龄前儿童集体餐营养要求

1 范围

本标准规定了学龄前儿童集体餐营养要求。

本标准适用于为学龄前儿童提供集体餐食的机构或单位。

2 规范性引用文件

下列文件对于本文件的应用是必不可少的。凡是注日期的引用文件，仅注日期的版本适用于本文件。凡是不注日期的引用文件，其最新版本（包括所有的修改单）适用于本文件。

餐饮服务食品安全操作规范（国家市场监督管理总局公告 2018 年第 12 号）

3 术语和定义

下列术语和定义适用于本文件。

3.1　学龄前儿童 preschool children

3 周岁至 6 周岁的儿童。

3.2　平衡膳食 balanced diet

指一段时间内膳食组成中的食物种类和比例可以最大限度地满足不同年龄、不同能量水平的健康人群的营养和健康需求。

3.3　带量食谱 quantified recipe

以餐次为单位，用表格形式提供的含有食物名称、原料种类及数量等的一组食物搭配组合的食谱。

3.4　加餐 snack

在早餐与午餐或午餐与晚餐之间，供给学龄前儿童补充能量和营养素的食物。

4 基本要求

4.1　食物应多样、营养均衡。

4.2　膳食应质地松软，适合学龄前儿童消化功能。

4.3　能量应适宜，优质蛋白质应不低于膳食总蛋白质的 50%。

4.4　一日带量食谱应遵循平衡膳食原则，做到主副搭配、粗细搭配、荤素搭配、干稀搭配，色香味搭配。可参考附录 A。

4.5 膳食制作应符合《餐饮服务食品安全操作规范》,烹调方法合理,以煮、炖、蒸、炒等为主,少用或不用油炸、熏烤类烹调方法,不提供凉拌菜;餐厨用具材料应符合食品安全要求。

5 食物种类及食物质量要求

5.1 食物种类要求

5.1.1 每人每周平均摄入的食物不少于25种,包括谷薯杂豆、蔬菜水果、鱼禽畜蛋类、奶类和大豆类等。平均每日摄入的食物种类应不少于12种。鼓励食物多样化,同类食物之间进行品种互换。

5.1.2 谷薯杂豆类:每周应不少于5种,每天不少于3种,兼顾杂粮类、杂豆类和薯类。

5.1.3 蔬菜水果类:每周应不少于10种,兼顾叶菜类、菌藻类等不同类别的蔬菜。鼓励有条件的单位提供应季水果。不宜提供罐头类蔬菜水果食品代替新鲜蔬菜水果。

5.1.4 鱼禽畜蛋类:每周应不少于5种,优先提供水产类或禽类。鱼禽畜肉每天不少于2种,每人每天应摄入一个鸡蛋。每周应摄入动物肝脏1次。不宜选择熏肉、腌腊肉等加工肉制品。

5.1.5 奶及奶制品:每天均有。

5.1.6 大豆及豆腐类:每周应至少提供2次。

5.1.7 植物油:鼓励定期更换不同品种植物油。

5.2 食物质量要求

早餐、中餐、晚餐均应提供主食和副食。以周为单位,平均每人每天食物类别及质量宜达到表1的要求。

表1 平均每人每天食物类别及质量　　　　　　　　　　　　　　　　　　　　　　　　单位:g

食物类别	3岁～4岁(不含4岁)	4岁～5岁(不含5岁)	5岁～6岁
谷薯类	75～125	100～150	100～150
蔬菜	100～200	150～300	150～300
水果	100～200	150～250	150～250
蛋类	50		
鱼禽畜肉类	50～75	50～75	50～75
大豆	5～15	10～20	10～20
奶及奶制品	100～200	100～200	100～200
食用油	10～20	20～25	20～25
食盐	≤3	≤3	≤3

注:以上均为原料可食部分生重。
　　奶及奶制品如奶类,奶粉等以鲜奶计。
　　大豆制品如豆腐等以干黄豆计。
　　单餐按照全天40%计。

6 营养素供给量要求

以周为单位,平均每人每天能量和主要营养素供给量宜达到表2的要求。

表2 平均每人每天能量和主要营养成分供给量

项目	3岁～4岁(不含4岁)	4岁～5岁(不含5岁)	5岁～6岁
能量/kJ	5020～5230	5230～5400	5400～5860
蛋白质/g	30	30	30

续 表

项目	3岁~4岁(不含4岁)	4岁~5岁(不含5岁)	5岁~6岁
脂肪/%E	35	20~30	20~30
碳水化合物/%E	50~65	50~65	50~65
添加糖/g	<25	<25	<25
维生素 A/μg RAE	310	360	360
维生素 B_1/mg	0.6	0.8	0.8
维生素 B_2/mg	0.6	0.7	0.7
维生素 C/mg	40	50	50
铁/mg	9	10	10
锌/mg	4.0	5.5	5.5
三餐供能比/%E	早餐能量占全天总能量的30%~35%,午餐占35%~40%,晚餐占30%~35%,一次加餐不超过全天总能量的10%。		

注:以周为单位,能量供给量应达到标准值的90%~110%,蛋白质应至少达到标准值的100%,维生素、铁、锌应至少达到标准值的80%。

以周为单位,平均每人单餐能量和主要营养素供给量宜达到表3的要求。

表3 平均每人单餐能量和主要营养成分供给量

项目	3岁~	4岁~	5岁~6岁
能量/kcal	2008~2092	2092~2160	2160~2344
蛋白质/g	12	12	12
脂肪/%E	35	20~30	20~30
碳水化合物/%E	50~65	50~65	50~65
添加糖/g	<10	<10	<10
维生素 A/μg RAE	124	144	144
维生素 B_1/mg	0.24	0.32	0.32
维生素 B_2/mg	0.24	0.28	0.28
维生素 C/mg	16	20	20
铁/mg	3.6	4	4
锌/mg	1.6	2.2	2.2

附录A

(资料性附录)

带量食谱举例

表A.1、表A.2分别列举了学龄前儿童餐全天和单餐带量食谱的实例。

表A.1 全天带量食谱举例（4岁一人份，质量为可食部生重质量）

餐次	菜肴名称	食材及用量/人
早餐	小馒头	面粉20 g
	二米粥	大米6 g,小米4 g
	清炒西蓝花	西蓝花30 g,食用油2 g,食盐0.2 g
	煮鸡蛋	鸡蛋50 g
上午加餐	香蕉	香蕉100 g
	酸奶	酸奶100 g
午餐	紫米饭	大米40 g,紫米10 g
	五彩鸡丁	鸡肉20 g,鲜豌豆10 g,鲜玉米粒5 g,胡萝卜5 g,食用油3 g,食盐0.3 g
	丝瓜炒虾仁	虾仁20 g,丝瓜15 g,红彩椒3 g,青椒2 g,食用油3 g,食盐0.3 g
	香菇油麦菜	油麦菜25 g,香菇10 g,红彩椒5 g,食用油2 g,食盐0.3 g
	紫菜鸡蛋汤	鸡蛋5 g,干紫菜1 g,豆腐10 g,盐0.1 g,葱0.3 g,香油0.2 g
下午加餐	苹果	苹果100 g
	牛奶	牛奶100 g
晚餐	玉米发糕	面粉30 g,玉米面10 g
	彩椒炒肉片	猪肉20 g,青椒10 g,红彩椒10 g,食盐0.3 g
	腐竹油菜	油菜30 g,腐竹5 g,胡萝卜5 g,食用油3 g,食盐0.3 g
	木耳山药	山药20 g,泡发木耳10 g,青椒5 g,黄彩椒5 g,食用油3 g,食盐0.2 g
	青菜豆腐猪肝汤	南豆腐5 g,油菜5 g,猪肝5 g,生抽0.5 g,大豆油0.3 g,淀粉0.1 g,盐0.2 g,葱0.4 g

表A.2 单餐带量食谱举例（4岁一人份，质量为可食部生重质量）

餐次	菜肴名称	食材及用量/人
午餐	小米杂豆饭	稻米30 g,小米5 g,绿豆5 g,藜麦5 g,花豆5 g。
	蚝油羊肉	羊肉20 g,油菜10 g,胡萝卜10 g,姜0.3 g,盐0.1 g,糖0.2 g,生抽0.6 g,花生油3 g,料酒1 g,淀粉0.6 g,蚝油2.5 g。
	海带炒肉丝	猪肉20 g,泡发海带20 g,青椒2 g,葱0.3 g,姜0.2 g,蒜0.4 g,盐0.3 g,料酒0.1 g,花生油3.0 g。
	木耳白菜	白菜25 g,水发木耳10 g,红彩椒3 g,黄彩椒2 g,葱0.2 g,姜0.3 g,盐0.3 g,花生油2 g。
	红薯叶菜汤	红薯叶10 g,虾皮3 g,粉丝2 g,清水300 g,葱0.4 g,香油0.3 g

托儿所幼儿园卫生保健管理办法(2010)

第一条 为提高托儿所、幼儿园卫生保健工作水平,预防和减少疾病发生,保障儿童身心健康,制定本办法。

第二条 本办法适用于招收0～6岁儿童的各级各类托儿所、幼儿园(以下简称托幼机构)。

第三条 托幼机构应当贯彻保教结合、预防为主的方针,认真做好卫生保健工作。

第四条 县级以上各级人民政府卫生行政部门应当将托幼机构的卫生保健工作作为公共卫生服务的重要内容,加强监督和指导。

县级以上各级人民政府教育行政部门协助卫生行政部门检查指导托幼机构的卫生保健工作。

第五条 县级以上妇幼保健机构负责对辖区内托幼机构卫生保健工作进行业务指导。业务指导的内容包括:膳食营养、体格锻炼、健康检查、卫生消毒、疾病预防等。

疾病预防控制机构应当定期为托幼机构提供疾病预防控制咨询服务和指导。

卫生监督执法机构应当依法对托幼机构的饮用水卫生、传染病预防和控制等工作进行监督检查。

第六条 托幼机构设有食堂提供餐饮服务的,应当按照《食品安全法》《食品安全法实施条例》以及有关规章的要求,认真落实各项食品安全要求。

食品药品监督管理部门等负责餐饮服务监督管理的部门应当依法加强对托幼机构食品安全的指导与监督检查。

第七条 托幼机构的建筑、设施、设备、环境及提供的食品、饮用水等应当符合国家有关卫生标准、规范的要求。

第八条 新设立的托幼机构,招生前应当取得县级以上地方人民政府卫生行政部门指定的医疗卫生机构出具的符合《托儿所幼儿园卫生保健工作规范》的卫生评价报告。

各级教育行政部门应当将卫生保健工作质量纳入托幼机构的分级定类管理。

第九条 托幼机构的法定代表人或者负责人是本机构卫生保健工作的第一责任人。

第十条 托幼机构应当根据规模、接收儿童数量等设立相应的卫生室或者保健室,具体负责卫生保健工作。

卫生室应当符合医疗机构基本标准,取得卫生行政部门颁发的《医疗机构执业许可证》。

保健室不得开展诊疗活动,其配置应当符合保健室设置基本要求。

第十一条 托幼机构应当聘用符合国家规定的卫生保健人员。卫生保健人员包括医师、护士和保健员。

在卫生室工作的医师应当取得卫生行政部门颁发的《医师执业证书》,护士应当取得《护士执业证书》。

在保健室工作的保健员应当具有高中以上学历,经过卫生保健专业知识培训,具有托幼机构卫生保健基础知识,掌握卫生消毒、传染病管理和营养膳食管理等技能。

第十二条 托幼机构聘用卫生保健人员应当按照收托150名儿童至少设一名专职卫生保健人员的比例配备卫生保健人员。收托150名以下儿童的,应当配备专职或者兼职卫生保健人员。

第十三条 托幼机构卫生保健人员应当定期接受当地妇幼保健机构组织的卫生保健专业知识培训。

托幼机构卫生保健人员应当对机构内的工作人员进行卫生知识宣传教育、疾病预防、卫生消毒、膳食营养、食品卫生、饮用水卫生等方面的具体指导。

第十四条 托幼机构工作人员上岗前必须经县级以上人民政府卫生行政部门指定的医疗卫生机构进行健康检查,取得《托幼机构工作人员健康合格证》后方可上岗。

托幼机构应当组织在岗工作人员每年进行一次健康检查;在岗人员患有传染性疾病的,应当立即离岗治疗,治愈后方可上岗工作。

精神病患者、有精神病史者不得在托幼机构工作。

第十五条 托幼机构应当严格按照《托儿所幼儿园卫生保健工作规范》开展卫生保健工作。

托幼机构卫生保健工作包括以下内容:

(一)根据儿童不同年龄特点,建立科学、合理的一日生活制度,培养儿童良好的卫生习惯。

(二)为儿童提供合理的营养膳食,科学制定食谱,保证膳食平衡。

(三)制定与儿童生理特点相适应的体格锻炼计划,根据儿童年龄特点开展游戏及体育活动,并保证儿童户外活动时间,增进儿童身心健康。

(四)建立健康检查制度,开展儿童定期健康检查工作,建立健康档案。坚持晨检及全日健康观察,做好常见病的预防,发现问题及时处理。

(五)严格执行卫生消毒制度,做好室内外环境及个人卫生。加强饮食卫生管理,保证食品安全。

(六)协助落实国家免疫规划,在儿童入托时应当查验其预防接种证,未按规定接种的儿童要告知其监护人,督促监护人带儿童到当地规定的接种单位补种。

(七)加强日常保育护理工作,对体弱儿进行专案管理。配合妇幼保健机构定期开展儿童眼、耳、口腔保健,开展儿童心理卫生保健。

(八)建立卫生安全管理制度,落实各项卫生安全防护工作,预防伤害事故的发生。

(九)制定健康教育计划,对儿童及其家长开展多种形式的健康教育活动。

(十)做好各项卫生保健工作信息的收集、汇总和报告工作。

第十六条 托幼机构应当在疾病预防控制机构指导下,做好传染病预防和控制管理工作。

托幼机构发现传染病患儿应当及时按照法律、法规和卫生部门的规定进行报告,在疾病预防控制机构的指导下,对环境进行严格消毒处理。

在传染病流行期间,托幼机构应当加强预防控制措施。

第十七条 疾病预防控制机构应当收集、分析、调查、核实托幼机构的传染病疫情,发现问题及时通报托幼机构,并向卫生行政部门和教育行政部门报告。

第十八条 儿童入托幼机构前应当经医疗卫生机构进行健康检查,合格后方可进入托幼机构。

托幼机构发现在园(所)的儿童患疑似传染病时应当及时通知其监护人离园(所)诊治。患传染病的患儿治愈后,凭医疗卫生机构出具的诊断证明方可入园(所)。

儿童离开托幼机构3个月以上应当进行健康检查后方可再次入托幼机构。

医疗卫生机构应当按照规定的体检项目开展健康检查,不得违反规定擅自改变。

第十九条 托幼机构有下列情形之一的,由卫生行政部门责令限期改正,通报批评;逾期不改的,给予警告;情节严重的,由教育行政部门依法给予行政处罚。

（一）未按要求设立保健室、卫生室或配备卫生保健人员的；

（二）聘用未进行健康检查或者健康检查不合格的工作人员的；

（三）未定期组织工作人员健康检查的；

（四）招收未经健康检查或健康检查不合格的儿童入托幼机构的；

（五）未严格按照《托儿所幼儿园卫生保健工作规范》开展卫生保健工作的。

卫生行政部门应当及时将处理结果通报教育行政部门，教育行政部门将其作为托幼机构的分级定类管理和质量评估的依据。

第二十条　托幼机构未取得《医疗机构执业许可证》擅自设立卫生室，进行诊疗活动的，按照《医疗机构管理条例》的有关规定进行处罚。

第二十一条　托幼机构未按照规定履行卫生保健工作职责，造成传染病流行、食物中毒等突发公共卫生事件的，卫生行政部门、教育行政部门依据相关法律法规给予处罚。

县级以上医疗卫生机构未按照本办法规定履行职责，导致托幼机构发生突发公共卫生事件的，卫生行政部门依据相关法律法规予以处罚。

第二十二条　小学附设学前班、单独设立的学前班参照本办法执行。

第二十三条　各省、自治区、直辖市可结合当地实际，根据本办法制定实施细则。

第二十四条　对认真执行本办法，在托幼机构卫生保健工作中做出显著成绩的单位和个人，由各级人民政府卫生行政部门和教育行政部门给予表彰和奖励。

第二十五条　《托儿所幼儿园卫生保健工作规范》由卫生部负责制定。

第二十六条　本办法自 2010 年 11 月 1 日起施行，于 1994 年 12 月 1 日由卫生部、原国家教委联合发布的《托儿所、幼儿园卫生保健管理办法》同时废止。

附件：1. 儿童入园（所）健康检查表

2. 儿童转园（所）健康证明

3. 托幼机构工作人员健康检查表

4. 托幼机构工作人员健康合格证

附件 1

儿童入园(所)健康检查表

姓名		性别		年龄		出生日期		年　月　日	
既往病史	1. 先天性心脏病　　2. 癫痫　　3. 高热惊厥　　4. 哮喘　　5. 其他_____									
过敏史						儿童家长确认签名			
体格检查	体重		kg	评价		身长(高)		cm	评价		皮肤	
	眼	左		视力	左		耳	左		口腔	牙齿数	
		右			右			右			龋齿数	
	头颅		胸廓			脊柱四肢		咽部	
	心肺		肝脾			外生殖器		其他	
辅助检查	血红蛋白(Hb)			丙氨酸氨基转移酶(ALT)		
	其他					
检查结果				医生意见					

医生签名：　　　　　　　　　　　　检查单位：
体检日期：　　年　月　日　　　　　　　　　　　　　　　　　　(转出单位盖章)

附件 2

儿童转园(所)健康证明　(留存单)

儿童姓名		性别		出生日期		年　月　日
离园日期			转入新园名称			
既往病史			目前健康状况			
家长签名						

卫生保健人员签名：　　　　　　　　转出单位：
日　　期：　　年　月　日　　　　　　　　　　　　　　　　　　(转出单位盖章)

备注：自儿童离园之日起有效期3个月。

儿童转园(所)健康证明

儿童姓名		性别		出生日期		年　月　日
离园日期			转入新园名称			
既往病史			目前健康状况			
家长签名						

卫生保健人员签名：　　　　　　　　转出单位：
日　　期：　　年　月　日　　　　　　　　　　　　　　　　　　(转出单位盖章)

备注：自儿童离园之日起有效期3个月。

附件3

托幼机构工作人员健康检查表

姓名		性别		年龄		婚否		编号		照片
单位				岗位				民族		
既往史	1.肝炎（甲肝、戊肝等消化道传染病） 2.结核 3.皮肤病 4.性传播性疾病 5.精神病 6.其他_____ 受检者确认签字：_____									
身份证号										
体格检查	血压				心肺				肝脾		
	皮肤				五官				其他		
化验检查	丙氨酸氨基转移酶（ALT）					滴虫					
	淋球菌					梅毒螺旋体					
	外阴阴道假丝酵母菌（念珠菌）					其他					
胸片检查										
其他检查										
检查结果					医生意见					

医生签名：　　　　　　　　　　　　　　　　　　　　　检查单位：
体检日期：　　年　　月　　日　　　　　　　　　　　（转出单位盖章）

备注：1.滴虫、外阴阴道假丝酵母菌指妇科检查项目。
2.胸片检查只限于上岗前及上岗后出现呼吸系统疑似症状者。
3.凡体检合格者，由健康检查单位签发健康合格证。

附件4

托幼机构工作人员健康合格证

说明：

一、《托幼机构工作人员健康合格证》使用期三年，每年经体检合格后，由检查机构签发一次。

二、《托幼机构工作人员健康合格证》应妥善保存，如有遗失，应重新检查，并申请补发。

姓名		性别		
年龄		婚否		照片
岗位		民族		
工作单位				
身份证号				

年度	年度
体检结果 医生签名 年　月　日	体检结果 医生签名 年　月　日
检查单位盖章	检查单位盖章
年度	年度
体检结果 医生签名 年　月　日	体检结果 医生签名 年　月　日
检查单位盖章	检查单位盖章
年度	年度
体检结果 医生签名 年　月　日	体检结果 医生签名 年　月　日
检查单位盖章	检查单位盖章

托儿所幼儿园卫生保健工作规范(2012)

为贯彻落实《托儿所幼儿园卫生保健管理办法》(以下简称《管理办法》),加强托儿所、幼儿园(以下简称托幼机构)卫生保健工作,切实提高托幼机构卫生保健工作质量,特制定《托儿所幼儿园卫生保健工作规范》(以下简称《规范》)。

托幼机构卫生保健工作的主要任务是贯彻预防为主、保教结合的工作方针,为集体儿童创造良好的生活环境,预防控制传染病,降低常见病的发病率,培养健康的生活习惯,保障儿童的身心健康。

第一部分 卫生保健工作职责

一、托幼机构

(一)按照《管理办法》要求,设立保健室或卫生室,其设置应当符合本《规范》保健室设置基本要求。根据接收儿童数量配备符合相关资质的卫生保健人员。

(二)新设立的托幼机构,应当按照本《规范》卫生评价的要求进行设计和建设,招生前应当取得县级以上卫生行政部门指定的医疗卫生机构出具的符合本《规范》的卫生评价报告。

(三)制订适合本园(所)的卫生保健工作制度和年度工作计划,定期检查各项卫生保健制度的落实情况。

(四)严格执行工作人员和儿童入园(所)及定期健康检查制度。坚持晨午检及全日健康观察工作,卫生保健人员应当深入各班巡视。做好儿童转园(所)健康管理工作。定期开展儿童生长发育监测和五官保健,将儿童体检结果及时反馈给家长。

(五)加强园(所)的传染病预防控制工作。做好入园(所)儿童预防接种证的查验,配合有关部门按时完成各项预防接种工作。建立儿童传染病预防控制制度,做好晨午检,儿童缺勤要追查,因病缺勤要登记。明确传染病疫情报告人,发现传染病病人或疑似传染病病人要早报告、早治疗,相关班级要重点消毒管理。做好园(所)内环境卫生、各项日常卫生和消毒工作。

(六)加强园(所)的伤害预防控制工作,建立因伤害缺勤登记报告制度,及时发现安全隐患,做好园(所)内伤害干预和评估工作。

(七)根据各年龄段儿童的生理、心理特点,在卫生保健人员参与下制订合理的一日生活制度和体格锻炼计划,开展适合儿童年龄特点的保育工作和体格锻炼。

(八)严格执行食品安全工作要求,配备食堂从业、管理人员和食品安全监管人员,制订各岗位工作职责,上岗前应当参加食品安全法律法规和儿童营养等专业知识培训。做好儿童的膳食管理工作,为儿童提供符合营养要求的平衡膳食。

(九)卫生保健人员应当按时参加妇幼保健机构召开的工作例会,并接受相关业务培训与指导;定期对托幼机构内工作人员进行卫生保健知识的培训；积极开展传染病、常见病防治的健康教育，负责消毒隔离工作的检查指导，做好疾病的预防与管理。

（十）根据工作要求，完成各项卫生保健工作记录的填写，做好各种统计分析，并将数据按要求及时上报辖区内妇幼保健机构。

二、妇幼保健机构

（一）配合卫生行政部门，制订辖区内托幼机构卫生保健工作规划、年度计划并组织实施，制订辖区内托幼机构卫生保健工作评估实施细则，建立完善的质量控制体系和评估制度。

（二）依据《管理办法》，由卫生行政部门指定的妇幼保健机构对新设立的托幼机构进行招生前的卫生评价工作，并出具卫生评价报告。

（三）受卫生行政部门委托，妇幼保健机构对取得办园（所）资格的托幼机构每3年进行一次卫生保健工作综合评估，并将结果上报卫生行政部门。

（四）地市级以上妇幼保健机构负责对当地托幼机构卫生保健人员进行岗前培训及考核，合格者颁发培训合格证。县级以上妇幼保健机构每年至少组织一次相关知识的业务培训或现场观摩活动。

（五）妇幼保健机构定期对辖区内的托幼机构卫生保健工作进行业务指导。内容包括一日生活安排、儿童膳食、体格锻炼、健康检查、卫生消毒、疾病预防、伤害预防、心理行为保健、健康教育、卫生保健资料管理等工作。

（六）协助辖区内食品药品监督管理、卫生监督和疾病预防控制等部门，开展食品安全、传染病预防与控制宣传教育等工作。

（七）对辖区内承担托幼机构儿童和工作人员健康检查服务的医疗卫生机构进行相关专业技术的指导和培训。

（八）负责定期组织召开辖区内托幼机构卫生保健工作例会，交流经验、学习卫生保健知识和技能。收集信息，掌握辖区内托幼机构卫生保健情况，为卫生行政部门决策提供相关依据。

三、相关机构

（一）疾病预防控制机构负责定期为托幼机构提供疾病预防控制的宣传、咨询服务和指导。

（二）卫生监督执法机构依法对托幼机构的饮用水卫生、传染病预防和控制等工作进行监督检查。

（三）食品药品监督管理机构中负责餐饮服务监督管理的部门依法加强对托幼机构食品安全的指导与监督检查。

（四）乡镇卫生院、村卫生室和社区卫生服务中心（站）应通过妇幼卫生网络、预防接种系统以及日常医疗卫生服务等多种途径掌握辖区中的适龄儿童数，并加强与托幼机构的联系，取得配合，做好儿童的健康管理。

第二部分　卫生保健工作内容与要求

一、一日生活安排

（一）托幼机构应当根据各年龄段儿童的生理、心理特点，结合本地区的季节变化和本托幼机构的实际情况，制订合理的生活制度。

（二）合理安排儿童作息时间和睡眠、进餐、大小便、活动、游戏等各个生活环节的时间、顺序和次数，注意动静结合、集体活动与自由活动结合、室内活动与室外活动结合，不同形式的活动交替进行。

（三）保证儿童每日充足的户外活动时间。全日制儿童每日不少于2小时，寄宿制儿童每日不少于3小时，寒冷、炎热季节可酌情调整。

（四）根据儿童年龄特点和托幼机构服务形式合理安排每日进餐和睡眠时间。制订餐、点数，儿童正餐间隔时间3.5～4小时，进餐时间20～30分钟/餐，餐后安静活动或散步时间10～15分钟。3～6岁儿童午睡时间根据季节以2～2.5小时/日为宜，3岁以下儿童日间睡眠时间可适当延长。

（五）严格执行一日生活制度，卫生保健人员应当每日巡视，观察班级执行情况，发现问题及时予以纠正，以保证儿童在托幼机构内生活的规律性和稳定性。

二、儿童膳食

（一）膳食管理

1. 托幼机构食堂应当按照《食品安全法》《食品安全法实施条例》以及《餐饮服务许可管理办法》《餐饮服务食品安全监督管理办法》《学校食堂与学生集体用餐卫生管理规定》等有关法律法规和规章的要求，取得《餐饮服务许可证》，建立健全各项食品安全管理制度。

2. 托幼机构应当为儿童提供符合国家《生活饮用水卫生标准》的生活饮用水。保证儿童按需饮水。每日上、下午各1～2次集中饮水，1～3岁儿童饮水量50～100毫升/次，3～6岁儿童饮水量100～150毫升/次，并根据季节变化酌情调整饮水量。

3. 儿童膳食应当专人负责，建立有家长代表参加的膳食委员会并定期召开会议，进行民主管理。工作人员与儿童膳食要严格分开，儿童膳食费专款专用，账目每月公布，每学期膳食收支盈亏不超过2%。

4. 儿童食品应当在具有《食品生产许可证》或《食品流通许可证》的单位采购。食品进货前必须采购查验及索票索证，托幼机构应建立食品采购和验收记录。

5. 儿童食堂应当每日清扫、消毒，保持内外环境整洁。食品加工用具必须生熟标识明确、分开使用、定位存放。餐饮具、熟食盛器应在食堂或清洗消毒间集中清洗消毒，消毒后保洁存放。库存食品应当分类、注有标识、注明保质日期、定位储藏。

6. 禁止加工变质、有毒、不洁、超过保质期的食物，不得制作和提供冷荤凉菜。留样食品应当按品种分别盛放于清洗消毒后的密闭专用容器内，在冷藏条件下存放48小时以上；每样品种不少于100克以满足检验需要，并做好记录。

7. 进餐环境应当卫生、整洁、舒适。餐前做好充分准备，按时进餐，保证儿童情绪愉快，培养儿童良好的饮食行为和卫生习惯。

（二）膳食营养

1. 托幼机构应当根据儿童生理需求，以《中国居民膳食指南》为指导，参考"中国居民膳食营养素参考摄入量（DRIs）"和各类食物每日参考摄入量（见表），制订儿童膳食计划。

2. 根据膳食计划制订带量食谱，1～2周更换一次。食物品种要多样化且合理搭配。

3. 在主副食的选料、洗涤、切配、烹调的过程中，方法应当科学合理，减少营养素的损失，符合儿童清淡口味，达到营养膳食的要求。烹调食物注意色、香、味、形，提高儿童的进食兴趣。

4. 托幼机构至少每季度进行一次膳食调查和营养评估。儿童热量和蛋白质平均摄入量全日制托幼机构应当达到"DRIs"的80%以上，寄宿制托幼机构应当达到"DRIs"的90%以上。维生素A、B_1、B_2、C及矿物质钙、铁、锌等应当达到"DRIs"的80%以上。三大营养素热量占总热量的百分比是蛋白质12%～

15%,脂肪30%~35%、碳水化合物50%~60%。每日早餐、午餐、晚餐热量分配比例为30%、40%和30%。优质蛋白质占蛋白质总量的50%以上。

5. 有条件的托幼机构可为贫血、营养不良、食物过敏等儿童提供特殊膳食。不提供正餐的托幼机构,每日至少提供一次点心。

儿童各类食物每日参考摄入量

食物种类	1~3岁	3~6岁
谷类	100~150克	180~260克
蔬菜类	150~200克	200~250克
水果类	150~200克	150~300克
鱼虾类		40~50克
禽畜肉类	100克	30~40克
蛋类		60克
液态奶	350~500毫升	300~400毫升
大豆及豆制品	—	25克
烹调油	20~25克	25~30克

备注:摘自《中国孕期、哺乳期妇女和0~6岁儿童膳食指南》(中国营养学会妇幼分会,2010年)。

三、体格锻炼

(一)托幼机构应当根据儿童的年龄及生理特点,每日有组织地开展各种形式的体格锻炼,掌握适宜的运动强度,保证运动量,提高儿童身体素质。

(二)保证儿童室内外运动场地和运动器械的清洁、卫生、安全,做好场地布置和运动器械的准备。定期进行室内外安全隐患排查。

(三)利用日光、空气、水和器械,有计划地进行儿童体格锻炼。做好运动前的准备工作。运动中注意观察儿童面色、精神状态、呼吸、出汗量和儿童对锻炼的反应,若有不良反应要及时采取措施或停止锻炼;加强运动中的保护,避免运动伤害。运动后注意观察儿童的精神、食欲、睡眠等状况。

(四)全面了解儿童健康状况,患病儿童停止锻炼;病愈恢复期的儿童运动量要根据身体状况予以调整;体弱儿童的体格锻炼进程应当较健康儿童缓慢,时间缩短,并要对儿童运动反应进行仔细的观察。

四、健康检查

(一)儿童健康检查

1. 入园(所)健康检查。

(1)儿童入托幼机构前应当经医疗卫生机构进行健康检查,合格后方可入园(所)。

(2)承担儿童入园(所)体检的医疗卫生机构及人员应当取得相应的资格,并接受相关专业技术培训。应当按照《管理办法》规定的项目开展健康检查,规范填写"儿童入园(所)健康检查表"(见附件1),不得违反规定擅自改变健康检查项目。

(3)儿童入园(所)体检中发现疑似传染病者应当"暂缓入园(所)",及时确诊治疗。

(4)儿童入园(所)时,托幼机构应当查验"儿童入园(所)健康检查表""0~6岁儿童保健手册""预防接种证"。

发现没有预防接种证或未依照国家免疫规划受种的儿童,应当在 30 日内向托幼机构所在地的接种单位或县级疾病预防控制机构报告,督促监护人带儿童到当地规定的接种单位补证或补种。托幼机构应当在儿童补证或补种后复验预防接种证。

2. 定期健康检查。

(1) 承担儿童定期健康检查的医疗卫生机构及人员应当取得相应的资格。儿童定期健康检查项目包括:测量身长(身高)、体重,检查口腔、皮肤、心肺、肝脾、脊柱、四肢等,测查视力、听力,检测血红蛋白或血常规。

(2) 1~3 岁儿童每年健康检查两次,每次间隔 6 个月;3 岁以上儿童每年健康检查一次。所有儿童每年进行一次血红蛋白或血常规检测。1~3 岁儿童每年进行一次听力筛查。4 岁以上儿童每年检查一次视力。体检后应当及时向家长反馈健康检查结果。

(3) 儿童离开园(所)3 个月以上需重新按照入园(所)检查项目进行健康检查。

(4) 转园(所)儿童持原托幼机构提供的"儿童转园(所)健康证明""0~6 岁儿童保健手册"可直接转园(所)。"儿童转园(所)健康证明"有效期 3 个月。

3. 晨午检及全日健康观察。

(1) 做好每日晨间或午间入园(所)检查。检查内容包括询问儿童在家有无异常情况,观察精神状况、有无发热和皮肤异常,检查有无携带不安全物品等,发现问题及时处理。

(2) 应当对儿童进行全日健康观察,内容包括饮食、睡眠、大小便、精神状况、情绪、行为等,并做好观察及处理记录。

(3) 卫生保健人员每日深入班级巡视两次,发现患病、疑似传染病儿童应当尽快隔离并与家长联系,及时到医院诊治,并追访诊治结果。

(4) 患病儿童应当离园(所)休息治疗。如果接受家长委托喂药时,应当做好药品交接和登记,并请家长签字确认。

(二) 工作人员健康检查

1. 上岗前健康检查。

(1) 托幼机构工作人员上岗前必须按照《管理办法》的规定,经县级以上人民政府卫生行政部门指定的医疗卫生机构进行健康检查(见附件 2),取得《托幼机构工作人员健康合格证》后方可上岗。

(2) 精神病患者或者有精神病史者不得在托幼机构工作。

2. 定期健康检查。

(1) 托幼机构在岗工作人员必须按照《管理办法》规定的项目每年进行一次健康检查(见附件 2)。

(2) 在岗工作人员患有精神病者,应当立即调离托幼机构。

(3) 凡患有下列症状或疾病者须离岗,治愈后须持县级以上人民政府卫生行政部门指定的医疗卫生机构出具的诊断证明,并取得"托幼机构工作人员健康合格证"后,方可回园(所)工作。

①发热、腹泻等症状;

②流感、活动性肺结核等呼吸道传染性疾病;

③痢疾、伤寒、甲型病毒性肝炎、戊型病毒性肝炎等消化道传染性疾病;

④淋病、梅毒、滴虫性阴道炎、化脓性或者渗出性皮肤病等。

(4) 体检过程中发现异常者,由体检的医疗卫生机构通知托幼机构的患病工作人员到相关专科进行复查和确诊,并追访诊治结果。

五、卫生与消毒

（一）环境卫生

1. 托幼机构应当建立室内外环境卫生清扫和检查制度，每周全面检查一次并记录，为儿童提供整洁、安全、舒适的环境。

2. 室内应当有防蚊、蝇、鼠、虫及防暑和防寒设备，并放置在儿童接触不到的地方。集中消毒应在儿童离园（所）后进行。

3. 保持室内空气清新、阳光充足。采取湿式清扫方式清洁地面。厕所做到清洁通风、无异味，每日定时打扫，保持地面干燥。便器每次用后及时清洗干净。

4. 卫生洁具各班专用专放并有标记。抹布用后及时清洗干净，晾晒、干燥后存放；拖布清洗后应当晾晒或控干后存放。

5. 枕席、凉席每日用温水擦拭，被褥每月曝晒1～2次，床上用品每月清洗1～2次。

6. 保持玩具、图书表面的清洁卫生，每周至少进行一次玩具清洗，每2周图书翻晒一次。

（二）个人卫生

1. 儿童日常生活用品专人专用，保持清洁。要求每人每日1巾1杯专用，每人1床位1被。

2. 培养儿童良好卫生习惯。饭前便后应当用肥皂、流动水洗手，早晚洗脸、刷牙，饭后漱口，做到勤洗头洗澡换衣、勤剪指（趾）甲，保持服装整洁。

3. 工作人员应当保持仪表整洁，注意个人卫生。饭前便后和护理儿童前应用肥皂、流动水洗手；上班时不戴戒指，不留长指甲；不在园（所）内吸烟。

（三）预防性消毒

1. 儿童活动室、卧室应当经常开窗通风，保持室内空气清新。每日至少开窗通风两次，每次至少10～15分钟。在不适宜开窗通风时，每日应当采取其他方法对室内空气消毒两次。

2. 餐桌每餐使用前消毒。水杯每日清洗消毒，用水杯喝豆浆、牛奶等易附着于杯壁的饮品后，应当及时清洗消毒。反复使用的餐巾每次使用后消毒。擦手毛巾每日消毒一次。

3. 门把手、水龙头、床围栏等儿童易触摸的物体表面每日消毒一次。坐便器每次使用后及时冲洗，接触皮肤部位及时消毒。

4. 使用符合国家标准或规定的消毒器械和消毒剂。环境和物品的预防性消毒方法应当符合要求（见附件3）。

六、传染病预防与控制

（一）督促家长按免疫程序和要求完成儿童预防接种。配合疾病预防控制机构做好托幼机构儿童常规接种、群体性接种或应急接种工作。

（二）托幼机构应当建立传染病管理制度。托幼机构内发现传染病疫情或疑似病例后，应当立即向属地疾病预防控制机构（农村乡镇卫生院防保组）报告。

（三）班级老师每日登记本班儿童的出勤情况。对因病缺勤的儿童，应当了解儿童的患病情况和可能的原因，对疑似患传染病的，要及时报告给园（所）疫情报告人。园（所）疫情报告人接到报告后应当及时追查儿童的患病情况和可能的病因，以做到对传染病人的早发现。

（四）托幼机构内发现疑似传染病例时，应当及时设立临时隔离室，对患儿采取有效的隔离控制措施。临时隔离室内环境、物品应当便于实施随时性消毒与终末消毒，控制传染病在园（所）内暴发和续发。

（五）托幼机构应当配合当地疾病预防控制机构对被传染病病原体污染（或可疑污染）的物品和环境实施随时性消毒与终末消毒。

（六）发生传染病期间，托幼机构应当加强晨午检和全日健康观察，并采取必要的预防措施，保护易感儿童。对发生传染病的班级按要求进行医学观察，医学观察期间该班与其他班相对隔离，不办理入托和转园（所）手续。

（七）卫生保健人员应当定期对儿童及其家长开展预防接种和传染病防治知识的健康教育，提高其防护能力和意识。传染病流行期间，加强对家长的宣传工作。

（八）患传染病的儿童隔离期满后，凭医疗卫生机构出具的痊愈证明方可返回园（所）。根据需要，来自疫区或有传染病接触史的儿童，检疫期过后方可入园（所）。

七、常见病预防与管理

（一）托幼机构应当通过健康教育普及卫生知识，培养儿童良好的卫生习惯；提供合理平衡膳食；加强体格锻炼，增强儿童体质，提高对疾病的抵抗能力。

（二）定期开展儿童眼、耳、口腔保健，发现视力低常、听力异常、龋齿等问题进行登记管理，督促家长及时带患病儿童到医疗卫生机构进行诊断及矫治。

（三）对贫血、营养不良、肥胖等营养性疾病儿童进行登记管理，对中、重度贫血和营养不良儿童进行专案管理，督促家长及时带患病儿童进行治疗和复诊。

（四）对先心病、哮喘、癫痫等疾病儿童，及对有药物过敏史或食物过敏史的儿童进行登记，加强日常健康观察和保育护理工作。

（五）重视儿童心理行为保健，开展儿童心理卫生知识的宣传教育，发现心理行为问题的儿童及时告知家长到医疗保健机构进行诊疗。

八、伤害预防

（一）托幼机构的各项活动应当以儿童安全为前提，建立定期全园（所）安全排查制度，落实预防儿童伤害的各项措施。

（二）托幼机构的房屋、场地、家具、玩教具、生活设施等应当符合国家相关安全标准和规定。

（三）托幼机构应当建立重大自然灾害、食物中毒、踩踏、火灾、暴力等突发事件的应急预案，如果发生重大伤害时应当立即采取有效措施，并及时向上级有关部门报告。

（四）托幼机构应当加强对工作人员、儿童及监护人的安全教育和突发事件应急处理能力的培训，定期进行安全演练，普及安全知识，提高自我保护和自救的能力。

（五）保教人员应当定期接受预防儿童伤害相关知识和急救技能的培训，做好儿童安全工作，消除安全隐患，预防跌落、溺水、交通事故、烧（烫）伤、中毒、动物致伤等伤害的发生。

九、健康教育

（一）托幼机构应当根据不同季节、疾病流行等情况制订全年健康教育工作计划，并组织实施。

（二）健康教育的内容包括膳食营养、心理卫生、疾病预防、儿童安全以及良好行为习惯的培养等。健康教育的形式包括举办健康教育课堂、发放健康教育资料、宣传专栏、咨询指导、家长开放日等。

（三）采取多种途径开展健康教育宣传。每季度对保教人员开展一次健康讲座，每学期至少举办一次家长讲座。每班有健康教育图书，并组织儿童开展健康教育活动。

（四）做好健康教育记录,定期评估相关知识知晓率、良好生活卫生习惯养成、儿童健康状况等健康教育效果。

十、信息收集

（一）托幼机构应当建立健康档案,包括:托幼机构工作人员健康合格证、儿童入园(所)健康检查表、儿童健康检查表或手册、儿童转园(所)健康证明。

（二）托幼机构应当对卫生保健工作进行记录,内容包括:出勤、晨午检及全日健康观察、膳食管理、卫生消毒、营养性疾病、常见病、传染病、伤害和健康教育等记录(见附件4)。

（三）工作记录和健康档案应当真实、完整、字迹清晰。工作记录应当及时归档,至少保存3年。

（四）定期对儿童出勤、健康检查、膳食营养、常见病和传染病等进行统计分析,掌握儿童健康及营养状况(见附件5)。

（五）有条件的托幼机构可应用计算机软件对儿童体格发育评价、膳食营养评估等卫生保健工作进行管理。

第三部分 新设立托幼机构招生前卫生评价

一、卫生评价流程

（一）新设立的托幼机构,应当按照本《规范》卫生评价的标准进行设计和建设,招生前须向县级以上地方人民政府卫生行政部门指定的医疗卫生机构提交"托幼机构卫生评价申请书"(见附件6)。

（二）由县级以上地方人民政府卫生行政部门指定的医疗卫生机构负责组织专业人员,根据"新设立托幼机构招生前卫生评价表"(见附件7)的要求,在20个工作日内对提交申请的托幼机构进行卫生评价。根据检查结果出具"托幼机构卫生评价报告"(见附件8)。

（三）凡卫生评价为"合格"的托幼机构,即可向教育部门申请注册;凡卫生评价为"不合格"的托幼机构,整改后方可重新申请评价。

二、卫生评价标准

(一) 环境卫生

1. 园(所)内建筑物、户外场地、绿化用地及杂物堆放场地等总体布局合理,有明确功能分区。
2. 室外活动场地地面应平整、防滑,无障碍,无尖锐突出物。
3. 活动器材安全性符合国家相关规定。园(所)内严禁种植有毒、带刺的植物。
4. 室内环境的甲醛、苯及苯系物等检测结果符合国家要求。
5. 室内空气清新、光线明亮,安装防蚊蝇等有害昆虫的设施。
6. 每班有独立的厕所、盥洗室。每班厕所内设有污水池,盥洗室内有洗涤池。
7. 盥洗室内有流动水洗手装置,水龙头数量和间距设置合理。

(二) 个人卫生

1. 保证儿童每人每日一巾一杯专用,并有相应消毒设施。寄宿制儿童每人有专用洗漱用品。
2. 每班应当有专用的儿童水杯架、饮水设施及毛巾架,标识清楚,毛巾间距合理。
3. 儿童有安全、卫生、独自使用的床位和被褥。

(三) 食堂卫生

1. 食堂按照《餐饮服务许可审查规范》建设,必须获得《餐饮服务许可证》。

2. 园(所)内应设置区域性餐饮具集中清洗消毒间,消毒后有保洁存放设施。应当配有食物留样专用冰箱,并有专人管理。

3. 食堂人员与儿童配备比例:提供每日三餐一点的托幼机构应当达到1∶50,提供每日一餐二点或二餐一点的应当达到1∶80。

(四) 保健室或卫生室设置

1. 根据《托儿所幼儿园卫生保健管理办法》要求,设立保健室或卫生室。卫生室需有《医疗机构执业许可证》。

2. 保健室面积不少于12平方米,设有儿童观察床、桌椅、药品柜、资料柜、流动水或代用流动水等设施。

3. 保健室应配备儿童杠杆式体重秤、身高计(供2岁以上儿童使用)、量床(供2岁及以下儿童使用)、国际标准视力表或标准对数视力表灯箱、体围测量软尺等设备,以及消毒压舌板、体温计、手电筒等晨检用品。

4. 保健室应配备消毒剂、紫外线消毒灯或其他空气消毒装置。

(五) 卫生保健人员配备

1. 托幼机构的法定代表人或者负责人是本机构卫生保健工作的第一责任人。

2. 根据预招收儿童的数量配备符合国家规定的卫生保健人员。按照收托150名儿童至少设1名专职卫生保健人员的比例配备卫生保健人员,收托150名以下儿童的可配备兼职卫生保健人员。

3. 卫生保健人员上岗前应当接受当地妇幼保健机构组织的卫生保健专业知识培训并考核合格。

(六) 工作人员健康检查

1. 托幼机构工作人员上岗前应当经县级以上卫生行政部门指定的医疗卫生机构进行健康检查,并取得《托幼机构工作人员健康合格证》。

2. 食堂人员上岗前须取得《食品从业人员健康证》。

(七) 卫生保健制度

托幼机构应根据实际情况建立健全卫生保健制度,并具有可操作性。卫生保健制度包括一日生活安排、膳食管理、体格锻炼、卫生与消毒、入园(所)及定期健康检查、传染病预防与控制、常见疾病预防与管理、伤害预防、健康教育、卫生保健信息收集的制度。

第四部分 附 件

附件 1

儿童入园(所)健康检查表

<table>
<tr><td colspan="2">姓名</td><td></td><td>性别</td><td></td><td>年龄</td><td></td><td>出生日期</td><td colspan="3">年 月 日</td></tr>
<tr><td colspan="2">既往病史</td><td colspan="9">1. 先天性心脏病 2. 癫痫 3. 高热惊厥 4. 哮喘 5. 其他____________</td></tr>
<tr><td colspan="2">过敏史</td><td colspan="5"></td><td colspan="2">儿童家长确认签名</td><td colspan="2"></td></tr>
<tr><td rowspan="5">体格检查</td><td>体重</td><td>kg</td><td>评价</td><td></td><td>身长(高)</td><td>cm</td><td>评价</td><td></td><td>皮肤</td><td></td></tr>
<tr><td rowspan="2">眼</td><td>左</td><td rowspan="2">视力</td><td>左</td><td rowspan="2">耳</td><td>左</td><td rowspan="2">口腔</td><td>牙齿数</td><td colspan="2"></td></tr>
<tr><td>右</td><td>右</td><td>右</td><td>龋齿数</td><td colspan="2"></td></tr>
<tr><td>头颅</td><td></td><td>胸廓</td><td colspan="2"></td><td>脊柱四肢</td><td></td><td>咽部</td><td colspan="2"></td></tr>
<tr><td>心肺</td><td></td><td>肝脾</td><td></td><td>外生殖器</td><td></td><td>其他</td><td colspan="3"></td></tr>
<tr><td rowspan="2">辅助检查</td><td colspan="2">血红蛋白(Hb)</td><td colspan="3"></td><td colspan="3">丙氨酸氨基转移酶(ALT)</td><td colspan="2"></td></tr>
<tr><td colspan="2">其他</td><td colspan="8"></td></tr>
<tr><td colspan="2">检查结果</td><td colspan="3"></td><td colspan="2">医生意见</td><td colspan="4"></td></tr>
<tr><td colspan="6">医生签名:
体检日期: 年 月 日</td><td colspan="5">检查单位:
(检查单位盖章)</td></tr>
</table>

填表说明:

1. 基本情况。
   既往病史:在对应的疾病上划"√","其他"栏中填写未注明的疾病;
   过敏史:注明过敏的药物或食物等;
   家长签字:儿童既往病史和过敏史须经家长确认后签字。
2. 体格检查。
   体重、身长(高):填写检查实测数值,评价按离差法(上、中、下)或百分位数法(<P3,P3~P97,>P97)填写;
   皮肤:未见异常填写(-),异常填写阳性体征;
   眼:按左右眼填写,未见异常填写(-),眼外观异常,填写阳性体征;
   视力:4 岁以上儿童应测查视力,填写实测数值,未进行视力检查应注明"未测",测查不合作者填写"不合作";
   耳:按左右耳填写,未见异常填写(-),外耳异常填写阳性体征;
   口腔:填写牙齿萌出数,按牙位填写龋齿位置;
   咽部:咽部检查未见异常填写(-),异常填写阳性体征;
   头颅、胸廓、脊柱四肢:相关项目中未见异常填写(-),异常填写阳性体征;
   心肺:听诊未见异常填写(-),异常注明阳性体征;
   肝脾:填写肝脾触诊情况,未触及填写(-),触及肋下肝脾,按厘米填写;
   外生殖器:检查男童,未见异常填写(-),异常者填写阳性体征;
   其他:填写表格上未列入的其他阳性体征。
3. 辅助检查。
   血红蛋白(Hb)、丙氨酸氨基转移酶(ALT):填写实际检测数值,并将化验报告贴附于儿童入园(所)健康检查表背面。
   其他:根据需要,填写相关辅助检查结果,并将化验报告贴附于儿童入园(所)健康检查表背面。
4. 检查结果:注明检查中发现的疾病或阳性体征,如未见异常填写(-)。
5. 医生意见:根据检查结果,注明"体检合格""暂缓入园(所)"。
6. 医生签名:由主检医生签字,并填写日期。
7. 检查单位:加盖检查单位体检专用章。

附件2

托幼机构工作人员健康检查表

姓名		性别		年龄		婚否		编号		照片
单位				岗位				民族		
既往史	1. 肝炎（甲肝、戊肝等消化道传染病）　2. 结核　3. 皮肤病　4. 性传播性疾病 5. 精神病　　　6. 其他_____ 受检者确认签字：_____									
身份证号										
体格检查	血压				心肺				肝脾		
	皮肤				五官				其他		
化验检查	丙氨酸氨基转移酶（ALT）					滴虫					
	淋球菌					梅毒螺旋体					
	外阴阴道假丝酵母菌（念珠菌）					其他					
胸片检查										
其他检查										
检查结果					医生意见						
医生签名： 体检日期：　　年　　月　　日								检查单位： （转出单位盖章）			
备注：1. 滴虫、外阴阴道假丝酵母菌指妇科检查项目。 　　　2. 胸片检查只限于上岗前及上岗后出现呼吸系统疑似症状者。 　　　3. 凡体检合格者，由健康检查单位签发健康合格证。										

填表说明：

托幼机构工作人员健康检查为工作人员上岗前和定期检查使用。

1. 基本情况。

　　编号：根据工作需要排序编号；

　　单位：填写所在任职单位的全称；

　　岗位：按所在实际岗位填写，如园（所）长、教师、保育员、食堂人员、保健人员等；

　　身份证号：如实填写受检者身份证号；

　　照片：受检者本人近期照片贴于右上角。

2. 既往史：在对应的疾病上划"√"，"其他"栏中填写未注明的疾病，既往史经受检者确认后签字。

3. 体格检查。

　　血压：填写检查实测数值，单位为mmHg；

　　皮肤：未见异常填写(-)，异常填写阳性体征；

　　五官：未见异常填写(-)，异常填写阳性体征；

　　心肺：听诊未见异常填写(-)，异常填写阳性体征；

　　肝脾：填写肝脾触诊情况，未触及填写(-)，触及肋下肝脾，按厘米填写；

　　其他：填写表格上未列入的其他阳性体征。

4. 辅助检查。

　　丙氨酸氨基转移酶（ALT）、梅毒螺旋体：填写实际血清检测数值；

　　滴虫、淋球菌、外阴阴道假丝酵母菌：按照阴道分泌物实际检测结果填写"(-)"或"(+)"；

　　胸片检查：上岗前必须检查，上岗后出现呼吸系统疑似症状时检查，未见异常填写"(-)"，异常填写阳性体征；

　　其他：根据需要填写相关辅助检查结果。

　　将所有辅助检查报告及复查报告单贴附于托幼机构工作人员健康检查表背面。

5. 检查结果：注明检查中发现的疾病或阳性体征，如未见异常填写(-)。

6. 医生意见：根据检查结果，符合上岗条件者，填写"体检合格"及日期；发现不符合上岗条件者填写"体检不合格"，并及时离岗诊断治疗。

7. 医生签名：由主检医生签字，并填写日期。

8. 检查单位：加盖检查单位体检专用章。

附件3

托幼机构环境和物品预防性消毒方法

消毒对象	物理消毒方法	化学消毒方法	备注
空气	开窗通风每日至少2次；每次至少10~15分钟		在外界温度适宜、空气质量较好、保障安全性的条件下，应采取持续开窗通风的方式
	采用紫外线杀菌灯进行照射消毒每日一次，每次持续照射时间60分钟		1. 不具备开窗通风空气消毒条件时使用。 2. 应使用移动式紫外线杀菌灯。按照每立方米1.5瓦计算紫外线杀菌灯管需要量。 3. 禁止紫外线杀菌灯照射人体体表。 4. 采用反向式紫外线杀菌灯在室内有人环境持续照射消毒时，应使用无臭氧式紫外线杀菌灯
餐具、炊具、水杯	煮沸消毒15分钟或蒸汽消毒10分钟		1. 对食具必须先去残渣、清洗后再进行消毒。 2. 煮沸消毒时，被煮物品应全部浸没在水中；蒸汽消毒时，被蒸物品应疏松放置，水沸后开始计算时间
	餐具消毒柜、消毒碗柜消毒。按产品说明使用		1. 使用符合国家标准规定的产品。 2. 保洁柜无消毒作用，不得用保洁柜代替消毒柜进行消毒
毛巾类织物	用洗涤剂清洗干净后，置阳光直接照射下曝晒干燥		曝晒时不得相互叠夹，曝晒时间不低于6小时
	煮沸消毒15分钟或蒸汽消毒10分钟		煮沸消毒时，被煮物品应全部浸没在水中；蒸汽消毒时，被蒸物品应疏松放置
		使用次氯酸钠类消毒剂消毒。使用浓度为有效氯250~400 mg/L、浸泡消毒20分钟	消毒时将织物全部浸没在消毒液中，消毒后用生活饮用水将残留消毒剂冲净
抹布	煮沸消毒15分钟或蒸汽消毒10分钟		煮沸消毒时，抹布应全部浸没在水中；蒸汽消毒时，抹布应疏松放置
		使用次氯酸钠类消毒剂消毒。使用浓度为有效氯400 mg/L、浸泡消毒20分钟	消毒时将抹布全部浸没在消毒液中，消毒后可直接控干或晾干存放；或用生活饮用水将残留消毒剂冲净后控干或晾干存放
餐桌、床围栏、门把手、水龙头等物体表面		使用次氯酸钠类消毒剂消毒。使用浓度为有效氯100~250 mg/L、消毒10~30分钟	1. 可采用表面擦拭、冲洗消毒方式。 2. 餐桌消毒后要用生活饮用水将残留消毒剂擦净。 3. 家具等物体表面消毒后可用生活饮用水将残留消毒剂去除

续 表

消毒对象	物理消毒方法	化学消毒方法	备注
玩具、图书	每两周至少通风晾晒一次		适用于不能湿式擦拭、清洗的物品。曝晒时不得相互叠夹。曝晒时间不低于6小时
		使用次氯酸钠类消毒剂消毒。使用浓度为有效氯100～250 mg/L，表面擦拭、浸泡消毒10～30分钟	根据污染情况，每周至少消毒一次
便盆、坐便器与皮肤接触部位、盛装吐泻物的容器		使用次氯酸钠类消毒剂消毒。使用浓度为有效氯400～700 mg/L，浸泡或擦拭消毒30分钟	1. 必须先清洗后消毒。 2. 浸泡消毒时将便盆全部浸没在消毒液中。 3. 消毒后用生活饮用水将残留消毒剂冲净后控干或晾干存放
体温计		使用75%～80%乙醇溶液，浸泡消毒3～5分钟	使用符合《中华人民共和国药典》规定的乙醇溶液

备注：1. 表中有效氯剂量是指使用符合卫生部《次氯酸钠类消毒剂卫生质量技术规范》规定的次氯酸钠类消毒剂；
2. 传染病消毒根据国家法规《中华人民共和国传染病防治法》规定，配合当地疾病防控机构实施。

附件4　　　　卫生保健工作记录（登记）表

表1　晨午检及全日健康观察记录表

日期	姓名	班级	晨检情况	全日健康观察（症状与体检）	处理	检查者
			家长主诉与检查			

备注：记录晨午检和全日健康观察中发现的儿童异常情况。

表2　在园（所）儿童带药服药记录表

日期	班级	姓名	药物名称	服用剂量和时间	家长签字	喂药时间及签字

表3　儿童出勤登记表

班级：　　　　　　　　　　　　　　　　　　　　　　　　　　　　　　　　年　　月

姓名	日　期							备　注
	1	2	3	4	5	……	31	

备注：1. "√"代表出勤，"○"代表缺勤；
2. 缺勤儿童查明原因后在"○"内补全相应的符号；"×"代表病假，"－"代表事假；
3. 因病缺勤，需在备注栏写明疾病名称。

表4　儿童传染病登记表

姓名	性别	年龄	发病日期	传染病名称									诊断单位	诊断日期	处置
				手足口病	水痘	流行性腮腺炎	猩红热	急性出血性结膜炎	痢疾	麻疹	风疹	传染性肝炎	其他			
合计															

备注：患某种传染病在该栏内画"√"。

表5　儿童营养性疾病及常见疾病登记表

班级	姓名	疾病名称	确诊日期	干预与治疗	转归

备注：登记范围包括营养不良、贫血、单纯性肥胖、先心病、哮喘、癫痫、听力障碍、视力低常、龋齿等。

表6　班级卫生消毒检查记录表

日期	班级	消毒物体										
		开窗通风	餐桌	床围栏	门把手	水龙头	图书晾晒	玩具	被褥晾晒	厕所	其他	……

备注：以"√"的方式完成此表。

表7　健康教育记录表

日期	地点	对象	形式	内容

备注：1. 对象是指儿童、家长、保教人员等；
　　　2. 形式是指宣传专栏、咨询指导、讲座、培训、发放健康教育资料等；
　　　3. 内容是指园（所）内各项健康教育活动的主要内容。

表 8　膳食委员会会议记录表

时间：
出席会议人员：
主持人：
会议议题：
会议记录：

备注：1. 由负责召开膳食委员会会议的人员记录；
　　　2. 会议议题：简单注明主要讨论及需解决的问题；
　　　3. 会议记录：记录围绕会议议题讨论的主要内容。

表 9　儿童伤害登记表

　　　　　　　　　　　　　　　　　　　　　　　　　　　年　　月　　日

姓名：　　　　　性别：　　　　年龄：　　　　班级：
伤害发生日期：　年　月　日　　伤害发生时间：＿＿：＿＿（用24小时计时法）
当班责任人：　　　　　填表人：
伤害类型： 1＝交通事故　　2＝跌伤(跌、摔、滑、绊)　　3＝被下落物击中(高处落下物) 4＝锐器伤(刺、割、扎、划)　　5＝钝器伤(碰、砸) 6＝烧烫伤(火焰、高温固/液体、化学物质、锅炉、烟火、爆竹炸伤) 7＝溺水(经医护人员救治存活)　　8＝动物伤害(狗、猫、蛇等咬伤，蜜蜂、黄蜂等刺蜇) 9＝窒息(异物、压、闷、捂窒息，鱼刺/骨头卡喉) 10＝中毒(药品、化学物质、一氧化碳等有毒气体，农药、鼠药、杀虫剂，腐败变质食物除外) 11＝电击伤(触电、雷电)　　12＝他伤/攻击伤
伤害发生地点： 1＝户外活动场　2＝活动室　3＝寝室　4＝卫生间　5＝盥洗室　6＝其他(请说明＿＿＿＿＿)
伤害发生时活动： 1＝玩耍娱乐　2＝吃饭　3＝睡觉　4＝上厕所　5＝洗澡　6＝行走　7＝乘车 8＝其他(请说明＿＿＿＿＿)　9＝不知道
伤害发生时和谁在一起： 1＝独自一人　2＝老师　3＝小伙伴　4＝其他(请说明＿＿＿＿＿)　5＝不知道
受伤后处理方式(最后处理方式)： 1＝自行处理(保健人员)且未再就诊　2＝医疗卫生机构就诊　3＝其他(请说明＿＿＿＿＿)
如果就诊，诊断是：＿＿＿＿＿＿＿
因伤害休息多长时间(包括节日、假期及周末)：＿＿＿＿＿＿天
转归：1＝痊愈　2＝好转　3＝残疾　4＝死亡
简述伤害发生经过(对损伤过程作综合描述)：

附件 5

卫生保健资料统计表

托幼机构名称：_____

表 1 儿童出勤统计分析表

年份	月份	在册儿童数 (1)	应出勤日数 (2)	出勤情况			缺勤人次数 (6)	缺勤原因分析			
				应出勤人次数 (3)	实际出勤人次数 (4)	出勤率 (%) (5)		因病	因事	寒暑假	其他
	9月										
	10月										
	11月										
	12月										
	1月										
	2月										
	3月										
	4月										
	5月										
	6月										
	7月										
	8月										

备注：1. 出勤率＝(实际出勤人次数/应出勤人次数)×100%；
2. 缺勤人次数＝应出勤人次数－实际出勤人次数；
3. 各项百分率要求保留小数点后 1 位。

表 2 _____ 学年（上、下）儿童健康检查统计分析表

托幼机构名称：_____

年龄	在册人数	体检人数	体检率（%）	体格评价（人数）				血红蛋白			视力		听力		龋齿	
				低体重	生长迟缓	消瘦	肥胖	检测人数	轻度贫血人数	中重度贫血人数	检查人数	视力不良人数	检查人数	听力异常人数	检查人数	患龋人数
0岁～																
1岁～																
2岁～																
3岁～																
4岁～																
5岁～																
6～7岁																
总计																

备注：1. 体检率＝(体检人数/在册人数)×100%；
2. 某病患病率＝(某病患病人数/检查人数)×100%。

表 3　传染病发病统计表

托幼机构名称：＿＿＿＿＿＿

年份	月份	在册儿童数	传染病发病率	各类传染病发病人数									
				手足口病	水痘	流行性腮腺炎	猩红热	急性出血性结膜炎	痢疾	麻疹	风疹	传染性肝炎	其他
	9月												
	10月												
	11月												
	12月												
	1月												
	2月												
	3月												
	4月												
	5月												
	6月												
	7月												
	8月												
合计													

表 4 膳食营养分析表

年　月

一、平均每人进食量

食物类别	细粮	杂粮	糕点	干豆类	豆制品	蔬菜总量	绿橙蔬菜	水果	乳类	蛋类	肉类	肝	鱼	糖	食油
数量(g)															

二、营养素摄入量

| | 热量 | | 蛋白质(克) | 脂肪(克) | 视黄醇当量(微克) | 维生素A(微克) | 胡萝卜素(微克) | 维生素B_1(毫克) | 维生素B_2(毫克) | 维生素C(毫克) | 钙(毫克) | 锌(毫克) | 铁(毫克) |
	(千卡)	(千焦)											
平均每人每日													
DRIs													
比较%													

三、热量来源分布

		脂肪		蛋白质	
		要求	现状	要求	现状
摄入量	(千卡)				
	(千焦)				
占总热量%		30%～35%		12%～15%	

四、蛋白质来源

		优质蛋白质	
		动物性食物	豆类
	要求	≥50%	
摄入量(克)			
占蛋白质总量%			

五、膳食费使用：当月膳食费(/人)

本月总收入：　　　元
本月总支出：　　　元
盈亏：　　　元
占总收入：　　　%

附件6　　　　　　　　　　托幼机构卫生评价申请书

_____：

　　本园(所)拟于　　年　　月开始招生,依据《托儿所幼儿园卫生保健管理办法》的要求,特向您单位申请对我园(所)进行卫生评价。

　　申请单位地址：

　　申请单位电话：

申请单位(签章)：

申请人：

申请日期：

附件7　　　　　　　　　新设立托幼机构招生前卫生评价表

评价内容	分值	评价标准	评价方法	得分	备注
环境卫生	20分	☆ 园(所)内建筑物、户外场地、绿化用地及杂物堆放场地等总体布局合理,有明确功能分区(2分) ☆ 室外活动场地地面应平整、防滑,无障碍,无尖锐突出物(2分) ☆ 活动器材安全性符合国家相关规定(1分) ☆ 未种植有毒、带刺的植物(1分)	查看现场		
		☆ 室内环境的甲醛、苯及苯系物等检测结果符合国家要求(4分)	查验检测报告		
		☆ 室内空气清新、光线明亮(2分) ☆ 有防蚊蝇等有害昆虫的设施(2分) ☆ 每个班级有独立的厕所和盥洗室(2分) ☆ 每班厕所内有污水池,盥洗室内有洗涤池(2分)	查看现场		
		☆ 盥洗室内有流动水洗手装置(必达项目) ☆ 盥洗室内水龙头数量和间距设置合理(2分)	查看现场		
个人卫生	15分	☆ 保证儿童每日1巾1杯专用,寄宿制儿童每人有专用洗漱用品(必达项目)	查看现场		
		☆ 每班有专用水杯架,标识清楚,有饮水设施(4分) ☆ 每班有专用毛巾架,标识清楚,毛巾间距合理(3分) ☆ 有专用水杯、毛巾消毒设施(4分)			
		儿童有安全、卫生、独自使用的床位和被褥(4分)			
食堂卫生	10分	☆ 食堂获得《餐饮服务许可证》(必达项目)	查验证件		
		☆ 园(所)内应设置区域性的餐饮具集中清洗消毒间,消毒后有保洁器具存放设施(4分) ☆ 配有食物留样专用冰箱,有专人管理(3分)	查看现场		
		☆ 食堂人员与儿童配备比例:提供每日三餐一点的托幼机构应达1∶50,提供每日一餐二点或二餐一点的应达1∶80(3分)	查看资料		

续 表

评价内容	分值	评价标准	评价方法	得分	备注
保健室或卫生室设备	20分	☆ 设立保健室或卫生室(必达项目) ☆ 卫生室需有《医疗机构执业许可证》(必达项目)	查看现场 查验证件		
		☆ 保健室面积不少于12平方米(2分)	查看现场		
		☆ 保健室设有儿童观察床(2分) ☆ 配备桌椅、药品柜、资料柜(3分) ☆ 有流动水或代用流动水的设施(2分)			
		☆ 配备儿童杠杆式体重秤、身高计(供2岁以上儿童使用)、量床(供2岁及以下儿童使用)、国际标准视力表或标准对数视力表灯箱、体围测量软尺等设备(4分) ☆ 配备消毒压舌板、体温计、手电筒等晨检用品(3分)			
		☆ 有消毒剂(2分) ☆ 配备紫外线消毒灯或其他空气消毒装置(2分)			
卫生保健人员配备	15分	☆ 配备符合国家规定的卫生保健人员(必达项目)	查看资料		
		☆ 卫生保健工作的第一责任人是托幼机构的法定代表人或负责人(5分)			
		☆ 按照收托150名儿童设1名专职卫生保健人员的比例配备(收托150名以下儿童的可配备兼职卫生保健人员)(5分)			
		☆ 卫生保健人员上岗前接受培训并考核合格(5分)			
工作人员健康检查	10分	☆ 托幼机构工作人员上岗前经县级以上卫生行政部门指定的医疗卫生机构进行健康检查,并取得《托幼机构工作人员健康合格证》。食堂人员取得《食品从业人员健康证》(10分)	查看证件		
卫生保健制度	10分	☆ 建立10项卫生保健制度,并符合实际情况,具有可操作性 1) 一日生活制度(1分) 2) 膳食管理制度(1分) 3) 体格锻炼制度(1分) 4) 卫生与消毒制度(1分) 5) 入园(所)及定期健康检查制度(1分) 6) 传染病预防与控制制度(1分) 7) 常见疾病预防与管理制度(1分) 8) 伤害预防制度(1分) 9) 健康教育制度(1分) 10) 卫生保健信息收集制度(1分)	查看资料		

备注:1. 托幼机构总分达到80分以上,并且"必达项目"全部通过,才可评价为"合格"。
  2. 若托幼机构不提供儿童膳食,则不予评价食堂卫生、工作人员健康检查和卫生保健制度的相应部分。托幼机构分数达到剩余项目总分的80%以上,并且"必达项目"全部通过,才可评价为"合格"。
  3. 如果评价结果为"不合格",托幼机构应当根据评价报告给予的整改意见和指导,整改后可重新申请卫生评价。

附件 8　　　　　　　　　　　**托幼机构卫生评价报告**

　　_____幼儿园(托儿所)：

　　根据你园(所)申请,按照《托儿所幼儿园卫生保健工作规范》的卫生评价基本要求,我单位组织专家于　　年　月　日对你园(所)招生前的卫生保健状况进行评价。

　　评价结果：1. 合格　　　　2. 不合格

　　评价意见：

评价单位(签章)：
评价人员：

(此报告一式两份,一份交申请单位,一份由评价单位留存。)

托幼机构卫生保健合格评审细则（供参考）

标准	标准分	评审要点	评审方法	扣分方法
一、行政管理	**45分**			
（一）园（所）长对卫生保健工作负总责。园（所）长须经市级以上卫生保健管理培训，熟悉卫生保健业务。	5分	1. 园（所）长全面负责园（所）卫生保健工作，每学期有计划、有总结。 2. 园（所）长须经市级以上卫生保健管理培训。 3. 园（所）长应熟悉卫生保健知识及本园卫生保健工作情况。	实地查看，询问有关人员，查阅资料。	1. 不负总责不得分，计划总结缺一项扣2分。 2. 未培训不得分。 3. 不熟悉卫生保健工作扣4分。
（二）卫生保健工作管理制度健全，严格执行人员培训和定期卫生检查、考核制度。	5分	1. 本年度新进人员进行岗前培训，保育员、炊事员参加一期卫生保健培训。 2. 各项制度齐全。 3. 每月进行一次卫生检查。	查阅资料，实地查看。	1. 缺一项制度扣0.5分。 2. 本年度新进人员未进行卫生保健岗前培训不得分。保育员、炊事员1人未参加卫生保健培训扣2分。 3. 未按月进行卫生检查扣2分。 4. 卫生检查无整改措施扣2分。
（三）实行各类人员卫生保健岗位责任制。	5分	园（所）有各类人员（园长、分管园长、保健老师、保育员、食堂人员）卫生保健岗位责任制。	现场询问相关人员，实地查看。	未实行岗位责任制不得分，每缺漏一项扣2分，责任制执行不好扣2分。
（四）按收托儿童数0.5%的比例配备专职保健人员（100名以下不少于1人，500名以上不可少于3人），保健人员上岗前须经规定时间的专业知识培训，2004年1月1日后新进保健人员必须具有国家认可的中专以上医学学历的医护人员。	8分	1. 必须配备专职保健老师。 2. 医护人员必须有执业资格。	查阅资料，实地查看。	1. 有1人未经卫生保健相关知识培训或保健人员配备数量不足不得分。 2. 保健人员不是医生而是护士扣2分。 3. 保健人员中有部分非医护人员扣4分。 4. 保健人员中无医护人员扣6分。 5. 2004年以后新进保健人员不符标准要求扣4分。
（五）根据幼儿年龄、季节建立合理的活动、休息和就餐等卫生生活制度，并认真执行。	8分		现场询问，实地查看。	1. 无作息时间表不得分。 2. 作息时间表未按年龄或未按季节制定各扣2分。 3. 作息制度制定不科学：幼儿午睡时间小于2小时或大于3小时、户外活动时间小于2小时、两餐间隔时间小于3小时各扣2分。 4. 作息制度执行不好扣2分。

续表

标准	标准分	评审要点	评审方法	扣分方法
（六）开展多种形式的健康教育。定期向家长、保教人员及幼儿进行健康教育讲座，定期出板报宣传防病知识。	6分	1. 每学期对家长进行一次健康教育。2. 每季度至少对保教人员进行一次健康教育。3. 对幼儿的健康教育要体现在教案中。4. 黑板报每月更换一期。	实地考察，查阅资料。	1. 无健教器材或未开展健康教育不得分。2. 健康教育未每月开展一次扣2分。3. 有一类人员未定期进行健康教育扣2分。4. 健康教育资料未实行档案化管理扣2分。5. 园（所）板报设置不合理扣2分。
（七）卫生保健必备资料记录完整、正确，每季度向卫生部门报告卫生保健工作情况一次。	8分	按标准要求建立健全卫生保健账册（托幼机构人员名册、幼儿名册、幼儿晨检与全日观察记录、幼儿健康检查及体格评价表、传染病及其防治记录、幼儿免疫接种记录、体弱儿多发病、肥胖儿管理表、幼儿食物中毒及营养分析记录、卫生与安全检查记录、幼儿伙食结算表、损伤差错事故统计表。	查阅上报资料，向同级或上级卫生部门了解。	1. 未按要求上报资料扣8分。2. 缺一种账册扣1分，记录不完整或错情者扣0.5分，扣完为止。
二、基础设施	50分			
（八）新园（所）选址、建筑设计以及老园（所）改建扩建工程方案，应事先经县级以上卫生部门科学论证。	8分		查阅资料，向有关部门了解。	1. 新建园或老园改建扩建未经论证不得分。2. 实地考察中发现新建筑或新装修园所未按要求构建，不符卫生保健要求扣4分。
（九）托幼机构建筑布局合理、流程科学，建筑设计以及老园（所）改建扩建的工程方案，并经卫生部门及相关部门验收合格；环境绿化面积不少于户外场地面积的50%，人工草坪不超过户外场地面积的1/3。	10分	1. 2004年以后新园（所）设计应有区县级卫生部门及相关部门论证。2. 2004年以后老园（所）改建扩工程方案，应由县级以上卫生保健部门及相关部门论证。	查阅资料、现场查看。	1. 有危房不得分。2. 建筑设施陈旧或未做到定期维修各扣3分。3. 2004年后新装修园（所）未取得相关部门检测的合格证书扣5分。4. 环境绿化面积小于户外场地总面积的50%，人工草坪超过户外场地面积的1/3各扣2分。
（十）各班活动室、卧室、盥洗室及卫生间分设，有纱门纱窗，地面平整防滑。室内设施适合儿童健康发育需要。	12分	按卫生部教委颁发的《托幼机构房屋建筑卫生设施要求》。	现场查看。	1. 有1班1室未分设扣4分，活动室、卧室无木质地板、采光通风不良、桌椅不符合年龄特点或开裂、带钉、陈旧、油漆脱落、卧床数不足全托幼儿数、睡通铺、睡地铺、床与地面距离小于30厘米30厘米各扣2分，洗手龙头及厕所蹲位不符合儿童年龄特点或少于3个各扣1分，无男小便池扣3分。2. 每班无专用盥洗室和厕所扣3分。

续表

标准	标准分	评审要点	评审方法	扣分方法
（十一）有面积不少于10 m²的卫生保健室，保健室内必备物品和设施齐全。	12分	1. 保健室设有诊察床、药品柜、健康档案、身高坐高计、对数视力表灯、专用氧消毒灯或紫外线消毒设备（有托班的应有卧式身高计）。 2. 有必备的外用药品（碘伏、酒精、纱布、创可贴、双氧水、生理盐水等）和体温表、血压计、听诊器、压舌板等常用器械。 3. 卫生保健制度、表格上墙。	实地查看。	1. 无保健室或保健室形同虚设不得分。 2. 保健室面积不足10平方米或设置位置不合理各扣4分。 3. 缺一种必备设施扣2分。 4. 保健室药品不符合要求不得分。 5. 缺一种保健常用器械扣2分。 6. 发现处方药、过期变质药品不得分。 7. 医疗器械未按要求消毒扣4分。
（十二）有过道式晨检接待室和隔离室，并配备隔离床（70名以下可设隔离床）。	8分	1. 医疗器械严格消毒，有记录。 2. 保健室应与班级有一定的距离。	实地查看。	1. 无晨检隔离室不得分。 2. 隔离室无隔离床或晨检室摆放其他用品各扣2分。 3. 无独立的晨检接待室，晨检地点设在大厅过道或配备晨检用具或晨检未按要求进行各扣2分。 4. 晨检室非过道式扣2分。
三、营养与膳食管理	**49分**			
（十三）食堂管理规范，有卫生许可证，食堂人员有健康证明，厨房各功能间布局合理，设施齐全。	12分	1. 在有效期内的卫生许可证上墙。 2. 炊事员有健康证。 3. 生熟不交叉，设施齐全。 4. 洗菜池与洗碗池分开（蔬菜池2个，荤菜池1个，洗碗池2～3个）。	实地查看。	1. 无卫生许可证或卫生许可证过期或有1名食堂人员无健康证不得分。 2. 厨房各功能间布局不合理，未做到生进熟出或无备餐间各扣4分，洗碗池在加工间扣2分。
（十四）采购严格分开，伙食膳食费用分开，幼儿伙食严格分开，膳食费用每月向家长公布。	9分	1. 采购食品必须有卫生许可证、营业执照、食品生产单位的卫生许可证、同批号产品合格证。 2. 采购食品必须有发票。 3. 采购伙食严格分开，师生伙食单独核算。 4. 每月向家长公布膳食费用，有记录可查。	查阅有关资料、实地查看、询问有关人员。	1. 采购食品缺一个证扣2分。 2. 无发票扣9分，少数食品无发票扣5分。 3. 师生伙食不分开扣9分。 4. 伙食账不公布扣9分。 5. 幼儿膳食费用公布一学期盈亏≤2%扣4分，>2%扣6分，>5%扣6分，>10%扣9分。

续 表

标准	标准分	评审要点	评审方法	扣分方法
(十五) 幼儿膳食符合营养学要求,每周根据儿童年龄特点制定带量食谱,做到品种多样,搭配合理,并每月进行营养计算。	10分	1. 审核食谱并实地考察幼儿当天伙食及烹饪情况。2. 抽查一个月的营养计算与食堂食物用量记录情况。	查阅资料、实地查看。	1. 未制定带量食谱不得分,不全扣5分,未按营养计算结果修改食谱扣3分。2. 食谱品种单调,搭配不合理,菜肴香味欠佳各扣2分。3. 每月进行营养计算,不计算者不得分;在下月15日前做好上月营养计算,逾期扣5分。4. 蛋白质、热量供给不足或过剩,一项不符合扣2分;其他营养素供给不足或过剩,一项不符合扣1分,蛋白质、动物脂肪供给不合理各扣2分。
(十六) 保证餐具、饮水及食品的安全卫生(包括饭菜运输)。	10分	1. 饭菜运输要有防污染措施。2. 食物要求留样。3. 餐具消毒符合卫生要求。	实地查看。	1. 本年度发生食物中毒不得分,采用熟食或外购食品未再加工各扣5分。2. 食堂无消毒柜、蒸汽煮沸消毒等物理消毒设施不得分。3. 食物无留样扣4分。4. 饭菜运输无防污染措施扣4分,不保温扣2分。5. 餐具使用前未严格执行一洗、二清、三消毒、四保洁制度各扣4分。
(十七) 为幼儿随时饮水提供条件,水温符合要求,不喝纯净水,不吃自助餐。	8分		实地查看,询问幼儿。	1. 无饮水条件不得分,喝纯净水扣4分,不能保证随时饮水、水温过烫或冬季水温过凉各扣2分。2. 中大班幼儿吃过冷饭菜扣3分。3. 吃自助餐扣2分。
四、健康检查	**40分**			
(十八) 儿童入园前须按要求体检,健康证明,健康体检率100%;保教人员每年体检一次,妇科体检每两年一次,保教人员体检率100%。	15分	1. 儿童入园体检率、保教人员每年健康体检率均达100%(包括临时工)。2. 儿童体检使用省卫生厅统一制定的体检表,儿童体检表数与实际人数相符。3. 儿童和工作人员体检按规定项目进行。4. 幼儿转园需重新体检。	查阅资料,抽查体检表和健康证(儿童体检表可抽查1~2个班进行核对)。	1. 发现保教人员未体检或无健康证明不得分;体检率小于95%不得分,体检率每下降1%扣1分;体检率小于95%不得分。2. 未使用省卫生厅统一制定的体检表或体检项目不全各扣2分。3. 幼儿转园未重新体检,查到一例扣2分。

续 表

标准	标准分	评审要点	评审方法	扣分方法
（十九）幼儿园每年定期进行健康检查，有记录，有定期治疗措施；儿童身高、体重等指标达到要求；龋齿等常见疾病治愈率达到要求。	15分	5.龋齿治愈率达到60%，沙眼治愈率达60%，营养性贫血治愈率100%，视力异常矫治率100%，有矫治记录（龋齿、弱视、贫血或病历复印件）。	查阅相关资料，现场抽查儿童，龋齿、弱视、贫血治疗回执或病历复印件。	1."六一"体检率每年下降1%扣3分。 2.未做到定期称体重、量身高，测视力及血色素不得分。 3.身高、体重、视力测量不准确各扣3分；身高、体重、视力、血色素漏查一人扣1分，评价错一例扣1分。 4.身高、体重达均值不达标各扣3分。 5.龋齿、沙眼、营养性贫血治愈率不达标各扣3分。 6.无疾病矫治记录扣10分，一种疾病矫治记录不全扣2分。
（二十）幼儿每日入园按要求进行晨检，晨检记录和全日观察记录应符合要求，晨检有记录，带药有记录，患病儿由保健人员喂药并有全日观察记录。	10分	1.晨检记录必须和全日观察记录相符合。 2.幼儿带药有记录，带药应有班级、姓名、药名、剂量、家长签名，严格执行核查制度。 3.由保健人员喂药	查阅晨检记录和全日观察记录，实地查看。	不晨检记录不得分，其余一项不做到扣2分。
五、卫生消毒与防病	**50分**			
（二十一）儿童活动室、卧室每日清扫消毒，开窗通风，室外定期清扫，保持环境清洁卫生。	12分	1.有常规清扫制度。 2.按规定做好房室空气消毒，每天一次空气消毒，并有记录可查。	查阅资料、实地查看。	1.未定期进行空气消毒或无消毒记录不得分。有一项做不到扣4分。 2.厕所有尿垢，臭味各扣2分。 3.有效消毒面积不够扣5分（依据疾控中心检测报告）。
（二十二）每班有消毒设施，儿童日常用品齐全，符合要求并定期消毒。	13分	1.每班有消毒柜，臭氧消毒灯或紫外线灯或符合卫生要求的毛巾架、茶杯箱。 2.保证每人一杯、一毛巾，擦手毛巾每日清洗消毒，喝牛奶、豆浆后茶杯要消毒，餐巾每餐消毒。 3.玩具每周清洗消毒一次。 4.被褥每月清洗一次、每周晒一次。 5.托幼班痰盂每4~5人配1个，有浸泡痰盂的消毒器，按要求进行消毒。	实地查看，询问相关人员，查阅消毒记录。	1.没有消毒柜，臭氧消毒灯或紫外线灯等消毒设施不得分。 2.茶杯柜、毛巾架不符合卫生要求各扣3分，毛巾日常用品未做到专用或每天消毒扣5分，茶杯一次污染扣3分。茶杯直接放在洗手池内清洗扣2分，茶杯、毛巾存在混用情况每人扣1分。 3.茶杯使用错用或使用错的容器扣5分。 4.痰盂中发现尿液扣2分，无消毒痰盂的容器扣5分。 5.无消毒记录不得分，缺一项消毒记录扣5分。

续 表

标准	标准分	评审要点	评审方法	扣分方法
		6. 幼儿漱口洗手用肥皂、流动水。 7. 全托每人刷牙专用，有标记，每季度更换一次。 8. 所有托消毒均须有记录，无消毒记录视作未进行消毒。		
(二十三) 协助疾病控制部门做好国家规定的免疫接种工作，基础疫苗全程免疫接种率在 95% 以上；园内有呼吸道疾病防治及除"四害"措施。	10 分	1. 儿童入园人托必须查验《儿童预防接种证》，百白破、乙脑、流脑、麻疹、脊髓灰质炎、乙肝疫苗的基础免疫全程接种率达 95%。配合做好计划免疫规定的百白破、乙脑、流脑、麻疹、脊髓灰质炎的加强免疫工作。 2. 园内有呼吸道疾病防治及除"四害"措施，并能具体落实到位。	查阅资料，现场查看措施落实情况。	1. 接种率低于 95% 不得分。 2. 无呼吸道疾病防治及除"四害"措施各扣 3 分，落实不到位各扣 2 分。 3. 室内发现苍蝇、蟑螂或老鼠各扣 2 分。
(二十四) 传染病流行季节有防治措施，并有成效；发生传染病有消毒隔离检疫措施，并及时向有关部门报告。	10 分	1. 出现传染病及时向辖区疾病预控制中心报告，落实消毒、隔离等措施。 2. 有常见呼吸道传染病（水痘、风疹、麻疹、手足口病等）和消化道传染病（肝炎、菌痢等）防治措施。	查阅资料。	1. 无措施不得分，缺一项疾病防治措施扣 5 分。 2. 肝炎等消化道疾病有续发病不得分，其他传染病有续发病扣 4 分，班流行另扣 4 分。 3. 呼吸道疾病发病率大于 20% 不得分。
(二十五) 做好体弱儿、肥胖儿管理工作，按要求建立专案、指导、护理有针对性，有成效。	5 分	1. 园内管理有以下症状的体弱儿：贫血、营养不良、反复呼吸道感染、厌食伴有反复消化道感染、哮喘严重过敏性体质、肥胖儿等。 2. 体弱儿管理、指导、护理有针对性，并能做到保健老师、班级老师、家长密切配合，共同管理。	查阅资料，询问有关人员。	1. 未对体弱儿进行管理不得分，做不好扣 2 分。 2. 漏管一人扣 1 分。 3. 中度以上肥胖儿童未做到每月测血压一次扣 1 分。
六、安全保护	40 分			
(二十六) 园内有安全制度，定期安全检查并有解决安全问题的有效措施。有幼儿外伤反事故记录。	15 分	1. 有安全制度，定期召开安全会议，安全工作责任到人。 2. 每学期开展安全教育不少于一次（对象包括工作人员和幼儿）。 3. 定期安全检查，有隐患有效措施、措施落实。 4. 有幼儿外伤及事故记录。	查阅资料，向有关人员了解情况，实地查看。	1. 无安全制度及安全检查或每学期外伤超过 5% 或发现有瞒报、漏报现象不得分。 2. 其余每一项做不到扣 2 分。

续 表

标准	标准分	评审要点	评审方法	扣分方法
(二十七) 室内外环境及大型玩具保证安全，玩具、教具安全无毒。	15分	1. 户外场地、大型玩具定期进行安全检修维护，有记录。 2. 楼梯走道、扶栏、门窗、玩教具、电器(含插座)、桌椅、橱柜等符合安全要求。	查阅资料、实地查看。	有一项存在安全隐患扣4分，未做到定期检修、维护扣2分。
(二十八) 消毒药械有专人保管，存放安全，标志醒目。消毒剂应是经卫生许可的产品。	10分		实地查看，询问相关人员。	有一项做不到不得分。
七、良好习惯与体格锻炼	**26分**			
(二十九) 儿童有良好的卫生、睡眠、饮食及大小便习惯。	16分	1. 餐前、便后及运动后用流水、肥皂洗手；勤剪指甲；饭后漱口、擦嘴；能及时擦净鼻涕；能安静入睡，并脱掉外衣裤。 2. 全托儿童定期洗澡，做到早晚刷牙，每晚先洗屁股再洗脚。	现场观察、询问。	有一项未做到各扣5分。 有一项未做到各扣3分。
(三十) 能随气温变化开展与幼儿年龄相适应的体格锻炼。对体弱儿给予特殊照顾。	10分	1. 组织开展体格锻炼，有计划，有安排。 2. 活动量适宜，随气温变化给幼儿增减衣服。 3. 对体弱儿给予特殊照顾。	查阅资料、现场观察、询问。	做不到不得分，做不好扣5分。

备注：各地以幼儿园级别要求自定通过分数。